谨以此书纪念 *Lloyd Leon Ruskin*

围术期麻醉质量与安全

Quality and Safety in Anesthesia and Perioperative Care

主　　编　〔美〕Keith J. Ruskin
　　　　　〔美〕Marjorie P. Stiegler
　　　　　〔美〕Stanley H. Rosenbaum
主　　审　黄宇光　姚尚龙
主　　译　李天佐　张　惠
副 主 译　马　虹　王国林　郭曲练
　　　　　申　乐　柴小青　王学军
学术秘书　马　爽　张　雪　孙　萌

世界图书出版公司

西安 北京 上海 广州

图书在版编目（CIP）数据

　　围术期麻醉质量与安全 /（美）基思·J. 罗斯金，（美）马乔里·P. 斯蒂格勒，（美）斯坦利·H. 罗森鲍姆主编；李天佐，张惠主译 . —西安：世界图书出版西安有限公司，2019.10
　　书名原文：Quality and Safety in Anesthesia and Perioperative Care
　　ISBN 978-7-5192-6564-9

　　Ⅰ . ①围… Ⅱ . ①基… ②马… ③斯… ④李… ⑤张… Ⅲ . ①围手术期—麻醉学 Ⅳ . ① R614 ② R619

　　中国版本图书馆 CIP 数据核字（2019）第 215040 号

书　　　名	围术期麻醉质量与安全	
	WEISHUQI MAZUI ZHILIANG YU ANQUAN	
原　　　著	［美］Keith J. Ruskin　　［美］Marjorie P. Stiegler	
	［美］Stanley H. Rosenbaum	
主　　　译	李天佐　张　惠	
责 任 编 辑	马元怡	
装 帧 设 计	新纪元文化传播	
出 版 发 行	**世界图书出版西安有限公司**	
地　　　址	西安市高新区锦业路 1 号都市之门 C 座	
邮　　　编	710065	
电　　　话	029-87214941　029-87233647（市场营销部）	
	029-87234767（总编室）	
网　　　址	http://www.wpcxa.com	
邮　　　箱	xast@wpcxa.com	
经　　　销	新华书店	
印　　　刷	西安华新彩印有限责任公司	
开　　　本	787mm×1092mm　1/16	
印　　　张	25.25	
字　　　数	380 千字	
版 次 印 次	2019 年 10 月第 1 版　2019 年 10 月第 1 次印刷	
版 权 登 记	25-2019-237	
国 际 书 号	ISBN 978-7-5192-6564-9	
定　　　价	138.00 元	

医学投稿　xastyx@163.com　‖　029-87279745　029-87284035
☆如有印装错误，请寄回本公司更换☆

译者名单

（按姓氏笔画排序）

丁冠男　首都医科大学附属北京友谊医院
于松阳　威海市立医院
马　虹　中国医科大学附属第一医院
马　爽　中国医学科学院北京协和医院
王　洁　华中科技大学同济医学院附属协和医院
王志涛　郑州大学第二附属医院
王国林　天津医科大学总医院
王学军　青海红十字医院
王建刚　山西医科大学第一医院
车向明　首都医科大学附属北京妇产医院
仓　静　复旦大学附属中山医院
邓胜利　遵义医学院附属医院
卢　静　四川省人民医院
申　乐　中国医学科学院北京协和医院
叶青山　宁夏回族自治区人民医院
田　鸣　首都医科大学附属北京友谊医院
刘　昕　宁夏回族自治区人民医院
刘　贺　河南省人民医院
刘敬臣　广西医科大学第一附属医院
刘文值　攀枝花学院附属医院
孙玉明　海军军医大学东方肝胆外科医院
杜伟忠　昆明市第一人民医院甘美医院
李　军　温州医科大学附属第二医院
李　梅　首都医科大学附属北京同仁医院
李天佐　首都医科大学附属北京世纪坛医院
李其沛　首都医科大学附属北京友谊医院

李国华　山西省肿瘤医院
李文献　复旦大学附属眼耳鼻喉科医院
杨正波　河南省人民医院
余树春　南昌大学第二附属医院
闵　苏　重庆医科大学附属第一医院
张　卫　郑州大学第一附属医院
张　雪　中国医学科学院北京协和医院
张　惠　空军军医大学第三附属医院
张加强　河南省人民医院
陈　果　四川大学华西医院
陈　怡　天津医科大学总医院
陈　婧　重庆医科大学附属第一医院
陈骏萍　宁波市第二医院
林娅凡　首都医科大学附属北京妇产医院
金丽艳　中南大学湘雅二医院
赵国庆　吉林大学中日联谊医院
侯　炯　海军军医大学长海医院
类维富　山东大学齐鲁医院
姚　明　嘉兴市第一人民医院
袁建虎　北京二龙路医院
顾小萍　南京大学医学院附属鼓楼医院
柴小青　中国科学技术大学附属第一医院
钱小伟　浙江大学医学院附属妇产科医院
徐　莹　中国医科大学附属盛京医院
徐艳冰　山东省立医院
郭曲练　中南大学湘雅医院
郭晓光　郑州大学第一附属医院
陶建平　昆明医科大学第二附属医院
康荣田　河北医科大学第二医院
蒋　龙　复旦大学附属中山医院
黑子清　中山大学附属第三医院
舒仕瑜　复旦大学附属眼耳鼻喉科医院
衡新华　昆明医科大学附属第一医院

原作者名单

Keith Baker, MD, PhD
Associate Professor of Anaesthesia
Harvard Medical School
Massachusetts General Hospital
Boston, Massachusetts

David J. Birnbach, MD, MPH
Miller Professor and Vice Provost
Senior Associate Dean for Quality,
Safety, and Risk
Director, UM- JMH Center for Patient Safety
University of Miami Miller School of
Medicine
Miami, Florida

Amanda R. Burden, MD
Associate Professor of Anesthesiology
Director Clinical Skills and Simulation
Cooper Medical School of Rowan
University
Cooper University Hospital
Camden, New Jersey

Thomas R. Chidester, PhD
Federal Aviation Administration
Civil Aerospace Medical Institute
Oklahoma City, Oklahoma

Stephan Cohn, MD
Assistant Professor of Anesthesia
and Critical Care
University of Chicago
Chicago, Illinois

Jeffrey B. Cooper, PhD
Professor of Anesthesia
Harvard Medical School

Executive Director, Center for Medical
Simulation
Massachusetts General Hospital
Boston, Massachusetts

Martin Culwick, MB, ChB, BSc, FANZCA, MIT
Medical Director
Australian and New Zealand Tripartite
Anaesthetic Data Committee
Senior Specialist
Royal Brisbane and Women's Hospital
Brisbane, Australia

Christine A. Doyle, MD
Anesthesiology Partner, CEP America
San Jose, California

Frank A. Drews, PhD
Professor Cognitive Psychology
Director of the Human Factors
Certificate Program
Department of Psychology
University of Utah
Salt Lake City, Utah

Richard P. Dutton, MD, MBA
Chief Quality Officer
US Anesthesia Partners
Anesthesiologist, Baylor University Medical Center
Dallas, Texas

David M. Gaba, MD
Professor of Anesthesiology,
Perioperative and Pain Medicine
Stanford University School of Medicine
Stanford, California

Samuel Grodofsky, MD
Department of Anesthesiology
and Critical Care
The Hospital of the University
of Pennsylvania
Philadelphia, Pennsylvania

Patrick J. Guffey, MD
Assistant Professor of Anesthesiology
University of Colorado
Children's Hospital Colorado
Aurora, Colorado

Elizabeth Harry, MD
Instructor in Medicine
Harvard Medical School
Brigham and Women's Hospital
Boston, Massachusetts

Michael Keane, BMBS FANZCA
Adjunct Associate Professor
Centre for Human Psychopharmacology
Swinburne University
Adjunct Lecturer in Public Health
Monash University
Melbourne, Australia

Sheri A. Keitz, MD, PhD
Chief, Division General Internal Medicine
Vice Chair for Clinical Affairs Department
of Medicine
UMass Memorial Health Care
University of Massachusetts Medical School
Worcester, Massachusetts

P. Allan Klock, Jr., MD
Professor of Anesthesia and Critical Care
University of Chicago
Chicago, Illinois

Viji Kurup, MD
Associate Professor of Anesthesiology
Yale University School of Medicine
New Haven, Connecticut

Robert S. Lagasse, MD
Professor and Vice Chair, Quality

Management and Regulatory Affairs
Department of Anesthesiology
Yale University School of Medicine
New Haven, Connecticut

Meghan Lane-Fall, MD, MSHP
Assistant Professor of Anesthesiology
and Critical Care
The Hospital of the University of Pennsylvania
Perelman School of Medicine
University of Pennsylvania
Philadelphia, Pennsylvania

Alex Macario, MD, MBA
Professor of Anesthesiology, Perioperative
and Pain Medicine
Stanford University Medical Center
Stanford, California

Alan F. Merry, FANZCA, FFPMANZCA,
FRCA, FRSNZ
Professor and Head of School of Medicine
The University of Auckland
Specialist Anesthesiologist
Auckland City Hospital
Auckland, New Zealand

Michael J. Murray, MD, PhD
Professor of Anesthesiology
Mayo Clinic
Phoenix, Arizona

Loren Riskin, MD
Clinical Instructor in Anesthesiology,
Perioperative and Pain Medicine
Stanford University School of Medicine
Stanford, California

Christian M. Schulz, MD
Department of Anesthesiology
Klinikum rechts der Isar
Technische Universität München
Munich, Germany

Sven Staender, MD
Past-Chairman ESA Patient Safety & Quality Committee
Vice-Chairman European Patient Safety Foundation

Department of Anesthesia and Intensive Care Medicine
Regional Hospital
Männedorf, Switzerland

Robert K. Stoelting, MD
President, Anesthesia Patient Safety Foundation
Emeritus Professor of Anesthesia
Indiana University School of Medicine
Indianapolis, Indiana

John Sweller, PhD
Emeritus Professor of Educational Psychology
School of Education
University of New South Wales

Sydney, Australia

Mark S. Weiss, MD
Assistant Professor of Clinical
Anesthesiology and Critical Care
The Hospital of the University of Pennsylvania
Perelman School of Medicine
University of Pennsylvania
Philadelphia, Pennsylvania

Jonathan R. Zadra, PhD
Adjunct Assistant Professor of Psychology
University of Utah
Salt Lake City, Utah

序

医疗卫生是民生的重要组成部分，医疗质量直接关系人民群众健康。持续改进医疗质量，提高医疗服务的可及性、公平性，切实维护人民群众的健康权益，是卫生健康事业改革和持续发展的核心。2016年出台的《医疗质量管理办法》从国家层面上为加强医疗质量管理提供了制度保障。

在开展医疗质量管理工作的过程中，需要各个层级、来自不同临床专业背景的人员开展质控工作，对专业质量管理知识有较大需求。国家卫生健康委员会医政医管局在全国范围内多次举办医疗质量管理培训班，但还不能满足全国医疗质量管理者和广大医务人员对质量管理专业知识的需求。《围术期麻醉质量与安全》一书系统介绍了医疗质量管理的基础知识。对于所有进行医疗质量管理人员而言，这本书都是一本有价值的工具书。

随着临床医学的发展，越来越多的疾病可以通过外科手术、内镜操作、微创介入等方法加以诊断和治疗。麻醉学科作为重要的临床平台学科，在这些手术和操作中为患者提供舒适、安全的保障，是确保患者围术期医疗质量的关键一环。做好围术期麻醉质量管理工作，对于改善手术患者整体临床质量具有重要意义。《围术期麻醉质量与安全》一书，向关注围术期患者医疗质量和安全的麻醉医师及围术期团队，提供了具体而专业的建议，有助于他们做好团队培训、安全文化建设以及质量管理等改善医疗质量的工作。

我国的麻醉学界长期以来持续加强围术期医疗质量安全，1989年即在浙江省成立了第一个省级麻醉质控中心。在2011年国家麻醉质控中心和中华医学会麻醉学分会质量管理学组分别成立，随着《麻醉记录单》卫生行业标准颁布、手术安全核对制度建立和《麻醉专业质量控制指标

（2015版）》的发布，麻醉质控工作进入了快车道。希望这本由麻醉专业质控中心和学会质量管理学组共同组织专家翻译的《围术期麻醉质量与安全》，能够在广大临床一线的麻醉质控人员手中，发挥教科书、工具书的作用，进一步助力我国麻醉质控工作科学、深入开展，不断提高麻醉医疗质量和安全水平。

国家卫生健康委员会医政医管局局长　张宗久

二〇一九年十月

译者序

作为医院中的枢纽和高风险平台，麻醉科的质量与安全直接关系到围术期患者安全，乃至整个医院的医疗质量和水平。近年来，业内对麻醉学科高度重视并积极投入麻醉安全和质控的实践和探索中，但尚未真正形成科学管理体系。麻醉学科是一门直逼生命底线的学科，影响安全与质量的因素错综复杂并且充满不可预知性。因此，更需要系统和科学的管理。质量管理是一门学问，有其自身规律和方法。临床麻醉医生大多没有接受过质量管理的专业培训，也没有构建出麻醉质量管理的知识体系，实践中常遇到迷茫和困惑。一个偶然的机会我们接触到这本《围术期麻醉质量与安全》，书中展现的科学原理和方法为我们提供了一个新的视角，他山之石可以攻玉，一种迫切将此书推荐给同行的念头随感而生，这便是组织翻译本书的初衷。

对于"麻醉质控"的概念，我们始终在强调，但内涵却略显匮乏，实则缺少系统、实用的教材。《围术期麻醉质量与安全》一书，益于在追求安全与质控的过程中，为我们便捷、科学地规避不良事件提供帮助。本书分为科学基础、临床应用两个部分，既细致阐明了错误出现的原因、如何系统预防和降低风险、建立安全文化等，又为我们提供了测量质量的方法、质量提升的工具等，来指导围术期麻醉质量和安全工作。本书不仅适用于麻醉学科，亦适用于其他临床科室参考。

本书的出版要感谢国家麻醉质控中心的黄宇光主任和姚尚龙教授，感谢参与翻译的国家麻醉质控中心的专家成员、各省的麻醉质控中心主任及中华医学会麻醉学分会质量管理学组的所有专家教授。还要特别致谢复旦大学华山医院的林建华教授，在翻译过程中给予的帮助和指导。

本书在翻译过程中，我们力求准确地呈现原文的思想，翻译完成后进行了反复的审校，尽管如此，疏漏、错误之处在所难免，敬请广大读者批评指正。

事无巨细、任重而道远，让我们共同为患者围术期的质量与安全致力前行。

首都医科大学附属北京世纪坛医院　李天佐
空军军医大学第三附属医院　张　惠
二〇一九年十月

原书序

　　围术期医学以包含诸多可导致患者损伤的因素为特点。医疗服务是由多学科团队协作提供的，而团队中人员的专业程度以及对其他专业的熟悉程度都不相同，与此同时患者又处于不同疾病的不同病程时期，这都给为其提供最优服务的团队提出了严峻的生理压力和外科挑战。在这种环境下，患者治疗需要团队成员之间很高程度的合作与沟通，大量信息的整合处理，以及人与复杂技术之间的有效交互。每年有成百上千的不良事件和未遂事故在美国发生。任何时候出现的一个或多个因素，包括患者疾病、外科操作、团队有效性及沟通或设备故障，都可能导致致命问题的出现。想要创造一个安全的环境需要一种合作机制，以减少错误发生数量，同时降低所发生错误造成的损伤。作为其中一部分，可能造成错误出现或允许错误发生的情况应尽量减少，同时健全的错误早期识别及补救系统也必不可少。

　　麻醉医生是最早认识到团队培训、安全文化和质量管理是临床工作中必不可少组成部分的一批人，《围术期麻醉质量与安全》一书便对这部分内容进行扩充。本书的各个章节对可用于社区实践或大型学术医学中心的策略进行强调。第一部分提供了人为因素学的科学基础总览。这部分的章节探索了错误与违规出现的原因、威胁和差错管理、团队培训，以及安全文化的要点。第二部分为相关组织提供可行的建议，以提高围术期医疗质量与患者安全，并为越来越多手术室外的操作流程，包括应变管理、质量测定、安全管理、团队优化与技术互动，以及管理那些由于疲劳、药物滥用或受不良事件影响而受到伤害的医务工作者提供建议。

　　《围术期麻醉质量与安全》一书针对这一话题提供了详尽的内容，这在其他任何麻醉教材中都未曾涉及。虽然本书主要为麻醉医生、研究员及住院医师而写，但几乎所有内容都可为手术室工作人员、医院管理人员及医疗风险管理人员提供参考。本书为公、私立医院麻醉医生，以及需要组织培训项目并在寻找用于安全与质量教学结构化方法的医生提供重要信息。医疗机构管理人员也可用本书来帮助指导整个医疗机构的质量与安全项目。其实，本书内容适用于任何医疗机构及相关学科，因为错误预防、风险降低、安全文化，以及质量提高的概念在本质上都是一样的。我们衷心希望本书读者能够在改善患者预后方面更好地武装自己。

Keith J. Ruskin，医学博士
Marjorie P. Stiegler，医学博士
Stanley H. Rosenbaum，医学博士

前　言

　　虽然很多行业都需要面对安全问题，然而到目前为止最复杂的挑战来自患者安全。正如 Lewis Thomas[1] 所指出的，19 世纪时医生只能在一定程度上影响疾病预后，然而随着医学科学及技术的进步，先进的干预措施得以实施，这在很大程度上提高了患者的生活质量。另一方面，为精确干预复杂生理过程而设计的高度专业化流程本质上容易受到不良事件的影响，而且不能容忍错误的发生。此外，寻求医疗服务的患者通常患有多种疾病，这将进一步增加不良事件对他们造成的伤害。

　　现代医疗保健系统极其复杂，涉及许多具有不同专业知识的专家，他们必须组成团队一起工作。不同的组织因素会影响个人与团队的工作效率。延伸的医疗服务流程中的每一个环节都可能发生错误，对患者预后产生不好的影响。1999 年美国医学研究院发表报告《人皆犯错：建立一个更安全的医疗系统》[2]，激发了公众对医源性错误严重程度的认识，自此，麻醉医师在医疗机构探究如何提高患者安全方面确立了自己的领导地位。

　　作为探究的一部分，医学界分析了其他行业提高安全性的方法，与人为因素学科的合作应运而生。人为因素学是一门应用学科，它利用认知、社会、生理及工程科学来理解影响人类行为的因素，进而设计出增强和保护相关性能的方法。医疗安全研究人员特别关注人为因素科学对民用航空安全的贡献，涉及情景意识、机组资源管理、威胁与差错管理、高可靠性组织和安全文化等概念。一些流程，如核查表和对数据监测的做法也产生于航空行业，航空行业对设备界面的设计有明确原则，例如，现代飞机驾驶舱内可视显示屏的设计可以帮助飞行员维持情景意识。这些概念、流程及设计原则可以用于提高患者安全性。

　　人为因素科学通过铲除专业人员所犯的长期存在且具有误导性的错误，推动了许多行业安全性的提高。多年来，我们认为一个接受过完好训练的专业人员理应在完成某些任务时没有困难，而这个任务执行过程中的错误产生的"原因"都是意外因素。这个理论暗示我们，专业人员产生错误一定是其他方面出现了问题。但实际上，意外发生的原因经常是多种因素的集合，这些因素的相互作用一定程度上是偶然的。错误只是这种集合的一部分，而本质上却是许多其他潜在原因所致的结果。不幸的是，研究者经常缺少无意外发生的常规手术的标准数据——那些可以反映经常发生的相同错误及流程缺陷却并未产生不良事件的数据。没有这些标准数据，我们无法获取错误产生的原因，以及了解意外事件序列中诸多因素的相互作用，更无法得出简单的结论。

近些年，出现了一种更加复杂的关于错误及意外发生原因的理念。现在普遍认为，任何由人类操作者产生的错误都应被看作起始点而非终点。技术熟练的专业人员产生错误（反之为初学者）的根本原因并不在于他们本身，而在于这些专业人员工作所处的整个社会技术体系的缺陷及其固有的局限性。

专业人员犯错误的原因与他们不能100%保证操作完成的可靠性这种认知机制密切相关。正确与错误的操作都必须从多个角度理解，如经验、培训、个人目标，所需完成任务的性质，人机界面，常规的及未预料的事件，与系统中其他人的互动，以及机构因素。这些因素包括机构文化和目标的显性及隐性表现、安全与生产力之间固有的相互关系、机构奖励结构、政策及流程。机构的领导者通常鼓励安全性较高的实践活动，但却经常无法意识到他们所制定的奖励结构，实际上是在鼓励个体进行不安全的行为。

正如本书中很多章节作者所指出的，医源性错误只是影响患者预后的诸多因素之一。我们已经进行能够降低错误所致损伤程度以及在出现损伤之前及时制止错误发生的实践，使得医疗参与者及机构能够发现并纠正更广泛层面的能够引起可致损伤错误的系统问题。另外，这些实践还能够帮助发现影响患者预后的因素，甚至在专业错误并未发生时也可以做到。例如，不良事件上报系统可以发现系统性问题，如在手术间内紧急情况发生时缺少可以实时获得的必要资源。

虽然其他领域，如航空领域的概念与实践也可以在医疗行业产生很好的效果，但仅仅简单的挪用这些概念与实践用于医疗领域并不会十分有效，而且可能产生不良影响。任何干预措施都需要在特殊领域中进行调试。例如，航空领域的检查表可能已经拯救了很多生命，在不影响飞行员且不干扰他们履行其他必要职责的前提下被整合进入驾驶舱任务流程。这种整合并不是一夜之间发生的，这是一个不断进行修改和调整来满足每个不同航线的进程。检查表在医疗实践中的价值也已经建立[3]，但是仍有大量工作需要完成，来设计它们的内容并将其整合进入如手术间这样的环境中，做到简单易操作，且不为医疗参与者增加额外的认知负担。

将新的概念引入医疗实践需要特定情境的专业性分析，包括团队成员任务流程，团队每位成员所获得和需要的信息，团队每位成员的角色和责任，劳动负荷强度，设备安排，以及团队工作的文化。这个分析最好通过医疗专家及人为因素专家合作完成。本书的各章节都体现了这种合作的益处。本书作者分别是他们所在领域的专家，同时在其他交叉学科工作并取得了很好的效果。在患者安全方面有很深造诣的麻醉学专家同时对人为因素问题有深刻的理解，而人为因素专家书写的章节也同样表现出对医疗问题的深刻理解。

19世纪80年代早期，当人为因素概念（如机组人力资源管理）被引入航空领域时，并非所有人都能接受这种改变。很多高年资航线机长感到恐惧并且担心他们命令的权威性会被破坏。接受是逐渐发生的，期间航空管理以及控制机构一直对此给予支持。随着时间的推移，飞行员发现这些概念可以帮助他们避免错误的发生，做出正确的决定。于是这些概念进一步发展，直到今天几乎没有航空机构对这些概念应用的适当性提出质疑。

现在医疗领域存在一个类似的情况——并非所有医疗参与者都欣然接受本书所提出的观点（一个完整领域，即实践科学，已经迅速发展，来解决阻碍医疗行业进步的文化、经济、管理方面的瓶颈问题）。

本书以公认的安全、人为表现及质量管理科学为基础，对各章节进行了梳理，有助于改善相关问题。除此之外，我们必须了解到，文化的改变经常是十分困难和缓慢的。管理及组织层面的支持当然是必要的，但是从长远角度出发，本书中提出的改变的有效性将会决定其接受程度。企业管理人员是长期成本效益的拥趸者；同样，对于那些高年资的外科医生及麻醉医生，因其团队成员有权发表言论而避免了不良事件发生时，也会支持这些改变。尽管有时存在压力，但每一名医疗工作者都希望改善患者预后。

　　本书为理解在提高患者安全及预后过程中一定会面临的挑战奠定了坚实的科学基础。本书同时为从手术室实践到机构流程等各个层面的改革，提供明确的实践方法指南。虽然本书聚焦于麻醉学及围术期安全，但书中提供的基础理论同时可作为医疗其他领域的模型。

参考文献

[1] Tomas L. The Medusa and the Snail: More Notes of a Biology Watcher. New York: Viking Press，1974.
[2] Institute of Medicine. To Err Is Human: Building a Safer Health System. Washington, DC: National Academy Press，1999.
[3] Gawande A. The Checklist Manifesto. New York: Metropolitan Books，2010.

R. Key Dismukes, 理学博士

航空航天人为因素首席科学家（退休）

美国宇航局艾姆斯研究中心

莫菲特菲尔德，加利福尼亚州

致 谢

成功完成这样一项巨大的工程离不开很多人的支持。编者首先感谢
Rebecca Suzan 及 Andrea Knobloch 所提供的见解和指导。我们要感谢各章节
的作者,他们为本书提供了书写规范、涵盖内容丰富的章节,并且按进度完成。
我们要感谢我们尊敬的合作机构的住院医师及员工,他们对本书初稿进行了
审阅并提出了大量建议。最重要的,我们要感谢我们的家人为我们提供的支
持和鼓励。Keith J. Ruskin 要感谢 Anna Ruskin, Daniel Ruskin,并以本书纪
念他的父亲——Lloyd Leon Ruskin。Marjorie P. Stiegler 要感谢 James Stiegler
所提供的坚定支持,以及 Henry 和 Juliet Stiegler 的坚持不懈。Stanley H.
Rosenbaum 要感谢 Judith 与 Adina Rosenbaum 所提供的爱与支持,同时珍藏
对 Paula E. Hyman 的记忆。

郑重声明

　　本书不适于且不可替代医学或其他专业意见。书中所描述的对一些医疗状况的处理方法与个人情况密切相关。此外，本书旨在对所涉及的主题提供出版时最新的准确信息，然而随着医学与健康问题相关研究和知识不断更新，药物使用剂量在不断更改，新的副作用被不断认识与解释。因此，读者需经常通过生产厂家提供的最新产品信息及数据宣传页，或最新颁布的行为准则和安全条例来核实产品信息及临床步骤。出版方及作者不对本书内容的准确性或完整性发表任何声明、承诺、描述或暗示。出版方及作者对本书中所提药物剂量的准确性和有效性不发表任何声明或做任何承诺。任何由于应用本书相关内容所致损失或风险的相关问题作者及出版方概不负责。

目录

第 1 部分

科学基础

患者安全简史

第 1 章

ROBERT K. STOELTING

引 言

患者安全是一门新兴而独特的医疗保健学科，该学科着重于报告、分析和预防经常导致不良医疗事件的医疗差错[1-2]。

希波克拉底认识到行医者的善意行为有可能会对患者造成伤害。公元前4世纪希腊的医者们起草了希波克拉底誓言，宣誓称："愿尽己之所能与判断力所及，为患者谋利益而开具处方，且永不伤害任何人。"自此，"首先不要造成伤害"（来自拉丁语：primum non nocere）这一准则便成为当代医学的核心信条。然而，尽管19世纪后期欧洲和美国越来越重视医疗实践的科学基础，但很难获得有关不良结果的数据，而受委托所进行的各种研究大多收集的是传闻轶事[2]。

患者安全的现代史可以追溯到20世纪70年代末到80年代初，它最初出现在美国麻醉学专业的活动中[3]。麻醉学是第一个通过其专业协会——美国麻醉医师协会（American Society of Anesthesiology，ASA）将患者安全作为重点的医学专业[4]。解决麻醉事故发生的早期驱动力是麻醉医生呈螺旋式上涨的职业责任保险成本。麻醉医生占医生总数的3%，医疗事故索赔也占了3%，但是这些事故的索赔额却占医疗责任保险支出的12%。患者安全与医疗事故保险费之间的关系很容易预测：如果患者没有受到伤害，他们不会起诉，相关支出会减少，保险费率也会随之降低。

ASA患者安全和风险管理委员会成立于1983年，这是专业医学会第一次独立地将患者安全作为一个特定的关注点。该学会的目的是确定麻醉事故的原因[4]。1985年，麻醉患者安全基金会（Anesthesia Patient Safety Foundation，APSF）的成立标志着"患者安全"这个术语首次以专业审查机构的名义使用[3-8]。同样，在澳大利亚，澳大利亚患者安全基金会在1989年成立，基金会的目的是麻醉错误监测[2]。

今天，麻醉学专业被公认是致力于患者安全工作的先驱；19世纪40年代麻醉的"发现"被称为是美国对世界医学界的独特贡献；而将患者安全这一重要概念合法化并被认可，是美国对医学界又一次不可替代的贡献。

ASA 作为安全先锋的早期历史

偶然巧合

就像大多数重要的历史发展一样，偶然性也突显在 APSF 的创建中 [4]。几个因素结合在一起，共同促成了这一理念（愿景）的产生，该理念是由时任哈佛医学院新英格兰女执事医院麻醉科主任 Ellison C. Pierce Jr. 提出的。Pierce 博士对患者安全的兴趣最初是在 1962 年被激发出来的。他当时作为一名初级教员，被安排向住院医师做一场关于"麻醉事故"的讲座。此后，他继续关注这个话题，收集有关受害患者的不良麻醉事件的文件、笔记和剪报，尤其是关于未识别的气管插管误入食道的内容。

1982 年 4 月，美国广播公司电视节目《20/20》播出了一段题为"深度睡眠：6000 人将死亡或遭受脑损伤"的节目 [9]。该节目以这样一段陈述开始："如果你将要经历一场麻醉，那就如同要来一次长途旅行；如果你能以任何方式避免麻醉的话，那么能免则免。全身麻醉在大多数情况下是安全的，但也存在由人为失误、粗心大意或麻醉医生严重不足等所带来的危险。今年，或有 6000 名患者因麻醉死亡或遭受脑损伤。"在播放了一些经历麻醉意外患者的场景之后，节目继续谈道："那些受害者从未知道自己的悲剧是由麻醉管理差错带来的危险所致。"在另一个例子中，因为麻醉医生在麻醉结束时将氧气误当成氧化亚氮关闭而导致患者在麻醉后陷入昏迷（图 1.1）。

节目在这一重要时间点播放，激起了公众对麻醉安全的关注。Pierce 博士将这一潜在的专业问题转化为采取积极主动的应对措施。1983 年 10 月 Pierce 博士担任 ASA 第一副主席的职位，利用这一机会他说服该协会的领导层成立了"患者安全和风险管理委员会"。

另一个重要事件是由麻省总医院麻醉科生物工程师 Jeffrey B. Cooper 博士领导的开创性研究 [10]。Cooper 博士致力于揭示人为错误是可预防的麻醉事故的根本原因。他和他的同事采用了用于航空事故研究的关键事件分析技术来研究麻醉中发生的类似事件。基于 Cooper 博士的工作，当时他的部门主

> 如果你将要经历一场麻醉手术，那就如同要来一次长途旅行；如果你能以任何方式避免麻醉的话，那么能免则免。全身麻醉在大多数情况下是安全的，但也存在由人为失误、粗心大意或麻醉医师严重不足等所带来的危险。今年，6000 名患者或因麻醉而死亡或遭受脑损伤。那些受害者从未知道自己的悲剧是由麻醉管理差错所带来的危险而导致的。

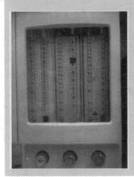

节选自美国广播公司电视节目秀《20/20》于 1982 年 4 月 22 日播出的一段节目，题为"深度睡眠：6000 人将死亡或遭受脑损伤"。他们报道了麻醉医师在麻醉结束时打开氧化亚氮关闭氧气而导致患者严重脑损伤。该节目引起了公众对麻醉安全的关注，这也使即将担任 ASA 主席的 Pierce 斯博士对麻醉事故产生浓厚的兴趣，进而引导 ASA 围绕患者安全研究和教育展开组织工作。

图 1.1 创建 APSF 背后的驱动力

引自：Eichhorn JH. The APSF at 25： pioneering success in safety， but challenges remain. APSF Newsletter 2010；25：21-44（http：//www.apsf.org/ newsletters/pdf/ summer_2010.pdf）. 经 APSF 同意后转载。

管 Richard J. Kitz 医学博士在皇家麻醉医师学院做了相关讲座。当时在座的听众中有一位备受尊敬的 T. Cecil Gray 教授，他建议召开国际会议，进一步了解和讨论可预防的麻醉损伤。

Kitz 博士把召开关于麻醉安全的国际会议的想法转达给当时的 ASA 主席——Pierce 博士。三人合作并在波士顿组织召开了关于可预防麻醉死亡率和致残率的国际研讨会。50 名受邀参会者对采取相应措施使麻醉更安全表示热烈支持。会议结束后，一小组人留下来，Pierce 博士概述了他的建议，创建一个专门致力于提高麻醉治疗安全性的独立基金会，并阐述了"不再有患者因麻醉而受到伤害"的愿景。在为该基金会命名时，Cooper 博士建议命名为"麻醉患者安全基金会"。

麻醉患者安全基金会的创建

APSF（www.apsf.org）成立于 1985 年底，是一家独立的非营利机构（允许组织快速公开处理麻醉事故中的敏感问题），其愿景是"麻醉不应伤害任何患者"（图 1.2）[3-8]。APSF 的"使命"是通过以下方面，不断提高麻醉治疗期间的患者安全性。

麻醉患者安全基金会成立

时事通讯

1卷，第1号，1-8页　　　　　　　　　　　　　　1986年3月

安全基金会建立

目的声明

这是麻醉患者安全基金会的第一份新闻通讯，基金会成立于1985年9月30日。APSF的任务简单明了，即鼓励以防止患者受到麻醉作用的伤害为目的而进行的各种活动。为什么建立基金会？它应该促进哪些活动来完成它的使命？哪些资源将支持这些活动？你能提供哪些帮助？

人们普遍认为麻醉比以前更加安全了，但其实仍然不够安全。在美国，每年约有几千名患者至少部分由于麻醉事故而死亡或受到严重伤害。强有力的证据表明，这些不良结果中超过一半是可以通过采用已知的麻醉管理规则来预防的。然而，可预防死亡和伤害的原因是多样而复杂的，既没有一种单纯的恶因，也没有一个简单的对症方法。

改进的第一步是建立对存在问题的认识。教育、培训、应用当前和发展中的技术以及获取有关事故原因和预防的新知识都成为解决方案的组成部分。

麻醉死亡率是每个人的问题。大多数人在一生中会多次暴露在危险中。当一个坏的结果发生时，它不仅影响患者本人，也会持久地影响到家属、麻醉医生及其同事。对于许多其他团体来说，事故所涉或牵连的设备制造商和设计者，以及发生事故手术室的医院管理者也要面对这个问题。对于提供责任保险的公司，存在明显和现实的危险，即至少部分由可预防的

申请资助见第3页

伤害所造成的医疗事故危机，会严重损害或削弱该机构的生存发展能力。这场危机使整个医疗体系处于危险之中，使得联邦政府也面临着这个问题。

因为这些群体缺少联合起来促进改革的平台，在此背景下麻醉患者安全基金会应运而生。其目标是：

· 促进调查，以便更好地了解可预防麻醉伤害；

· 鼓励为减少麻醉伤害制定各种方案；

· 促进国内和国际间关于麻醉损伤原因和预防的信息和理念的交流。

在第一年，基金会的目标是启动一个通讯工具（本通讯媒介），并建立一项研究基金，发放若干资助。执行这些活动的委员会已经成立。

APSF是什么组织？APSF的30名董事会成员来自包括麻醉学、麻醉护士、设备和药品制造商、保险业、医院、生物医学工程和FDA的代表（董事会和委员会的完整名单见本通讯第

5页）。APSF的会员资格向捐款至少25美元的任何个人及捐款至少500美元的任何公司开放。捐款将用于制作和分发通讯信息给大约45 000名参与预防麻醉伤害和支持安全相关研究活动的人们。

你不必成为APSF的成员就可以从中受益，但是，如果你加入APSF，你将获得会员证书。捐助25美元或更多的真正原因是你想让麻醉更安全。因为它可以做到；因为它应该做到。我们认为，通过提高认识和实施一些新技术，可以在短期至几年内取得一些改进。但是，由于培训、教育以及从研究中获得的创新理念所产生的影响需要花费时间来渗透到一种文化中，因此近乎完全无损伤麻醉的最终目标需要更长的时间去实现。但是，这是能够实现的。我们需要你的帮助。

Jeffrey B. Cooper, Ph.D.
Ellisson C. Pierce, M.D.
以执行委员会的名义

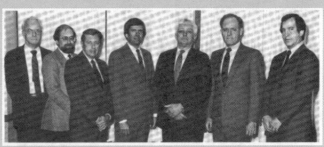

APSF执行委员会最近在佐治亚州亚特兰大市会面。从左至右：J.S. Gravenstein医生，J.B.Cooper医生，E.S.Siker医生（秘书），J.E.Holzer先生，E.C.Pierce医生（主席），B. A.Dole先生（财务主管），W.D.Rountree先生（副主席）

图1.2　1986年3月APSF时事通讯首期头版——APSF执行委员会成员　从左到右：J.S. Gravenstein医生，J.B.Cooper医生，E.S.Siker医生（秘书），J.E.Holzer先生，E.C.Pierce医生（主席），B. A.Dole先生（财务主管），W.D.Rountree先生（副主席）。

MD：医学博士；PhD：哲学博士

引自APSF Newsletter 1986, 1：1[1986-03]. http：//www.apsf.org/ newsletters/ html/ 1986/ spring. Reproduced with permission of the Anesthesia Patient Safety Foundation.

· 资助调查研究，以便更好地了解可预防的麻醉伤害；

· 鼓励为减少麻醉伤害制定各种方案；

· 促进美国国内和国际间关于麻醉损伤原因和预防的信息和理念的交流;

· 为所有麻醉专业人员建立免费信息通讯。

最初的财政支持来自 ASA 和几家赞助商。APSF 董事会成员代表广泛的利益相关者，包括麻醉医生、麻醉护士、护士、设备和药品制造商、监管者、风险经理、律师、保险公司和工程师。APSF 的独特之处在于，它将患者安全的所有利益相关者聚集在一个中立的保护伞下，以便于对麻醉事故这一敏感问题的公开交流。今天，APSF 坚持以对患者伤害零容忍为使命。APSF 是整个麻醉相关专业群体为实现患者安全的共同目标而进行的开创性合作和承诺的典范。

公众认可

公众对 APSF 患者安全工作能力和领导力认可的里程碑事件是 1999 年医学研究所关于医疗保健错误的报道[11]。APSF 是唯一被提到对患者安全产生明显和积极影响的组织。2005 年，《华尔街日报》头版刊载了一篇关于麻醉医生、ASA 和 APSF 在提高患者安全而非专注侵权改革方面卓有成效的努力的文章[12]。

安全文化

从长期来看，麻醉学对患者安全最重要的贡献可能是将患者安全作为一个专业关注的主题而进行的制度化和合法化[3-8]。在这一点上，创建 APSF 是一项里程碑式的成就。与 ASA 这样的专业协会不同，APSF 可以将许多在经济（例如，商业竞争对手）或政治问题上有很大分歧的医疗保健团体聚集在一起，共同致力于确保患者安全这一目标。

麻醉现在更安全了

人们普遍认为，与 50 年前、甚至 25 年前相比，现在的麻醉（至少对健康患者而言）更加安全，尽管改善的程度和原因仍存在争议[2]。

由于分析方法的差异以及不良事件的定义不一致，传统的流行病学研究往往对麻醉不良事件的发生率无法进行比较。随之而来的影响是调查技术的出现不是关注事件的发生率而是关注事故的根本特征（根因分析），并试图改善随后的患者护理，以避免类似的事故再次发生。这种方法的例子包括关键事件分析和 ASA 封闭式医疗事故索赔分析[13]。这些方法只分析发生的一小部分事件，但仍试图从中提取尽可能多的有价值信息。

技术进步

在 20 世纪 80 年代初，医疗技术取得了重大进展。电子监测（吸入氧浓度、脉搏血氧测定、二氧化碳描记术）扩展了人类的感官，有助于对氧气输送及患者的氧合和通气进行可靠、实时和持续监测。尽管这些监测仪被认为可以提高安全性，但尚无研究表明这些技术的使用对结果有所改善。

标准和指南

20 世纪 80 年代初，哈佛医院的一个委员会第一个提出了术中监测实践的最低标准，这成为 1986 年采用的 ASA 基本麻醉监测标准的前身[14-15]。随后的标准修订包括对脉搏血氧和二氧化碳监测增加了声音警报。制定标准的目的是编制安全监测的操作流程并制度化，将其作为预防麻醉安全事故的具体策略。在制定提高患者安全的标准过程中，ASA 在全美的各大医学专业协会中处于领导地位是公认的。ASA 也制定了其他的标准和指南，包括建议、共识声明和实践建议等。美国麻醉护士协会（American Association of Nurse Anesthetists，AANA）还通过制定和发布标准，推进了其成员的患者安全工作。

终审索赔项目

20 世纪 80 年代中期，在职业责任保险的关注下，ASA 设立了终审索赔项目。作为一个持续进行的项目，该项目目前在麻醉质量研究院（www. aqihq.org）的指导下继续进行，通过对麻醉事故的研究来获得重要信息[13]。终审索赔项目由 ASA 专业责任委员会设立，是一个对麻醉医生的医疗事故索赔的标准化采集。终审索赔项目的目标是发现可能导致患者受伤和随后诉讼的未经认可的麻醉医疗模式。该目标基于这一理念设定：对不良事件的预防是控制职业责任保险成本的最佳方法。

在 20 世纪 80 年代后期，对数据库中索赔案例的分析显示，呼吸相关事件是最常被提及的麻醉责任的原因 [16]。审阅人员还从中确定，如果监测条件更好的话，这些事件中的大多数都可以预防。这些发现推动 ASA 制定了与脉搏血氧饱和度监测、二氧化碳监测和困难气道管理相关的标准和指南。

安全性研究

APSF 为研究患者安全相关问题的项目提供研究资助。1987 年，当 APSF 首次资助获得批准时，用于麻醉患者安全研究的奖金尚不在其中。资助金的最重要成果可能不是创造和传播的知识，而是获得资助的研究人员和学者中的新骨干通过这种资金来源和知识平台发展并致力于保护患者安全的事业。

模 拟

20 世纪 80 年代末，在 APSF 资助的支持下，麻醉学引入了现实模拟患者 [17]。麻醉学成为应用和采用模拟患者的领军者，通过教育（住院医师首次在人体模型上学习新技能）、培训（团队合作、危急事件管理）和研究（人为表现）提供逼真的患者安全体验。现实模拟患者现在已普遍应用于其他医学专业。

基于系统的错误响应

1987 年，David M. Gaba 医学博士在其麻醉学著作中引入了"正常事故理论"的概念 [18]。Gaba 博士和 Cooper 博士及其他人一起提出了基于系统（不是基于个体）错误的响应原则 [19]。1991 年由 APSF 和美国食品药品监督管理局主办的"麻醉中的人为错误"的会议使人们更好地了解了人为错误在麻醉中的作用以及医疗保健中的安全组织理论，也培养了人们从航空和核动力（高可靠性组织）等高风险环境中学习的理念 [3]。

优势联盟

2000 年初，APSF 成立了数据字典任务组（Data Dictionary Task Force，DDTF；http：//www.apsf.org/initiatives.php?id=1）。该组织与来自临床医学和企业的成员一起，开发临床麻醉实践中的通用术语，使计算机记录和信息系统能够生成与标准定义兼容和可比较的数据 [20]。到 2003 年，DDTF 的成员包括来自英国、荷兰和加拿大的麻醉和信息学社团的代表。为了反映其国际成员特性，DDTF 采用了国际麻醉学术语组织（International Organization for Terminologies in Anesthesia, IOTA）的名称。

儿科麻醉学会联盟的资金也包括来自 APSF 的资助。APSF 帮助儿科麻醉学会联盟启动了"唤醒安全"。这是一个儿科医院网络，旨在创建事件报告系统和事件分析范例。2007 年，APSF 与国际麻醉研究协会合作，在《麻醉与镇痛》杂志上创建了一个患者安全栏目。

APSF 所赞助的共识会议反映了医学界为维持安全所做的不懈努力，最终目标是麻醉专业协会根据这些共识会议制定最佳实践政策。最近，APSF 在其网站（www.apsf.org）上制作并发布了有关麻醉患者安全问题（手术室消防安全、药品安全、对接受术后阿片类药物的患者进行连续电子监控、围术期视力丧失、具有围术期视力丧失风险患者的知情同意模拟场景）的视频，该视频可免费申请拷贝。

循证医学与患者安全

与航空业一样，许多已接受和提议的麻醉安全性变革缺乏循证支持，但都有一个共同的特征，即做有意义且正确的事情（监测标准、声音信息、自动化信息系统）。随机试验的证据很重要，但当决定安全实践是否可被接受时，这些证据既不充分也非必要[21]。医学上需要做的事情永远都不会有完备的证据支撑。谨慎的选择就是根据现有的最佳证据做出合理的判断。过去 30 年来麻醉致残率和死亡率的明显下降不是因为任何单一的举措或新麻醉药物的开发，而是因为在流程、设备、组织、监督、培训和团队合作等方面进行了大量的改进。这些安全性进步是通过做出一系列有意义的变革来实现的。所有这些变革全部基于合理的原则、技术理论或经验，并解决了现实问题。麻醉学实践表明，安全性是从很多小事情做起，聚少成多，从而带来很大变化。实际上，最近关于核查清单及其对减少不良事件影响的研究并不是随机试验[19,20,22-23]。

为改进患者安全而进行的许多干预措施需要严密的试验性证据（随机对照试验并非必需）[2, 24]。关键问题是对患者安全的干预应以正确的理论结构为基础，并应明确界定非故意行为后果的可能性[25]。

外科患者安全

麻醉和手术密不可分，认识到围术期团队成员之间的团队合作、沟通和协作的重要性对于提高手术患者的安全性至关重要 [2]。

传统上，外科医生将患者安全视为可预防差错（错误部位手术、保留异物、用药错误、手术室内外护理事故）的安全。1999 年医学研究院（Institue of Medicine, IOM）的报告中将关注焦点放在这类错误，并将患者安全划分到医源性损伤的安全性类别中 [11]。这一具有影响力的医疗保健出版物使患者安全受到重大关注，并促使大批医疗保健领域的支持者开展研究及致力于提高患者安全。IOM 的报告设定了一个在 5 年内将差错相关死亡减少 50% 的目标。尽管无法获得差错相关死亡率的证据支持，但麻醉界和外科界为实现这一目标付出了值得称赞的努力 [26]。鉴于此，美国退伍军人事务部借由其患者安全中心制定了非常具体的指南，以避免手术中发生患者错误、部位错误和左右侧错误，并强制要求在任何手术切皮前暂停确认（time out），其间整个手术团队都要简要介绍预期手术步骤的细节。

与 APSF 一样，美国外科医师学会（American College of Surgeons, ACS）已经扩大并重申对提高手术中的患者安全的工作投入。经过多方努力 ACS 发表的一份出版物详细介绍了外科患者的安全状况，包括外科医生的概念框架和提倡外科患者安全的临床指南 [27]。

美国国家外科质量改善计划（National Surgical Quality Improvement Program，NSQIP）首先在退伍军人管理系统内实施，而后在私营机构内实施，该计划为外科医生提供了评估和提高外科治疗质量的新工具。推行 NSQIP 后的多年经验使外科患者安全受到新的审视，并促使外科界以不同于以往的概念框架来看待外科患者安全。

美国国家外科质量改进计划

NSQIP 是一个经证实的最先进的系统。该系统在全国范围内对大手术的质量进行比较量化和持续改进 [28]。NSQIP 所采用的比较度量结果已经过风险调整，最初侧重于风险调整后的 30d 患者的致残率和死亡率。通过向比较数据（包括患者风险因素和风险调整结果）的提供者传递反馈信息，可以实现比较度量结果持续改进。

NSQIP 起源于美国退伍军人健康管理局，并受到 1987 年国会授权的推动，美国退伍军人管理局（Veterans Administration, VA）出于不良预后的考虑而发布该授权。NSQIP 是 1994 年 VA 在一项大型观察研究得出结论后启动的，该研究验证了将风险调整结果作为衡量外科治疗质量的方法的正确性[29]。

为了确定 NSQIP 在私营机构的适用性，1998 年提出了一项关于 NSQIP 私营部门倡议，涉及了三家非隶属于 VA 的外科学术部门。随后的数据表明，由 VA NSQIP 开发的流程、方法和 30d 结果预测模型完全适用于私营机构，至少对普通外科和血管外科是如此[29-30]。

从 NSQIP 和大量的观察研究所获得的信息将对外科患者安全的认识引入到一个与 IOM 报告中推崇的框架截然不同的观点[11]。这种观点基于 NSQIP 关于患者安全的三个重要观察结果[8]。

·安全性与外科治疗的整体质量无法区分开来，不应独立于手术质量来对待。无论是否可以预防，不良后果都会危及患者安全。NSQIP 通过其日常手术和几项观察研究表明，恰当评估并经风险调整后的不良结果的发生率可以反映外科治疗的质量。外科治疗质量的提高降低了不良结果的发生率，提高了患者安全。在本标题中，预防差错与减少不良结果意义等同，因此可作为可靠的质量衡量标准。

·在外科治疗期间，不良结果及由此产生的患者安全问题主要取决于系统治疗的质量。高离群值医院的结构或流程总是都存在问题，这反映出医疗体系的缺陷。这些医院内发生的差错，虽然有时是由特定个体造成，但更可能是系统错误，而不能归因于特定个体的不称职。造成错误的特定个体就其对系统的影响而言在某种意义上是很重要的。应该清楚的是，充分的沟通、协调和团队合作对于取得高质量的外科治疗至关重要。

·结果数据的可靠比较对于识别系统的问题和确保患者安全免受不良结果影响是必不可少的。虽然使用局部监控系统能够很容易地监测到医源性和意外的过错方，但如果没有与其他机构和同行之间的组间比较数据，就无法充分鉴别或识别导致更大范围不良结果的更细微的系统错误[25]。医疗系统中的缺陷和错误导致的不良结果发生率可能被当地过错群体认为是可接受的。只有当这些概率与其他机构的类似风险调整率相比较时，不良事件过错方才会意识到其所在医疗中心不良事件的增加，进而推动调查和改进与不良事件相关过程和结构的质量。

NSQIP 数据表明，在 8 年随访期内，术后生存率下降的最重要决定因素是 NSQIP 方案里 22 种并发症中任何一种在术后 30d 内的发生率下降[31]。与术前患者风险无关，术后 30d 内并发症的发生率使患者中位生存率降低 69%。特定的不良事件，如肺部并发症可使中位生存率降低 87%；而伤口感染可使中位生存率降低 42%。并发症对患者生存率的不良影响也受手术类型的制约。

越来越多的证据表明，麻醉医生和外科医生对患者的住院和术中管理可影响这些患者的长期安全性，尽管这些关系的潜在机制尚不清楚。围术期炎症和免疫反应可能与麻醉和手术后长期结果有潜在生物学联系[32]。可以想象，手术引起炎症反应可能会放大某些疾病状态的促炎机制——如冠状动脉疾病，进而促进疾病加速和围术期的不良事件的发生。

美国安全组织

美国国家患者安全基金会

基于 APSF 模型，1996 年美国医学协会和企业合作伙伴成立了的美国国家患者安全基金会（National Patient Safety Foundation，NPSF；www. npsf. org）。这标志着麻醉患者安全运动的成功。NPSF 的愿景是创造一个患者及其救治者不受伤害的世界。NPSF 为患者安全及其救护人员、医疗保健团体和主要利益相关者等提供了发言权，以促进患者安全和全体医疗人员安全并传播预防伤害的策略。NPSF 遵循协同合作方式，为整个医疗行业的不同利益相关者提供一系列投资组合项目。

退伍军人管理局国家患者安全麻醉质量研究中心

VA 国家患者安全中心（http：//www.patientsafety.va.gov）于 1999 年成立，旨在整个退伍军人健康管理局内发展和培育安全文化。该中心隶属于 VA 质量、安全和价值办公室。该中心的目标是在全国范围内减少和预防因治疗对患者造成的意外伤害。

跳蛙集团

跳蛙集团（http：//www.leapfroggroup.org）是在 2000 年 11 月作为一个雇主联盟为倡导改善医院内的透明度、质量和安全而设立的。跳蛙集团的使命是：通过两个方面举措来推动安全、质量和医疗支付能力的大幅度跳跃式进步。①支持由那些参与和为医疗保健付费的人群所制定的正确的医疗决策；②通过激励和奖赏促进高水平医疗服务。

跳蛙集团是一项自愿性项目，其目的是利用雇主购买力的杠杆，认可并奖励更加安全、优质、并且符合客户价值的医疗服务，从而使美国卫生行业在上述领域取得巨大进步和发展。跳蛙集团的医院调查是比较医院绩效的黄金标准，内容涉及与医疗受众最为相关的安全、质量和效率方面的美国国家标准。

患者安全组织

2005 年美国《患者安全和质量改进法》（简称《患者安全法》）批准创建患者安全组织（Patient Safety Organizations, PSOs）（http://www.pso.ahrq.gov）以提高美国医疗保健服务的质量和安全性。《患者安全法》鼓励临床医生和医疗机构自愿报告和共享质量和患者安全信息，而不必担心法律处罚。美国医疗研究和质量管理处（Agency for Healthcare Reseach and Quality, AHRQ）负责管理《患者安全法》和《患者安全规则》中有关 PSO 操作的规定。

1999 年 IOM 一篇题为《人皆犯错：建立一个更安全的医疗系统》的报告 [11] 推动了 PSOs 的创建。该报告强调了提高医疗服务安全和质量所需的研究和活动的关键问题，包括对不良事件的报告和数据分析的必要性。

PSOs 是以改善医疗服务质量和安全为目标的组织。有资格成为 PSOs 成员的组织包括公共或私人实体、营利或非营利实体、医疗提供者实体（如连锁医院）以及其他建立特殊组成部分充当 PSOs 来提供服务的实体。

PSOs 通过提供特权和保密性创造了一个安全的环境，使临床医生和医疗机构能够收集、汇总和分析数据，从而通过识别和减少与患者诊疗相关的风险和危害来提高质量。

美国外科和围术期安全委员会

美国外科和围术期安全委员会（Council on Surgical and Perioperative Safety, csps; http://www.cspsteam.org）成立于 2007 年，包括代表"外科团队"的七个专业组织（美国外科医师学会、美国麻醉医师协会、美国麻醉护士协会、美国围术期注册护士协会、美国外科医师助理协会，美国围麻醉期护士协会，外科技师协会）。CSPS 的使命是由各专业的人员组成综合团队来提供并促进外科和围术期的优质环境，目标是建立提高患者安全的合作伙伴关系（包括监管机构、私人机构、研究机构）。

美国医疗改革中心联合委员会

美国医疗改革中心联合委员会（http://www.centerfortransforminghealthcare.org）成立于 2008 年，旨在解决最重要的医疗安全和质量问题。该中心的参与者是一些全美领先的医院和卫生系统。该中心采用系统方法分析诊疗中的具体故障并发现其潜在原因，以便找到解决这些复杂问题的针对性的方法。为了实现将医疗保健转变为高可靠性行业的目标，联合委员会与 20 000 多家经其授权和认证的医疗保健机构分享了这些被证实有效的解决方法。这些医院在质量上取得了显著的进步，甚至现在结果更为喜人。医院和联合委员会正在共同努力改进医疗的系统和流程。

美国医学专业委员会患者安全基金会

美国医学专业委员会（American board of medical specialties，ABMS）患者安全基金会（http://www.abms.org/Products_and_Publications/pdf/ ABMS_PS_foundations.pdf）提供基于网络的自我评估，包括四个主题的患者安全课程：

- 安全与伤害流行病学
- 提高患者安全的系统方法
- 沟通交流
- 安全文化

参与的医生获得美国医学会（American Medical Association，AMA）医师认证奖励（Physician's recognition Award，PRA）1 类学分，并计入 ABMS继续教育认证。该课程的目的是为获得评估患者安全性的知识和技能提供基础，并提高医护工作安全性。

麻醉质量研究院

ASA 于 2008 年 10 月设立麻醉质量研究院（Anesthesia Quality Institute, AQI; http://www.aqihq.org/about-us.aspx），其愿景是成为麻醉临床实践中质量改进的主要信息来源；其使命是发展和维持已在进行中的病例数据登记，作为供麻醉医生查阅的评估和改善患者诊疗的主要信息源。AQI 通过收集、分析和向医疗服务提供者提供所需数据，帮助医院和诊所回答有关其提供医疗服务的重要问题。AQI 被美国卫生和公众服务部授权为 PSO。

美国医学界以外的患者安全组织

许多"患者安全组织"是由患者和（或）其家属在发生医疗差错之后建立的（类似于反对酒后驾车母亲协会）。这些基金会的共同主题是倡导患者安全，通过使患者和医护工作者形成安全意识，并通过游说使其做出改变，进而减少类似伤害再次发生在其他患者身上的可能性。

医疗导致创伤支持服务

医疗导致创伤支持服务（Medically Induced Trauma Support Services, mitss; http://www.mitss.org）是一个成立于 2002 年 6 月的非营利组织，其任务是支持治疗和重塑希望。该组织服务于受不良医疗事件影响的患者、家庭和临床医生。

MITSS 通过赞助相关论坛、地方和全国会议以及媒体传播方式，向医疗团体提供关于医疗导致创伤的独特性、其影响的广泛范围以及支持服务的关键需求等方面的教育。

2005 年 10 月，APSF 主办了一次会议（http://www.apsf.org/newsletters/pdf/winter2006. pdf），该会议包含受不良医疗事件影响的患者和家属所做的演讲。会议中反复出现的一个主题是在灾难性事件发生当时和之后医患之间的沟通失败，试图将沟通从"责备文化"转变为"学习文化"的总体概念。会议达成共识：本着"患者权利法案"的精神，应该按照患者/家属的期望公开沟通和充分地坦诚相告（甚至手术/麻醉同意书应明确规定，任何事件发生后，都应及时全面地如实相告）。会上也谈到了对风险管理的担忧和道歉及充分坦白的潜在法律责任，但随后 VA 系统的研究证明在一次事件后及时充分的披露能够显著降低责任成本。

对许多人来说，需要"了解发生了什么"，并保证采取措施以防止将来发生类似的错误。当不良医疗事件发生时，患者及其家属并不是唯一的"受害者"，医护人员也很有可能面临严重的心理问题。

利亚的遗产

利亚的遗产(http://leahslegacy.org)是一家非营利组织,致力于通过预防、教育和倡议,彻底消除医疗差错导致的可预防性死亡,并制定持续的术后监测规则（利亚规则）。该组织是在创始人女儿因术后未发现阿片类药物引起呼吸抑制而死亡后创建的。

反对医疗差错的母亲

反对医疗差错的母亲(http://www.mamemomsonline.org)是一个家长团体,其任务是通过为医疗伤害受害者提供支持来促进医疗系统的安全。创始人 Helen Haskell 在其 15 岁的儿子于 2000 年因医疗事故去世后,成了一名患者安全倡导者。2005 年,为了纪念儿子,她通过努力成功地让《刘易斯·布莱克曼医院安全法案》获得通过。该法案要求所有的医生都要佩戴身份标签,这样患者就能知道医生或住院医生是否在照顾患者。

Louise G. Batz 患者安全基金会

Louise G. Batz 患者安全基金会（http://www.louisebatz.org/Home.aspx）通过确保患者和家属具备所需的"知识"以促进其亲人获得安全的医院体验,从而帮助预防医疗差错,并支持患者安全方面的创新进步。该基金会的目标是开启患者、医生、护士和医院之间的沟通渠道,努力加强医院安全和预防不良事件；该基金会认为重要的是要让患者和家属了解他们将接受的医疗类型,以便做出明智的决定,关键在于要通过可获得的并易于让患者理解的文献来增强意识。需要团队合作以确保患者、家属、医生、护士和医院的安全、知情权及受到保护。

对阿曼达的承诺基金会

对阿曼达的承诺基金会（http://www.promisetoamanda.org）是为提高对

呼吸抑制的认识，并强制性要求对所有患者实施二氧化碳浓度和脉搏血氧饱和度的连续电子监测。导致建立该基金会的触发事件是 2010 年 18 岁的阿曼达在术后自控镇痛时因未被发现的呼吸抑制而死亡。

患者安全运动

患者安全运动（http://patientsafetymovement.org）将人、想法和技术加以对接，以应对美国医院每年超过 200 000 例可预防死亡的大规模问题，通过提供可行性想法和创新观点来改变医疗流程，显著提高患者安全，帮助消除可预防的死亡。该运动致力于打破医院、医疗技术公司、患者辩护人、患者、政府和所有受医疗影响的利益相关者之间的隔阂。

国际患者安全组织

澳大利亚患者安全基金会

澳大利亚患者安全基金会（Australian Patient Safety Foundation, AusPSF; http://www.apsf.net.au）是一个致力于麻醉患者安全的独立机构[2]。受美国在该领域发展的启发，William B. Runciman 博士产生了建立基金会的愿景和动力，以促进麻醉患者乃至整个医疗界患者的安全，该基金会成立于 1987 年，朗西曼博士为基金会的建立起了重要作用。早期的倡议发展成一个自发的全国麻醉事故报告系统，被称为澳大利亚事故监测系统（Australian Incident Monitoring System, AIMS）。不良医疗事件，无论是哨兵事件（患者死亡和受伤）还是未遂事故（具有潜在危害的医疗差错），一律通过该基金会的子公司——患者安全国际组织（Patient Safety International, PSI）进行报告和分析。这些数据，连同 ASA 的终审索赔项目数据，确立了脉搏血氧监测和二氧化碳描记法在麻醉中的实用性，并促成了由世界麻醉医师学会联合会（World Federation of Societies of Anesthesiologists, WFSA）批准的国际麻醉安全实践标准的颁布。

加拿大患者安全研究所

加拿大患者安全研究所（Canadian Patient Safety Institute, CPSI; http://www.patientsafety institute.ca）成立于 2003 年，是一家独立的公司，旨在促

进政府和利益相关者之间为提高患者安全所制定的方法和进行的协作。改善领域包括教育、系统创新、交流沟通、监管事务和研究。

世界卫生组织

世界卫生组织（World Health Orgnization, WHO; http://www.who.int/patientsafety/ safesurgery/tools_resources/SSSL_Checklist_finalJun08.pdf）已采取若干全球和地区举措来解决手术安全问题，包括第二次全球患者安全挑战：安全手术拯救生命。由此产生的手术安全核查表列出了手术的三个不同阶段，每个阶段对应于正常工作流程中的特定时期：①麻醉诱导前，②切皮前，③患者离开手术室之前[33]。这种核查表的目的是系统有效地确保所有条件都达到患者安全所需的最佳状态，所有工作人员都可识别并负有责任，以及完全避免患者身份、部位和手术操作类型等差错。通过遵循几个关键步骤，医疗专业人员可以最大限度地减少危及外科患者生命和健康的最常见和可避免的风险。手术安全核查表的一个成果就是全球血氧监测计划的推进，该项目现在被称为救生箱计划[34]。

结　语

患者安全不是一时的风尚，也不是对过往的执着。它不是一个已经实现的目标，也不是对已解决问题的反思。患者安全必需持续进行，并通过研究、培训和日常应用于工作场所来维持推进。

麻醉患者安全基金会主席

Ellison C. Pierce 博士

（陈　怡　译；王国林　审）

参考文献

[1] Patient safety. Wikipedia: the Free Encyclopedia. en.wikipedia.org/ wiki/ Patient_ safety.

[2] Runciman WB, Merry AF. A brief history of the patient safety movement in anaesthesia// Eger EI, Saidman LJ, Westhorpe RN, et al. The Wondrous Story of Anesthesia. New York: Springer,2014,541–556.

[3] Gaba DM. Anaesthesiology as a model for patient safety in health care. BMJ, 2000(320):785–788.

[4] Pierce EC, Jr. The 34th Rovenstine Lecture: 40 years behind the mask: safety revisited. Anesthesiology,1996(84):965–975.

[5] Eichhorn JH. The APSF at 25: pioneering success in safety, but challenges remain. APSF Newsletter, 2010(25):21–44[2010]. http:// www.apsf.org/ newsletters/ pdf/ summer_2010. pdf.

[6] Eichhorn JH. Anesthesia patient safety foundation turns 25, savors success, targets future. ASA Newsletter,2011:16–21 (25th anniversary edition).

[7] Stoelting RK. A historical review of the origin and contributions of the Anesthesia Patient Safety Foundation. ASA Newsletter (Special Commemorative Issue 1905—2005), 2005:25–27. www.asahq.org/ newsletters/2005.

[8] Stoelting RK, Khuri SF. Past accomplishments and future directions: risk prevention in anesthesia and surgery. Anes Clin NA,2006(24): 235–253.

[9] Tomlin J. The Deep Sleep: 6000 Will Die or Suffer Brain Damage. Chicago: WLS TV, 20/20, April 22, 1982.

[10] Cooper JB, Newbower RS, Long CD, et al. Preventable anesthesia mishaps: a study of human factors. Anesthesiology,1978(49): 381–383.

[11] Kohn L, Corrigan JH, Donaldson M. To Err Is Human: Building a Safer Health Care System. Washington, DC: National Academy Press, 2000.

[12] Hallinan JT. Heal thyself: once seen as risky, one group of doctors changes its ways. Wall Street Journal, June 21, 2005: 1.

[13] Solazzi RW, Ward RJ. Analysis of anesthetic mishaps: the spectrum of medical liability cases. Int Anesthesiol Clin,1984(22):43–59.

[14] Eichhorn JH, Cooper JB, Cullen DJ, et al. Standards for patient monitoring during anesthesia at Harvard Medical School. JAMA, 1986(256):1017–1020.

[15] Standards for basic anesthetic monitoring. American Society of Anesthesiologists. www.asahq.org.

[16] Caplan RA, Posner KL, Ward RJ, et al. Adverse respiratory events in anesthesia: a closed claims analysis. Anesthesiology, 1990(72):828–833.

[17] Gaba DM, Howard SK, Fish K, et al. Simulation- based training in anesthesia crisis resource management (ACRM): a decade of experience. Simulat Gaming,2001(32):175–193.

[18] Gaba DM, Maxwell M. DeAnda A. Anesthetic mishaps: breaking the chain of accident evolution. Anesthesiology, 1987(66):670–676.

[19] Cooper JB, Gaba DM. A strategy for preventing anesthesia accidents. Int Anesthesiol Clin, 1989(27):148–152.

[20] Stoelting RK. Data dictionary task force (DDTF) launches initiative. APSF Newsletter (Summer), 2002, 17:2[2002]. http://www.apsf.org/ newsletters/ html/2002/summer/01ddtf. htm.

[21] Leape LL, Berwick DM, Bates DW. What practices will most improve safety? Evidence-based medicine meets patient safety. JAMA, 2002(208):501–507.

[22] Haynes AB, Weiser TG, Berry WR, et al. A surgical safety checklist to reduce morbidity and mortality in a global population. N Engl J Med, 2009(360):491–499.

[23] Birkmeyer JD. Strategies for improving surgical quality- checklists and beyond. N Engl J Med. 2010, 363:1963–1965.

[24] Shekelle PG, Pronovost PJ, Wachter RM, et al. Advancing the science of patient safety. Ann Intern Med, 2011(154):693–696.

[25] Tenner EW. Why things bite back: technology and the revenge of unintended consequences. New York: Vintage Books, 1997.

[26] Brennan TA, Gawande A, Thomas E, et al. Accidental deaths, saved lives, and improved quality. N Engl J Med,2005(353):1405–1409.

[27] Manuel BM, Nora PF, eds. Surgical patient safety: essential information for surgeons in today's environment. Chicago: American College of Surgeons, 2004.

[28] Khuri SF. The NSQIP: a new frontier in surgery. Surgery, 2005(138):19–25.

[29] Daley J, Khuri SF, Henderson W. et al. Risk adjustment of the postoperative morbidity rate for the comparative assessment of the quality of surgical care: results of the National VA Surgical Risk Study. J Am Coll Surg,1997(185):328–340.

[30] Neumayer L, Mastin M. Vanderhoof L, et al. Using the Veterans Administration National Surgical Quality Improvement Program to improve patient outcomes. J Surg Res,2000(88):58–61.

[31] Khuri SF, Henderson WG, DePalma RG, et al. Determinants of long- term survival after major surgery and the adverse effect of postoperative complications. Ann Surg,2005(242):326–343.

[32] Meiler SE, Monk TG, Mayfield JB, et al. Can we alter long-term outcome? The role of inflammation and immunity in the perioperative period (Part II). APSF Newsletter (Spring), 2004(19):1[2004]. http://www.apsf.org/newsletters/pdf/spring2004.pdf.

[33] Gawande A. The Checklist Manifesto. New York: Metropolitan Books Henry Holt, 2010.

[34] Merry AF, Eichhorn JH, Wilson IH. Extending the WHO "Safe Surgery Saves Lives" project through Global Oximetry. Anaesthesia,2009(64):1045–1058.

认知负荷理论与患者安全

ELIZABETH HARRY, JOHN SWELLER

引　言

医务人员所具备的获取、储存有意义的信息，并在需要时提取相应信息的能力是保证患者医疗安全的重要因素。在临床医疗工作中，特别是围术期和重症监护期间，需要临床医生将所学的理论知识有效地转化成医疗实践行为。正确的实施医疗行为取决于医务人员以下几方面的能力：掌握相应的知识；在特定情况下能够恰当地选取所需的知识；提取相关的信息。凡影响医务人员对患者相关新信息的收集获取能力的因素，都会对医务人员的临床表现产生不良影响，进而降低患者的医疗安全。

认知负荷理论认为可用于关注的资源有限，这限制了人们对认知信息的处理能力 [1-2]。认知负荷理论以知识的获取过程和人类处理信息的方式为研究基础。在认知负荷理论中，工作记忆被描述为每个人都具有的短时、容量有限的认知结构，用以整合新的信息或提取储存的信息来付诸行动。认知处理过程在工作记忆中发生。认知过负荷将使临床医生的认知系统受损。因此在维护患者医疗安全和相关医疗体系的设计上，临床医生的认知负荷是一项应考虑的关键因素 [3]。认知负荷理论能够提供一些技术方法来帮助理解和学习。该理论是在对人类心理过程充分理解的基础上形成的，用于制定一系列新的信息传递规则 [4]。

认知负荷理论和本章中描述的认知结构应被归为次级知识，即需要通过相应教育培训获取的知识（如医学知识），但初级知识则可通过自然途径获取（如语言习得和面部识别）[5-7]。与获取次级知识有关的认知结构是认知负荷理论研究的核心内容 [4-5, 8-10]。了解临床医生的信息处理方式，对设计出有利于信息整合、更完善、高效的信息传递方法至关重要。自然信息处理系统是指负责知识获取和后续检索的系统，可通过以下 5 条原则来描述：信息储存原则、借用和重组原则、随机发生原则、极小变化幅度原则以及环境连接和组织原则。

自然信息处理系统

信息存储原则适用于人类的长期记忆。长期记忆是一名医生存储医学知识和情境特异性知识的仓库，其在容量上是无限的，可将所学到的所有知识都储存在长期记忆中。由于没有其他的认知结构可以长期储存信息，因此只有储存于长期记忆中的信息才能被保留。认知负荷理论认为：信息传递的主要目的是帮助个人在长期记忆中储存特定的信息，并便于以后的提取和采取相应措施。

长期记忆中存储的大部分信息是通过借用和重组原则获得的。人类是特殊的社会动物。我们通过模仿他人的行为、听他人说话、读他人所写的东西从其他人的长期记忆中"借用"信息。我们长期记忆中存储的大部分医学知识，特别是职业生涯早期的知识多来源于我们所看、所听或是所读到的相关内容。这就是专业知识产生的过程。

尽管长期记忆中大量的信息是从他人那里"借用"来的，但在某些情况下需要"创造"新的信息。随机发生原则适用于解释人们解决问题过程中如何"创造"出新的信息。如果没有已存知识来指导行动，我们就只能随机选择一种行动，并根据其结果是否更接近我们的预设目标而进行有效性判断。虽然该理论适用于创新性研究和解决即时问题，但理论上长期记忆中仍存在一些相关的信息有助于限定随机采取的行动范围。

如果新的条件下，已存知识无法充分限定随机采取的行动范围，那么另一种原则——极小变化幅度原则——可以阻止信息过负荷。与资源理论的概念一致，该原则认为可处理新信息的工作记忆是有限的；在没有足够的专业知识和存储信息来应对某种既定情况时（如某种不可预知的并发症），我们将无法应对迅速出现的相关数据信息。工作记忆在容量和持久性上的局限性限制了我们采取综合行动的规模。换句话说，如果我们处在一种没有多少相关专业知识和存储信息的情况下，信息处理带宽的固有限制将迫使我们不加选择的过滤和减少那些来自环境、并对我们下一步行动具有指导意义的数据。因此，潜在的重要信息有可能没有被及时处理，这增加了随机过滤行为引发差错的可能性。

环境连接和组织原则对我们的认知机制做出了最终解释。环境信号能够触发长期记忆中的无限的、被整合过的信息转入工作记忆，以便人们采取一系列恰当的行动。这一过程最好的例证就是储存于长期记忆中已形成的常规或习惯。某种常规或习惯一经建立，则存储的相关信息将控制所采取的行为。尽管工作记忆在处理新信息上的作用是有限的（如规则变更中的局限性），但长期记忆在处理相似信息上没有任何限制。从这个角度来说，该原则与信息存储原则一致，意味着在长期记忆中储存的、组织整合过的信息决定了我们如何与我们的环境互动。这一原则的关键在于个人辨识环境中恰当触发点的能力，这关系到个体能否提取并运用相应的存储信息。触发点周围存在较高的信噪比是把适宜触发点与已存信息特定片段联系起来的必要条件。

认知负荷理论利用认知构成来设计相应的程序步骤，有助于通过有限的工作记忆将临床相关信息同化到长期记忆中，并且应用该信息为患者提供有效的医疗服务。基于信息储存原则、环境连接和组织原则，信息传递给临床医生是为了在长期记忆中积累信息、并在之后为患者提供服务。在紧急情况下，信息最好是通过借用和重组原则从其他人那里获得，如导师、教师、教科书和期刊文章，或者医疗现场的实践指导手册。在某些情况下，相关信息未存储在长期记忆中，新的知识必须通过随机原则发生或反复试验而获得。无论哪种情况，根据极小变化幅度原则，信息的传递必须经过组织整理以减少工作记忆的负荷。

工作记忆负荷的种类

一般情况下三种类型的认知负荷会影响工作记忆、决定数据处理能力及筛选正确存储知识来指导行为。这三种类型的认知负荷是指内部认知负荷、外部认知负荷和相关认知负荷。只有对这些负荷因素进行深入了解，才能为临床医生执行高风险认知任务（医疗服务）创造最有利的环境。

· 内部认知负荷取决于被处理信息材料的固有特性和困难程度。高度复杂的信息需要多种要素同时被处理，因此导致高强度的内在认知负荷，进而给工作记忆带来更大的压力。例如，麻醉和外科手术需要医生有效协调并安排接下来的每一步行动，即偶发计划和临时采取的行动需要同步协调起来，因而带来高强度的内部认知负荷。

　　·外部认知负荷与信息本身的复杂性无关，取决于新信息传递形式。无组织化和非规范形式传递的信息增加了工作记忆的负担，因此需要进行额外的处理[8]。例如，任何设备、手术室布局或者术前流程的改变都会增加临床医护人员专业医疗服务相关的认知负荷，相关人员将不得不使用额外的工作记忆来在新模式下重组信息。规范化有助于将这些信息处理任务迅速形成常规，进而有助于形成习惯，并将相关信息转移到无限的长期记忆中。常规、备忘录和标准化可以通过减少工作记忆的额外负荷而解放工作记忆，使临床医生能够更专注于复杂的、高强度的内在负荷任务。

　　·相关认知负荷是由能够减少外部负荷的任务或信息所产生。它可以被视为一种投资，通过将有限的工作记忆指向新信息而非外部因素来管理更大的内部负荷。医务人员在疾病治疗中的思维模式就是如何使用相关工作记忆资源的例证，临床医生因此可以更容易的提取长期记忆中的重要信息部分。备忘录的使用有助于把重要信息升级为首要的关注事项，这是提高相关工作记忆信噪比的另一佐证。

减少外部认知负荷的策略

　　只有信息本身或该信息接收者自身的知识水平改变，内部认知负荷才有可能发生改变。与此相反，外部认知负荷取决于信息传递的模式或人们为接受信息所采取的活动。减少认知负荷的策略包括，通过组织和标准化信息传递来使外部认知负荷最小化，同时通过将最相关的信息传递给临床医生来使相关认知负荷最大化。减少外部认知负荷可以使更多的工作记忆用来管理内在认知负荷，这对于学习效果和执行表现至关重要。因此，提供给临床医生的信息应该能增加与处理内部认知负荷相关的工作记忆资源的使用，同时降低外部认知负荷，进而将信息最大限度地转移至长期记忆。

　　两种认知负荷效应：注意力分散效应和冗余效应与减少外部认知负荷有关。注意力分散效应发生在临床医生处理多种来源的信息时，而所有信息对于理解主题都是必需的。设想一位临床医生正在评估一位住院患者的血糖控制情况，如果血糖值存储在一个记录中，胰岛素使用情况记录存储在另一个记录中，给药情况记录在第三个记录中，并且胰岛素家中使用情况在第四个记录中，这就通过注意力分散效应而增加了外部认知负荷。所有这些信息必须被整合后方可被更好地理解，因此，需要工作记忆来处理这些外部认知负荷，并且该部分认知资源将不可用于其他任务。另一种"血糖报告"的方式是将所有的相关信息列于一个记录中，这有助于数据在脑内的整合。通过减少需整合信息的数量而释放了更多的工作记忆资源用于其他相关信息处理任务。

冗余效应发生在额外的、不必要信息被累加在必要信息上的时候。再设想一下临床医生评估住院患者血糖控制情况的场景。一些电子健康记录涵盖多种形式的相同信息，而不是仅将有利于分析该患者整体血糖水平情况所必需的直接数据列出，如一个显示血糖趋势的动态图，这时就需要同时将患者的血糖记录和护理记录相对照分析。在这种情况下，需要临床医生使用工作记忆来处理这些不同方式传递的重复数据和信息。患者医疗安全的相关负责人应注意到，重复通常被认为是一种用来避免差错的保护性策略。虽然以不同的方式来传递相同的信息似乎可以保证至少有一种是正确的处理方式，但相同信息的重复传递极大地增加了认知负荷。临床医生经常需要处理这些额外的信息以判断出哪些是不需要的信息。如果该信息确定为重复，工作记忆资源则被浪费在判断相关信息是否必要上。在不同背景下的一些随机对照试验强烈支持了传递重复信息弊大于利的假设[4]。因此在"以防万一"的信息提醒临床医生和增加认知过负荷这两种情况之间必须要建立平衡。

压力对工作记忆的影响

临床医生的情绪和生理状态直接影响工作记忆总体可用资源。Chajut 和 Algom 等在一篇关于压力状态下注意力变化理论的综述[11]中发现：①压力减少了形成注意力的可用资源。也就是说，工作记忆资源的分配等同于注意力的分配。②由于该部分被减少的资源的有限性，人们倾向于处理那些最接近的、更容易理解的或者自动传递的信息（容量资源理论）。③抑制思考或者注意力集中于无意义的信息，在很大程度上占用了可用工作记忆。这些压力的影响导致了可用工作记忆的减少、外部负荷的增加，进而减少了临床医务人员对重要信息的关注。

这些发现在临床中具有实际意义。临床非预期的结果和过多的患者量都可能增加压力。这些压力降低了临床医生的注意力和工作记忆资源，同时还能引起医生对核心线索的强烈关注而下意识忽视了相对次要信息，导致认知处理错误，如无法同等考虑所有信息而产生的定位与确认偏差。最终，由于思维抑制而导致过度关注无关信息（非临床主要的问题），进一步耗竭了宝贵的工作记忆资源。

环境因素也会影响注意力资源。噪音对注意广度的影响已被深入研究：噪音会带来一种类似"注意隧道"的效应，减少可用于注意力或工作记忆的能力或资源 [12]。噪音通过降低信号检测能力而影响信息的处理效率，从而增加错误率，导致了选择性注意，降低了临床医务人员对危急信号的判断预测能力（如医生的临床敏感性）。大部分的临床医生都充分意识到，噪音是手术和围术期空间的重要组成部分，其刺激物包括铃声、音乐、对话，也有可能是来自于其他患者。从这个意义上说，噪音是一种不必要的、多余的信息资源，增加了额外的认知负荷，并通过"注意隧道"减少了可用的工作记忆资源。

负荷削减

获得新信息、存储信息、并随后提取相应信息的能力是提供安全有效的患者医疗服务的关键部分。信息构成能直接影响信息处理的有效性，通常包括以下因素所产生的负荷：信息本身的复杂性，信息传递方式的复杂性，运用掌握的知识或备忘录等辅助方式处理信息的能力。环境因素及临床医生的心理和生理状态直接影响处理这些认知负荷需要使用的资源。目前临床环境包括高度复杂的临床信息，以及在嘈杂和令人分心的环境中面对复杂和非标准化数据过度负荷的临床医生。

这种高强度的内部 / 外部负荷会因压力和环境因素引起的工作记忆资源的退化，经常性的压力所产生一种更大的负荷的程度远远超出临床医生能够有效处理的能力范围。当负荷明显超过工作记忆资源上限时，大脑会有意或无意地对过多的认知负荷进行信息削减。负荷削减是一种以符合逻辑的方式开始的适应性反应。最初削减的并非关键信息，但是随着压力程度的增加，工作记忆资源进一步减少，削减行为将变得无规则和无逻辑性，最终增加了关键信息丢失的可能[13]。

一种应对策略就是认同负荷削减的发生，并且主动采取措施来减少有价值信息的削减。备忘录、指定授权或推迟相对不关键的任务均有助于该策略的实施。这种行为常见于重症监护室和处理心搏骤停患者的抢救现场，为了应对危及生命的事件，不太重要的任务会被延迟处理。认同并正视该过程，至少能够保证是一个有意识的削减过程，从而最大程度减少关键信息的丢失。

医疗保健和认知负荷

与航天航空等其他高风险行业相比，医疗保健行业对认知负荷观念的理解还处于起步阶段。但由于医疗保健服务中需掌握的信息数量巨大，复杂程度极高，认知负荷观念显得至关重要。充分理解影响数据获取、认识和之后执行情况的相关因素对构建最有助于临床医生表现的医疗系统是十分关键的。临床医生的注意力资源是有限的，当信息以无组织、非标准化的形式传递时，这些有限的资源会被更多占用；当生理和心理压力过大时，可用的认知资源将进一步减少。接受这一事实对构建高效、有效的医疗服务体系思维来说至关重要。

认知负荷理论认为适宜的临床环境能创建更有利的负荷分配框架来优化信息获取、储存以及整合。这也是决策制定、信息学习和行为表现的关键因素。因此对临床医生所处环境的关注，包括数据传递模式、组织形式和施加于一线专业人员的压力程度，是优化认知及执行表现的关键。同时，认知负荷理论也解释了备忘录、常规流程和标准化规范是如何通过减少外部负荷和确认信息处理过程中无意识的负荷削减行为来降低关键信息丢失的风险，从而提高医疗服务水平。

（徐莹 译；马虹 审）

参考文献

[1] Kahneman D. Attention and effort. The American Journal of Psychology, 1973(88). doi:10.2307/

1421603.

[2] Hamilton, V, Warburton DM, Mandler G. Human stress and cognition: an information processing approach//Hamilton, Warburton DM, eds. Thought Processes, Consciousness, and Stress. New York: John Wiley & Sons, 1979:179-201.

[3] Brookhuis KA, de Waard D. The use of psychophysiology to assess driver status. Ergonomics. 1993,36(9):1099-1110. doi:10.1080/00140139308967981.

[4] Sweller J, Ayres P, Kalyuga S. Cognitive Load Theory. 2011:1. doi:10.1007/ 978-1-4419-8126-4.

[5] Sweller J. Human cognitive architecture: why some instructional procedures work and others do not// APA Educational Psychology Handbook. Vol 1. Theories, Constructs, and Critical Issues, 2012:295-325. doi:10.1037/ 13273-011.

[6] Geary DC. The Origin of Mind: Evolution of Brain, Cognition, and General Intelligence,2005:307-337. doi:10.1037/ 10871-009.

[7] Geary DC. An evolutionarily informed education science. Educ Psychol,2008,43:179-195. doi:10.1080/ 00461520802392133.

[8] Sweller J. Element interactivity and intrinsic, extraneous, and germane cognitive load. Educ Psychol Rev, 2010,22(2):123-138. doi:10.1007/s10648-010-9128-5.

[9] Sweller J, Sweller S. Natural information processing systems. Evol Psychol,2006(4):434-458.

[10] Sweller J. Cognitive load theory//Ross B, Mestre J, eds. The Psychology of Learning and Motivation: Cognition in Education. Oxford: Academic Press, 2011:37-76.

[11] Chajut E, Algom D. Selective attention improves under stress: implications for theories of social cognition. J Pers Soc Psychol, 2003,85(2):231-248. doi:10.1037/ 0022-3514.85.2.231.

[12] Broadbent DE. The current state of noise research: reply to Poulton. Psychol Bull,1978,85(C):1052-1067. doi:10.1037/ 0033-2909.85.5.1052.

[13] Staal MA. Stress, cognition, and human performance: a literature review and conceptual framework [Internet]. NASA Technical Memorandum. [2004]. http:// human-factors. arc.nasa.gov/ flightcognition/ Publications/ IH_054_ Staal.pdf /npapers3:// publication/ uuid/E92DA994-B825-40CA-9E74-A94101F33496.t

错误和违规

ALAN F. MERRY

简 介

民航业经常被用作一个例子来说明在一种公正的文化中，基于系统的方法如何在大规模、复杂的任务中产生较高的可靠性和由此带来的安全性。航空和医疗常被拿来做比较，尤其是在麻醉方面。人们普遍认为，医疗保健的特点是采用个人为导向的方法，并且具有一种文化，这种文化对事故的反应倾向于责备而非学习。

这些观点是有一定道理的，但近年来，许多卫生保健组织朝着公正文化（just culture）[1] 的方向迈进了一大步，这种公正文化致力于以系统为基础的持续改进。通过挑战现状和简化系统层面的措施来规范和确保良好的做法，其中的一个例子 [2-3] 是中心静脉导管相关菌血症的发生率已多次显著降低。相反，尽管很少发生，但是航空业仍然容易出现故障，而且这些故障通常与危害医疗保健患者的事故有很多共同之处。

法航 447

2009 年 6 月 1 日，从里约热内卢飞往巴黎途中坠毁的法航 447 航班就是如此 [4]。这次航班是一架空客 A330，设计由两名飞行员驾驶，但这是一次 13h 的飞行，所以机上还有第三名飞行员，以满足机组人员的休息。一名副飞行员前一晚睡眠不足就先休息，机长后休息。他们选择的换班时间是在飞机进入风暴区前不久。大概是为了越过风暴，驾驶飞机的飞行员开始爬升，但这不是集体决定。

A330 的设计采用"电传操纵系统"，这一系统高度依赖电脑。这项设计的目的是通过减少飞行员对人为操作的依赖来提高安全性。不幸的是，飞机的空速管（用于测量空速的设备）似乎被冰晶短暂堵塞，以致出现错误的空速指示，导致自动驾驶系统断开。飞行员通常只在起飞或降落时手动驾驶 A330，很少在高空飞行时手动驾驶，尤其是在航速传感器因结冰而间歇发生故障的情况下。因此，这是一种没有经验的情况。飞行员在手动模式下接管飞行（所谓的"替代法"），但他们可能一直没有被充分警告过这种可能性：在这种手动模式下飞机可以接受导致机翼停止工作的控制输入。而在正常模式下是没有这种可能的。看来这两名飞行员没能协调努力来控制住局势。在 A330 飞机上，侧杆控制取代了传统的操纵杆，但它们不会一起移动（就像波音飞机上的操纵杆那样），因此两名飞行员之间几乎没有任何视觉或触觉反馈。两名飞行员似乎同时在操纵杆上活动，左边座位上的飞行员试图使飞机脱离失速警报，另一名飞行员仍然试图抬起飞机的机头。在这种情况下，两根操纵杆的输入用代数方法相加，这可能意味着一个输入抵消了另一个输入。警报响了，但在这段时间里出现了多次发声警报，这可能会让人感到困惑。

机长被召回驾驶舱。他并没有接管控制权，而是坐在第二排的座位上监督局势。这与当前的教学是一致的，就像在手术室（operating room, OR）进行危机管理的麻醉医生一样。危机的领导者或协调者被教导退后一步，通过把实际任务分配给其他人来减少认知负担，以保持"情境意识"（situation awareness）。

因此，当全体机组人员试图弄清楚发生了什么事情以及如何重新控制飞机时，一架基本功能正常的飞机失速并从空中坠落。他们每个人都具备必要的技术技能——主要问题是他们不了解自己的处境。在这种特殊的情况下，根本就不会有坠落的感觉，而且他们的仪器和警报系统可能会发出大量令人困惑的信息。令人不寒而栗的是，机长的最后一句话是："该死！我们要坠机了……这不可能发生！"几秒钟后，228 人坠亡。

造成这一灾难的基本规律类似于卫生机构医疗失败的普遍规律，特别是麻醉失败的规律。多年前，Perrow 指出，在复杂的系统中，失败最终是不可避免的[5-6]。理解如何做出决策是理解此类失败如何发生的关键。由此类推，在复杂的系统中，行动可能产生深远的、往往无法预测的后果。

因此，本章从把医疗保健作为一个系统的讨论开始。错误是人类认知过程的固有现象，因此接下来我们将讨论错误，并将错误与违规进行对比，从而引入公正文化的概念。本章最后探讨了使医疗保健更安全的一般方法（本书第 17 章讨论药物安全，也说明了本章处理的一般原则）。

医疗伤害

当一架商用飞机坠毁时，其潜在的人员和经济损失是不言而喻的。喷气式飞机价格昂贵，许多人同时丧生。事故发生后，负面宣传会持续很长一段时间，使航空公司声誉和业务受损。

相比之下，一个患者死在医院病房的病床上似乎并不令人意外，特别是病情危重的或老年的患者：死亡的原因也许是一个错误，但人们甚至没有考虑到这种可能性。只有坚决主张才能吸引公众的注意力，而这通常是对一系列失败的回应——就像英国斯塔福德郡中部信托医院发生的那样[7]。即使患者和他们的家人意识到医疗服务质量差，他们也不愿意抱怨。毕竟，他们往往很脆弱，依赖于医疗体系，缺乏选择。只有通过对大量随机抽取的患者图表样本进行系统的回顾性研究，才能认识到医源性伤害（iatrogenic harm）（原本旨在帮助患者的医疗保健所造成的伤害）的程度（表 3.1）。据估计，每年有 5 万～9.8 万美国人死于医疗保健方面的错误[8]，相当于每两天就有三架满载乘客的大型客机坠毁[9]。

表 3.1　医疗记录审查中的不良事件发生率

研究所在国家	研究的病例数	不良事件占入院的百分比（%）	永久伤害和死亡占入院的百分比（%）
澳大利亚	14 179	10.6	2.0
美国 [16]	30 121	3.7	0.5
美国	14 565	~10.0	2.0
加拿大	3745	7.5	1.6
丹麦	1097	9	0.4
英国	1014	11.7	1.5
新西兰	6579	12.9	1.9

经许可修改并转载：Runciman B，Merry A，Walton M. Safety and Ethics in Healthcare：A Guide to Getting It Right Aldershot, UK: Ashgate，2007.

　　不同的研究在评估上存在差异，但这些差异可能主要与进行这类研究方法的挑战性有关[10]。即使错误被识别出来，它对患者预后的影响也常常是不确定的，这一现象在一项研究中得到了证实。在该研究中，有医疗执照认证的、经过培训的内科医生审查了退伍军人事务部（Department of Veterans Affairs）7 个医疗中心的 111 名受到积极治疗的患者的死亡情况。几乎有四分之一的死亡被认为至少可以通过最优治疗加以预防，但据判断，如果治疗是最优的，这些患者中只有 0.5% 的人能够在有健康认知能力的状态下生存 3 个月或更长时间。似乎错误常常会加速本来很快就会发生的死亡，而不是导致预期会康复的患者死亡[11]。这些死亡事件依然很重要，但出于严谨和客观的考虑，大型喷气式飞机的类比应该附加这样一条标注，即乘客几乎都是那种可能前往卢尔德寻求"奇迹疗法"的人[12]。虽然如此，"几乎都是"这几个字很重要。在麻醉中，年轻且（本来）健康的患者有意外死亡的风险[13]。并且与医院其他的死亡相比，归因似乎明显倾向于一个致命的用药错误[14] 或一个场景，如插管失败，给氧失败（can't intubate can't oxygenate, CICO）[13,15]。麻醉医生很可能被视为对死亡负直接负责。总的信息是明确的：太多的患者受到了旨在帮助他们的医疗保健的伤害[16]。

　　尽管美国医学研究所呼吁将美国医院的医源性伤害减少 50%，但只有微乎其微或者单一的改善[17]。麻醉学专家在提高患者安全方面一直处于领先地位[18]，采取多种措施包括（尤其是）早期采用正常事故论[19]、报告和从意外事故中学习[20-21]、在教学和研究中进行模拟[22-25]。另外，在 1985 年成立的麻醉患者安全基金会（APSF）[26] 的使命是"确保没有患者受到麻醉伤害"。

　　如果我们要实现这一使命，我们不仅需要知道在医疗保健领域出错的频率，也要知道为什么出错。我们的首要目标是保证患者的安全，但公正也很重要。不应该仅仅因为结果是出乎意料的和悲惨的，就毫无理由地把责任推给那些努力做正确事情的称职的从业者[1,27-28]。

安全 I，安全 II，还是安全 N？

　　到目前为止，许多麻醉医生肯定知道 James Reason 提出的错误基本类别[29] 和"意外伤害的瑞士奶酪模型"（Swiss Cheese）[30]。最近，较少强调了解失败，更多地强调从成功的例子中学习（在这种情境下使用了"安全 I"和"安全 II"

两个词）[31-32]。在可能的范围内，预测和预防事故（例如，使用故障模式效应分析等方法）显然比事后分析事故发生的原因要好。

然而，在现实中，医源性伤害的问题并不相同，提高医疗安全的挑战是巨大的。例如，麻醉医生的用药失误与精神病学家在预测哪些患者会自杀的失误是截然不同的。即使在手术室，心脏外科医生无意中撕裂主动脉，也与麻醉医生可能无意（且不知情）导致手术部位术后感染的方式不同[33]。两种情况的解决方案不尽相同，自上而下的全球性倡议行动也并没有太大成效。相反，每一位医疗专业人员都需要与他或她的同事直接合作，使用所有可用的方法，改进他们的特定职责领域。回顾错误并从中吸取教训是必要的[34-35]，积极主动的分析也是必要的，它能引导主动行动，安全地使期望的结果最大化[32]。也许应该呼吁"安全"是在多种情况下进行多方面改进的方法。

测量和围术期团队的目标

人们广泛认为测量是提高医疗保健（其他活动）质量的关键，而且结构、过程和结果的一般框架是众所周知的[36]。然而，要明确地知道测量什么是困难的。安全Ⅱ的倡导者们有一个很好的观点：在手术和麻醉中，主要目的不是应该减少过失，甚至不是保证安全。虽然两者都很重要，但这是可以讨论的：安全Ⅱ的主要目的应该是工作团队向着共同目标而努力，为尽可能多的患者从现有的接受手术和相关围术期治疗中获得满意的预后。

一种重要的错误形式是对手术指征并不明确的患者进行手术，这叫做过度治疗。过度治疗意味着治疗本身是无效的，或者不能充分解决患者的一个重要问题[37]。过度治疗产生机会成本，由于保健资源有限，这种机会成本可能限制向其他患者提供服务[38]。它也代表了造成了不必要的风险：如果在不必要的治疗中发生的错误导致了原本可以避免的伤害，那么造成这种伤害的主要原因就是提供不合理治疗的这个决定。

另一种形式的错误是拒绝或不合理地拖延那些需要和希望进行有效手术的患者，这就是所谓的延误治疗。这是一个主要的问题[39-40]，许多医疗保健服务机构都被患者或伤病员搞得应接不暇，其中许多需要手术，同时也需要安全的麻醉[41]。即使在高收入地区，不合理的手术延误也可能带来风险或妨碍获得最佳疗效。然而，确保充分和及时获得麻醉和手术不应通过走捷径或牺牲安全来实现。

在将利益与资源竞争需求相关联的复杂函数中，可能存在一个最佳点。这一最佳点将有若干潜在的可衡量的产出，其中主要的产出是衡量返回社区且生活质量得到改善的患者人数[42]。将麻醉死亡率降到最低是非常重要的，但对许多手术来说，死亡率太低，无法进行机构的比较，也无法进行长期追踪。此外，不同合并症带来的差异的影响很难消除。然而，某些相对标准化和高风险手术（如冠状动脉旁路移植术）的死亡率有时可以作为衡量综合质量和安全指数的指标[32,43]。越来越多的证据表明，较小的不良事件也很重要[44]，但衡量它们的发生率是困难和昂贵的[32]。此外，对消除错误的过分关注可能会适得其反。

例如，考虑一个需要紧急手术的主动脉夹层患者。因为有太多的挑战和巨大的时间压力，所以要想没有任何错误地治疗这样一个患者是不可能的。我们的目标是使患者存活，主动脉获得修复，中枢神经系统完好无损，肾脏（理想情况下）还能正常工作，他可以回家继续过着有质量的生活。如果主动脉意外撕裂，但被成功修复，或者使用了一种不正确的药物，但被发现并纠正了错误，这些错误只会在一定程度上使目标更难实现[44]。如果外科医生不适当地勉强做手术，或者麻醉医生忙于纠正错误而不能在需要的时候给药，就会造成更大的伤害。必须在时间和其他资源有限的情况下作出决定，需要综合考虑专业知识、技能、判断力、勇气和谨慎这些因素。

在将患者分配到备选的治疗方案时，我们需要进行判断，这些方案可能包括手术、支架植入，也可能根本不进行干预。这个决策层面上发生的错误很关键，所以分母应该包括所有出现问题的患者，而不仅仅是那些接受手术治疗的患者。

医疗保健的三重目标和质量要素

在美国，医疗保健改进研究所（Institute of Healthcare Improvement）明确提出了医疗保健的三重目标[45-46]：改善患者的体验（包括安全、质量和满意度）；改善人口的健康；降低医疗保健的人均成本。为了同时实现这三个目标，有必要在第一时间把事情做对，而且是做对的事情。后者需要证据，而证据往往缺失或难以解读。最近麻醉学的重点放在大型试验上，这些试验为简单而重要的实践方面提供可靠的指导，因此对保证安全性有重要贡献[47-49]。

关于什么对患者构成伤害的传统观点可能太过局限[37]。在美国，医学研究所（Institute of Medicine）将医疗保健的质量定义为不仅依赖于安全性，而且还依赖于及时性（timeliness）、效率（efficiency）、有效性（efficacy）、公平性（equitability）和以患者为中心（patient-centeredness），缩写为STEEEP[50]。把安全与医疗保健质量的其他因素隔离开来似乎是虚伪的。例如，不能把无效或不及时的治疗认为是安全的。

医疗保健项目的变化

无论是在国家内部（包括美国）[51-53]，还是在国家之间，给患者提供的医疗保健都存在很大差异[54]。在其他行业，特别是在航空业，标准化在提高可靠性和安全性方面的价值早已得到公认。麻醉实践的标准化并不意味着"低能化"或强加一种"烹饪书"的心态。差异是针对个别患者不同的需要，即不同的医疗问题（合并症）、不同的需求和不同的价值观相组合。然而，医疗保健领域的许多变化是由医生和机构之间在他们的信念和处理共同问题的方法上的差异所导致的，而不是由患者之间的差异所驱动的。

Fisher 和 Wennberg[55] 确定了医疗服务的三个领域。所有患者都应得到有效的治疗，但这类患者普遍未得到充分治疗。尽管各国资源不同，但在富裕国家（包括美国），最好的患者预后并不总是与最高水平的医疗支出相关。偏好敏感性治疗（preference-sensitive care）的特征是治疗的价值不确定，需要个体判断。患者希望获得充分的信息，并在这类治疗方面进行选择，但选择通常代表的是医生的选择，而不是患者的选择[56]。供应敏感性治疗（Supply-sensitive care）包括新引进的技术。在引入新疗法的学习曲线中，患者可能会受到伤害，在有足够的价值证据之前，治疗可能会被广泛采用[57]。这通常反映了医生的过度热情和乐观偏见（见本章后面的讨论），并常常与过度治疗有关。

系统和复杂性

Perrow 将系统描述为具有两个维度[5]。耦合性是第一个维度，描述一个动作和它的结局之间的关系。麻醉的许多方面都与结局紧密相关（框表17.2），而在其他方面，这种联系则较为松散。

复杂性是第二个维度。流程和系统可以是简单的、难懂的或复杂的[58]。对简单和难懂的流程中所涉及的步骤进行描述是可行的，并为成功地完成该流程提供指示。成功地描述了流程之后，除非出现错误，否则可以依赖相同的方法一次又一次地取得成功。从里约热内卢飞往巴黎的飞机是一个复杂系统内发生的难懂的过程，这是可以论证的。

复杂的过程不可能通过能可靠产生可重复结果的方式来描述。抚养孩子是一个复杂过程的例子：对一个孩子有效的方法可能对另一个孩子不起作用。根据 Perrow 的说法，复杂性和耦合性的结合使得意外事故最终不可避免，因此他创造了"正常事故（normal accidents）"一词[5]。

正常事故的概念要求考虑事故发生时的损害程度与社会对活动的重视程度之间的平衡。患者是人，而且是无限变化的，这一事实将麻醉过程置于代表这些考虑的二维网格的"高度复杂、高度耦合"象限。对单个的患者来说，意外事故的潜在后果是灾难性的，但麻醉的社会价值很高。在过去，事故被认为是获得麻醉益处的代价，并不一定意味着麻醉医生的疏忽。尽可能保证麻醉安全迫在眉睫，然而，严重的事故在现在是如此罕见，以至于它们不再被视为"正常"。事实上，使麻醉尽可能安全仍然是 APSF 应该大力追求的有价值的目标，但想消除所有的事故是不可能的。

Webster 将系统定义为两个或两个以上相互作用部分的任何组合。如果可能的相互作用的数量如此之多，以至于根据其组成部分的知识来预测其长期行为变得困难或不可能，那么系统就是复杂的[59]。

复杂系统通常被称为混沌系统。这并不意味着它们是随机的，而是说它们的行为只能预测很短时间内的未来。例如，天气预报通常在一两天内相当准确，但在那之后，有必要用一组更新的基线数据进行新的预报。医疗保健是一个复杂的系统，麻醉是医疗保健中的一个复杂过程。在复杂的过程或复杂的系统中，如麻醉，有必要反复地重新评估情况和重新设定方向。人类对环境的反应和决策的方式非常适合成功地管理复杂性，但这些人类的优势有时也会导致错误。

错误的本质

法航 447 航班完美地诠释了人为错误的关键属性。

错误是无意识的

错误的第一个特征是无意的，这不代表粗心大意，这是错误和违规之间的根本区别（见本章后面的讨论）。例如，我们有理由假设，法航447航班的飞行员意图是正确的，他们非常关心自己的决定和行动。然而他们犯了错误。这一点表明，惩罚的威胁不太可能阻止人们犯错误：如果坠入大海和死亡的可能性无法阻止人们犯错误，那么法律后果的威胁也无法阻止人们犯错误。

错误和结果不是相关联的

不应根据结果来评判做出决定并根据决定采取行动的过程（有意识或无意识地）。一个合理的决策也可能导致失败，而许多错误几乎没有不良影响，有些错误甚至会导致比其他情况下更好的结果（框表3.1）。

框表 3.1　　跑还是不跑：决策与结局

对于大多数人来说，在野外遇到狮子时的本能反应（就像人们在非洲参观某些狩猎公园时的反应）可以用一个词来概括："跑"。

这将是一个简单的基于规则的响应。

显然，"跑"不是一个好主意：它增加了被认为是食物的可能性，鉴于狮子比人类跑得更快，这往往会带来不好的结果。因此，"跑"将是一个基于规则的错误，反映了一个糟糕的规则。

在进入一个狩猎公园时，你可能会被告知在遇到狮子时不要奔跑，而是要保持静止。更多的建议（可以从网上的多种渠道获得）包括大声叫喊，试图让自己看起来比实际更高大，如果狮子真的要攻击你，你要准备好用你所能拿到的任何东西去打它。

有了这些信息，面对一头狮子时，"逃跑"规则很有可能仍然会以"强大"的形式通过系统Ⅰ脱颖而出。现在，结合最近获得的信息，可以通过系统Ⅱ将"逃跑"识别为"错误"。一些紧张情绪可能参予调节直觉的、自动的和强烈的逃跑欲望。强有力的规则很有可能会完全压倒系统Ⅱ的想法。另一种选择是，一个人可能会有意识地决定支持自己的原始本能——毕竟，一个人应该在多大程度

上重视未经个人经验检验的建议？在一个特定的场合，"逃跑"可能会很有效，而"静止"可能不会。

一个专家，一个游猎者，也许通过许多正式的和非正式的（例如，对话）教育经验，也许通过一些规则起作用的实际经验，最终可以用新的规则完全取代旧的规则。对专家来说，识别一头狮子时系统或多或少会自动产生"静止"的反应。任何系统Ⅱ的想法都只会强化系统Ⅰ的规则。这将是一个很好的决定，主要是不完全基于规则。

专业知识主要是建立一个与对这些情况做出良好反应有关的广泛的学习情景的存储库，并且在理想情况下，以经验数据支持的理论结构作为后盾。可靠的经验证据并不总是可用的。现已发表的有关与狮子相遇的同行评议数据似乎很少，完全没有随机对照试验。

不幸的是，许多规则并不完全可靠。护林员最终可能会被吃掉。这并不意味着"静止"是一个错误。有个测试是，如果一个人在回顾这场悲剧时，没有事后诸葛亮的帮助，被置于同样的情况下，他或她的建议会是宁可静止，而不是逃跑吗？这也称为替换测试（图3.2）。静止并不是一个错误——只是它不是在任何情况下都起作用。此外，当回顾这类灾难时，必须记住两种情况下护林员都可能会被吃掉的；野生狮子非常危险，最重要的规则是避开它们。

在麻醉中可以出现许多类似的情况。例如，在麻醉诱导和尝试建立气道时，可能会出现一种常见而可怕的"无法插管无法给氧"的情况。直觉上，甚至在基本原则上，让患者醒来似乎是最安全的选择。但根据经验，这往往是不成功的，更好的策略是使用短效肌肉松弛剂，以便为面罩通气和气管插管提供良好的条件[60]。这通常会扭转乾坤，但并不是总能成功。在这种情况下，即使结果很糟糕，也不应把使用短效肌松剂理解为一种错误——经验数据和专家共识支持这一做法，认为这是最有可能成功的做法。相反，选择让患者醒来现在通常应该被理解为一个错误，即使这个决定在某个特定的场合恰好奏效。

不幸的是，要与成功争辩是困难的，要为失败辩解也是困难的，因此，如果要根据行动的价值而不是其后果的好坏来评价行动，就必须有明确的思考。

不幸的是，根据结果驱动过程判断的趋势几乎是压倒性的。例如，许多用药错误是没有不良后果的[61]，但偶尔后果可能是灾难性的。无不良后果的用药错误与有不良后果的用药错误在认知或道德上没有区别；结果的差异通常归因于运气。然而，人们倾向于对那些结果不好的人做出惩罚性的反应（有时通过刑事诉讼[62]），而对其他的人几乎或根本不做什么。决定罪责的是结果，而不是有过失的决定或行为。如果法航 447 航班的飞行员在坠机前设法重新控制了局面，那么在救援之前犯下的错误就不太可能受到与 228 人遇难后相同程度的调查。

所有的错误都应当被检视，包括那些无害的错误以及"几乎发生的疏忽"——那些几乎发生，但及时"捕获"了的错误。航空业比医疗行业更积极主动地报告和学习这类事件。虽然 Cooper[63] 和 Runciman[64] 在促成报告用于麻醉学习的方面做了开创性的工作，但在医疗保健领域，报告或者调查很少或没有造成伤害的错误是少见的。虽然一些仅用于寻求公开报告这类事件并从中吸取教训的医疗保健项目已经建立，但即使是严重事件也不太可能像航空公司那样被彻底调查。

错误的定义

错误出现"在当某人试图做正确的事情，但实际上却做了错误的事情"。错误更正式的定义是为达到目的而无意地使用错误的计划，或未能按计划执行其中的行动[65]。其他人也提供了不同的错误定义[29]，这个可能是微妙的，可能反映了不同的背景。这里给出的定义的优点是明确地声明错误是无意的，并且关注过程（决策和行动）而不是结果——在促进公正文化的背景下，这是重要的一点。

决策和行动

如果错误不代表粗心，那么为什么会发生呢？错误通过行动表现出来。在这种情况下，不作为（例如，没有采取必要的行动）可以被视为一种行动类型。一般来说，行动是人类决策的表现，这些决策可能是有意识的，也可能是无意识的。因此，理解人类如何决策是理解错误的关键。

"快"和"慢"思维：系统 I 和系统 II

人们做决策的方式被认为涉及两种系统或两种类型的认知过程：系统 I 快速、自动，主要通过模式识别进行操作；系统 II 缓慢而费力，试图有逻辑地解决问题[66-69]（表3.2）。人类默认系统 I 思维，但有能力通过系统 II 思维监控和调节系统 I 思维。举例来说，麻醉医生的工作环境复杂多变，必须迅速做出一系列相关的决策。这些决策中有许多涉及系统 I 思维，但是通常代表性地使用系统 II 思维对这些决策进行实时监视和调节。系统地考虑问题可能比二分法更有帮助，因为每个决策都在不同程度上涉及每个思维系统的元素。

Klein[69] 通过将他的研究从实验室应用到实践，对危机中如何做出决策提供了重要的见解。在危机最严重的时候，思维系统 I 往往占主导地位。这是有道理的，因为我们几乎没有时间进行缓慢而有条理的思考。在紧张的时间压力下做出的成功决策的特征是专家有能力识别出某种情况下的某些关键因素，然后将这些因素从概念上与之前看到的相同的情况进行匹配。之后，他们的反应就会受到这一先前经验的启发。例如，他们知道某一特定方法在当时是否奏效。这意味着，在遭遇危机的职业（包括麻醉）中，没有替代经验。麻醉的一个悖论在于，对常规病例进行长时间的监测，并不能积累对罕见危机处理的经验。Reason 形容这是"人类监控的第22条军规"。因此，在做出决定时，即使在危急关头，许多麻醉医生也必须寻求教育、训练（包括模拟训练）、逻辑推理和经验，而他们对类似危机的经验可能非常有限。例如，很少有麻醉医生在 CICO 情况下获得紧急气道手术的实际经验：如果发生了 CICO 情况，这很可能是有关麻醉医生第一次遇到这种情况（就像447航班上的飞行员遇到的情况一样）。因此，模拟在训练麻醉医生（就像对飞行员）时尤为重要，因为模拟可以在相当大的程度上替代罕见危机的实际经验。

心理模型、图解和参考框架

所有的决策都是基于一个人对特定情境的理解。人们通过视觉、感觉、嗅觉和听力，以及与别人交谈，或回顾文字材料或记录资料来收集信息。然后，

表 3.2　思考的两大系统

系统 I 快速而自动的	系统 II 缓慢而深思熟虑的
·毫不费力	·费力
·快速	·缓慢
·关联、相互影响	·演绎和分析
·无意识的	·自我意识下的
·基于规则——记忆存储作为模式的规则	·以知识为基础（但使用规则）
·前馈	·反馈
·生活习得、接触和个人经验	·通过文化和正式培训获得

改编自 Kahneman D.Thinking, Fast and Slow. London: Penguin Books, 2011.
同时参考了 Thaler, Sunstein, 2008[67]; Stanovich, West, 2000[68]; Klein, 1999[68], Reason[69]

他们将这一同时获得的信息与他们之前通过各种形式的学习（包括环境相关的体验）获得的专业知识结合起来，创造出他们所处情境的概念上的心理模型。任何决策（是否和如何行动）都是基于这些心理模型。

心理模型的概念与图解[29]和参考框架[69]的概念基本一致，这两个概念在下文中都将讨论。这些术语都是用来表达人类通过概念和解释性的心理表征来解释他们的环境，以及他们与他人的互动。

有限理性

在做出决策时可以利用许多用来构建心理模型的信息源（框表 3.2）。但在需要的时候准确地获取所有可用的知识是不寻常的，特别是在动态环境中，例如麻醉的实施。知识上通常存在差异，这对做出正确的决策可能很重要，也可能不重要。

这种现象被称为"有限理性"[29]。这个概念最好用类比来解释。在一个黑暗的房间里，黑板上有几排整齐排列的字母，上面印着连贯的信息。用手电筒照黑板可能会照亮一个圆形区域，其中包括连续两行或三行组成的部分，从而显示出一个字母子集，这些字母不能准确地传达信息的整体含义。可能有足够的信息来做出正确的猜测，也可能没有。这些被照亮的字母可能完全不提供信息；或者，由于巧合，它们可能暗示了一种误导的含义。随着黑板显露的越多，获得的信息也越多，正确表达信息的机会也就越大。

框表 3.2　提供给麻醉医生以便对患者作出决定的信息：潜在的知识库

（A）现有资料

（Ⅰ）别人的想法

患者的想法

患者家属和其他支持者的想法

手术室团队其他成员以及其他同事的想法

（Ⅱ）外界信息

体格检查：患者的体征和环境中的其他信息（例如麻醉机和药品推车），可以验证或检查

书面材料或记录：各种已印好的材料和电子资料（特别是病历记录、数据库、参考书或网站）

（B）储存在麻醉医生头脑中的信息，之前通过训练、学习和经验获得的麻醉医生的专业知识

注意：这个列表是说明性的，而不是完整的。

转自经卫生专业人员许可的可获得的信息。Runciman B, Merry A, Walton M. Safety and Ethics in Healthcare: A Guide to Getting it Right. Farnham: Ashgate, 2007: 113.

过滤和解释：信号和噪声

人类不断受到大量感官输入的轰炸。大部分可用信息对实际意义的贡献很小，因此必须过滤和解释这些大量的输入。例如，对演讲者来说，听讲座的确切人数通常并不重要，墙纸的颜色、天花板的结构以及许多其他细节也是如此。重要的是要有听众、与会者在听讲座、时间紧迫等。观众的大致规模可能是相关的而且很容易判断，可以被纳入一个心理模型。如果演讲者因为某种原因突然需要知道确切的人数，他或她可以很容易地数出来，因为这个信息随时可以从外界得到。如果需要，可以获得它，但通常不是必需的。这种类型的细节就像信号中的干扰或"噪声"。潜在的模

式很重要，必须在整个模式中识别。因此，必须使用过滤和解释来构建一个心理模型。Perrow 提供了一些生动的例子，说明在海上船只之间发生碰撞时，心理模型的不完整或不完善有时是如何促成这种事故的；否则，这种事故似乎是无法解释的[6]。

知识库

在特定情况下访问的信息可以看作是做出决策的知识库。心理模型与知识库的不同之处在于前者是后者的一种解释。

对行为进行心理控制的反语效应

即使一个人的专业知识包含了必要的信息，在做出决定时，这些信息可能被获取，也可能不会被获取。不可能总是在需要的时候回忆起每一个事实。例如，有些人在介绍熟人时可能一时语塞，他们可能在需要的时候完全想不起一个名字。这并不一定意味着他们不知道熟人的名字。后来，当他们放松下来，开始做其他事情时，这个名字可能会不由自主地回忆起来。

以这种方式受阻是一个更广泛问题的一部分——行为的心理控制的反语效应[71]。Wegner 等人进行的实验表明，大体上，为了避免某个特定的结果（例如，在高尔夫球推杆上击球过洞）而给出的严格指令，实际上可能会让这种结果更有可能发生，尤其是在精神压力大的情况下。这些观察为基本观点提供了支持，即仅仅通过更努力地尝试是不可能避免错误的。

瑞士奶酪

著名的瑞士奶酪模型[30]（Swiss Cheese）表明，大多数系统都有多重防御机制，被描述为奶酪片。每一种防御措施通常都有几个薄弱点，称为潜在因素，就像奶酪片上的洞一样。在这个模型中，事故沿着穿透这些防御系统薄弱点的轨迹发展。即使一些防御被破坏，其他的通常会在严重伤害发生之前中断事故的进程。然而，这些洞偶尔会排成一行，事故的轨迹会穿越所有的防御并造成伤害。

数量和压力对错误的影响

Rudolph 和 Repenning 对事故的成因有了更深入的了解（图 3.1）[72]。

管理一个包含在复杂系统中的动态过程——比如在医院内的手术室对患者进行麻醉——往往需要对一连串的干扰做出反应，其中一些干扰可能是新奇的。然而，即使是非新奇的干扰，其紧迫性、重要性和复杂性也各不相同。Rudolph 和 Repenning 提出了一系列悬而未决的干扰。它的大小取决于添加新干扰的速率与解决现有干扰的速率之间的平衡。许多个别干扰可以通过系统 I 处理，但持续解决干扰需要三种类型的过程：注意过程来决定哪些干扰需要响应，激活过程用来调动响应它们所需的知识，以及优先处理问题的策略过程。简而言之，至少需要一定程度的系统 II 思维来监视和调节系统 I 对干扰的响应。新干扰的出现增加了系统 II 思考的需求，因为不可能从以前自动存储的模式中学习到以前的经验。

耶克斯 – 多德森曲线 [73] 描绘了压力和表现之间的关系。这表明，压力水平的增加最初会提高表现，但在某一点之后，这种影响会趋于平稳，随后随着压力水平的进一步增加会损害表现。因此，随着干扰率的增加，最初的响应可能是表现的改善，从而允许提高干扰的解除率。需要关注的干扰量可以维持在可接受的限度内，甚至可以减少。然而，在某一时刻，压力的增加

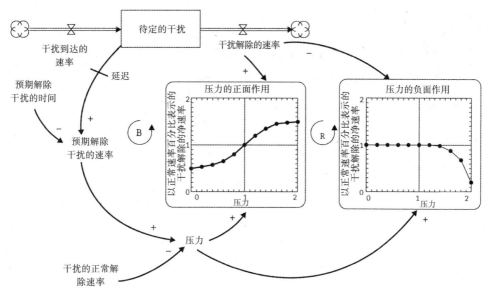

图 3.1 干扰的数量在事故发生过程中的作用 在动态情况下，一连串的干扰会导致一系列待解决的问题，问题产生的速度受到压力的影响。有关更详细的解释，请参阅正文。

经 SAGE 出版社允许引自：Rudolph JW, Repenning NP, Disaster dynamics: understanding the role of quantity in organizational collapse. Adm Sci Q, 2002（47）：1–30, 11.

可能会导致表现的急剧下降，并且解除率也会下降。此时，由于需求的增加和处理需求的能力的降低，系统可能会突然变得不可挽回的不稳定。

对法航447航班驾驶舱发生的事件的描述，恰恰说明了这类事件。在很短的一段时间内（下降用时不到4min），飞机出现了多次干扰，包括颠簸、各种警报的出现和消失、飞行仪器发出的信息令人困惑，飞行员之间的沟通越来越紧张。所有这些都发生在一个对这个团队来说很新奇的场景中。这种认知负荷是压倒性的也不足为奇。

Rudolph和Repenning还讨论了"毫无疑问地遵守既存规则的效用"。在法航447航班上，未能明确确定谁在驾驶这架飞机，似乎就是一个例子，说明这种做法本来会有益处的。相反，如果机长接管了控制权，而不是按照保持对局势全面了解的原则而退缩，他就有可能避免危机。以往的经验可能会促使专家做出适当的决定，打破常规，采用非典型的规则。法航447航班为危机的本质提供了一个鲜明的例证：实际上，危机是指一个人已经没有了有效的规则，没有时间利用第Ⅱ系统的认知过程来解决问题。面对CICO情况的麻醉医生很容易理解这一点：这些情况需要快速的、预先习得的、基于规则的反应。

疲劳的角色

人们普遍认为疲劳会影响表现。公众意识到这一点，并在接受调查时表示，如果他们的外科医生超过24h未休息，他们会要求换一位医生[74]。仅在17h的不眠状态下，就有人出现了相当于0.05%血液酒精含量的损害[75]。多种医疗机构已经实施了有关疲劳的政策或声明[76-77]。然而，在这种情况下，通常使用警觉测试来测量表现，如精神运动警觉任务（psychomotor vigilance task, PVT），这可能与麻醉或手术实践无关，特别是在存在内源性肾上腺素、咖啡因和其他药物在内的刺激物的情况下[78]。在基于模拟的研究中，尽管PVT、情绪和主观嗜睡受损[79]，但25h的无眠与麻醉住院医生的临床表现无差异相关。对于这一发现有几种可能的解释，其中最令人信服的可能是这些研究的力度不够。通常情况下，在麻醉过程中出现短暂的注意力分散是可能的，但并非总是如此。要证明注意力分散的风险增加，可能需要进行更大规模的研究。

另一方面，与任务相关的证据可以用于汽车驾驶[80]和飞机驾驶[81]。此外，睡眠剥夺与情绪不稳定之间[82]存在着既定的联系，这与沟通和团队合作直接相关。在重症监护室，将实习生的每周总工作时间减少到 80h 以下，将一次轮班的最长时间减少到 16h，注意力不集中的比例减少了一半[83]，严重的医疗失误减少了 35.9%[84]。最近，在连续一周的夜班中，麻醉学员在计算机认知测试中的表现逐渐下降[85]。医生自身也有疲劳的风险，这与发生道路交通事故[86]的可能性和整体健康状况的下降[86]有关。

管理疲劳是困难的。昼夜时相、先前的睡眠时间和总体健康状况不佳等因素会影响工作表现[88]，而缩短工作时间可能会对治疗的连续性、专业知识的获取和保持产生不利影响[89]。航空业远比大多数麻醉工作精细；工作时间是有规定的，计划的午睡通常被用作应对疲劳的措施[90-91]。

尽管有三个飞行员乘坐 447 航班并且轮换休息的想法是合理的，但是机长在飞机就要进入一个严重颠簸的区域之前离开驾驶舱，将飞机留给两个初级飞行员的决定，可能被认为是应该受到质疑的。此外，他前一天晚上似乎睡眠不足[92]。这种现象在初级医务人员中并不鲜见。由于社会活动或家庭责任导致的工作之外的睡眠不足是常见的，可能会抵消限制工作时间的措施。高级医生经常工作时间过长。制定严格的规章制度是不可能的，但在某些情况下（例如，处理一个长时间而棘手的急症），疲劳时继续工作可能是合理的，而在其他一些更常规的情况下，情况并非如此。

心理模型和团队

围术期治疗由团队提供，他们必须协调行动，以达到理想的结果。这要求个体成员的心理模型在一定程度上重叠。可以认为，在手术室中，外科医生、麻醉医生、洗手护士和巡回护士的心理模型是部分重叠的圆。期望所有的圆完全重叠是不现实的，但是每个人的心理模型必须包含成功完成团队一致认可的目标所需要的关键程序。此外，对这些程序也应该有同样的理解——至少在某种程度上，需要共享这些思维模式，而且必须针对一个共同的目标。对于某些程序，如果某些个体组合的部分交集包含它们需要知道的关键点，就足够了。例如，外科医生和麻醉医生必须知道哪些抗生素应给和何时给，外科医生、手术助理护士、巡回护士必须知道需要哪些器械。

手术室中一个重要的错误来源是一个团队成员（例如外科医生）的信息库（以及由此形成的心理模型）存在缺陷，而这个缺陷本可以通过与另一个成员的沟通来弥补。例如，在错误部位的外科手术中，人们通常会发现，有人在错误产生的过程中发现了这个错误。重要的是要培养一种文化，在这种文化中，沟通被视为每个人的责任；在这种文化中，团队的所有成员都可以畅所欲言。

参照框架和情感反应

对同事的行为或言语的情感反应也会反映出对所说内容的解释（或心理模型），而不是实际所说的内容或打算要说的内容（这三种情况可能都不一样）。对他人参照框架的理解实际上是他或她行动或说话的心理模型，这可能完全改变一个人对个人互动的情感反应和对情境的理解[69]。

由于思维模式的不同而导致"相互误解"的谈话本身就是一种错误，而且在团队合作中非常重要。一个团队成员如果因为误解而感到沮丧或愤怒，可能会分散他或她的注意力，失去对形势的感知，最终导致工作能力下降。

模式识别、思维和决策

James Reason 对错误产生的方式作了详尽的论述[29-30,93]。从本质上讲，他强调人类是狂热的模式识别者。他们擅长从大量事实（其中许多是"噪音"）中提取关键特性，用于构建一个模式，然后将其与他们过去遇到的情况的存储模式（图式）相匹配。人类还存储对过去遇到的情况的响应（作为图式），这些响应在不同程度上是成功的或者不成功的。

例如，一个男人可能穿上鞋子，意识到需要系鞋带。作为一个适度复杂的模式，系鞋带的过程通常是完整存储的。大多数男人也许是在聊天，或者想着一天日程安排的时候无意识地穿上鞋子，系上鞋带。如果随后被问及，他们可能很难回忆起系鞋带的决定或系鞋带的行为。如果在这个过程中被打断，他们可能不得不重新开始。专家们以这种自动的方式驾驶汽车，甚至在交通中也是如此——他们经常一边听收音机一边聊天。这些存储的模式可能简单也可能复杂。它们大多是后天习得的，但有些主要是本能的（框表 3.2），可以通过经验或训练加以修正。

分类错误

有几种方法可以对错误进行分类。Reason 在他的一般错误建模系统中，区分了疏忽、失误和错误[29]。他把错误分为基于规则的错误和基于知识的错误。

疏忽和失误：决策节点上的干扰

疏忽和失误[29]发生在自动过程中（比如系鞋带或开车）。当一个人改变既定的习惯时，这种情况尤其可能发生。经典的例子来自日常生活中的一些事情，比如戒除在茶中放糖的习惯。在接下来的日子里，在无意中添加糖的概率非常高，以至于这个错误几乎不可避免（框表3.3）。错误不是随机的——它们是可以预测的，至少在统计上是可以预测的。

框表3.3　失误知识库的缺失

在最近的一次海外飞行中，我把一管防晒霜和一管外表有点相像的牙膏装进机场安检所需的小塑料袋。随后，在酒店用它来刷牙，当时我的心思在其他事情上，直到在意想不到的不愉快的味道的提示下才停下来。这个错误具有典型的失误特征——在完全无意识的自动活动中分心。然而，一个主要因素是两个管的外观相似。换句话说，刷牙的决定并没有错，但是（无意识地）选择牙膏时所使用的知识库是有缺陷的。一个人倾向于看到他所期望看到的。这与戒除放糖习惯后往茶里加糖的经典错误形成了鲜明对比。在这些失误中，选择了正确的内容(知识库中没有缺陷)，但是使用该内容的基本决策不再合适。许多药物错误都是疏忽或过失。把"长得像、听起来像"的药物放在一起，使药物给药错误（相当于牙膏错误）更有可能发生。在飞机驾驶舱中，移除传统航行的视觉和触觉提示，也可能产生无意识错误的风险，在这种错误中，根本问题实际上存在于知识库中（在447航班上，两名飞行员可能都没有意识到对方在使用侧边操纵杆，尽管发出了警报，但这很可能被误解了，因为还有其他几个警报在响）。针对这类错误的基于系统的解决方案在于提供更好的线索或技术（不可能同时使用两种侧操纵杆）。在个人层面（系统很难改变），隔开外观相似的物品是有帮助的。

疏忽和失误通常发生在复杂活动模式的决策节点上。例如，一位在一家医院工作多年的麻醉医生跳槽到另一家医院。去两个医院的路线基本上是一样的，但是到新医院的三分之二的路程时必须要转一个新的弯，然后在剩下的路程中要沿着一条新的路线走。多年来，她一直开车去做"自动驾驶"，不用考虑该转向哪里。开始几天，她通过集中精力，成功地将车开到了那家新医院。然后她开始放松。一天早上，她回到自动模式，在旅程的前三分之二（最熟悉的三分之二）运行良好。当她进入关键的交叉点（决策节点）时，她可能被一些外部事件暂时分散注意力，或者更普遍的是被持续的专注分心——可能是听收音机、与乘客交谈，或者只是内心的想法。最后，她沿着"自动"的老路走了一圈，回到了以前的工作地点。她困惑不已，不知道自己是怎么到那里的。很容易看到类似的事情也会发生在麻醉过程中。例如，在相对常规的麻醉药物使用过程中，一些关键时刻的分心使很多剂的预防性抗生素被遗忘（框表 3.4）。

了解疏忽和失误的性质有助于主动的防范，以减少发生疏忽和失误的可能性。一个例子是为确保在切前已使用抗生素（框表 3.4）而使用世界卫生组织的安全手术核查表（Safe Surgery Checklist, SSC）。重要的是强迫打断自动行为——要使核查表起作用，每个人都需要停止他或她的系统 I 思维的自动模式，而让系统 II 思考清单列出事情。

框表 3.4　未能阻止失误的清单

一家小型的专科医院选择在实施世界卫生组织的 SSC 时不进行是否使用了抗生素的核查，因为该机构所做的绝大多数手术都不需要抗生素。有一天，一个需要预防性使用抗生素的人工耳蜗植入术被安排好了。然而，在应该使用抗生素的时候，所有相关人员（包括麻醉医生）都分心了，回到了那家医院熟悉的常规。这是一个典型的失误。因为已删除了必要的核查，所以 SSC 未能阻止它。虽然没有造成任何伤害，但是医院报告并审查了该事件，并决定恢复这种核查。此后再没有这类事故的报告。在每个患者都接受抗生素治疗的机构中，因为常规使用抗生素不需要提醒，所以取消这种核查更为合理。

基于规则的错误

基于规则的错误[29]发生在系统 I 思考的过程中，这涉及人类强烈倾向的快速、轻松、前馈的模式识别过程。大多数决策主要是基于规则的，尤其是在麻醉等活动中，麻醉要求在时间压力下快速做出决策。

这种类型的错误会以多种方式发生，其中许多是由于规则不当造成的。糟糕的规则可能有多种原因。例如，糟糕的规则可能通过频率赌博（frequency gambling）从经验中获得。在医学训练中，有时会鼓励人们考虑频率赌博，因为有句格言是这样说的："马蹄的声音更有可能提示来者是马而不是斑马。"

这种方法通常是有效的，它往往会强化规则；反复的积极经历减少了人们对"斑马"最终可能出现的极小可能性的担忧。在危机中，如果不能排除少见的可能致命的选项，就可能会导致致命的后果。我们需要更理性的解决方案，这需要系统 II 的思考模式。

人类在做决定时是情绪化的，而不是布尔型的。如果与规则相关的经历是充满感情的和（或）最近发生的，那么规则往往会被认为是强有力的。例如，个人对罗库溴铵过敏反应的经历可能使人不愿意再次使用同一种药物，即使这样做的风险没有变化。当涉及少数人时，很难理解其中的风险；千分之一和百万分之一的风险似乎都很遥远。由于难以获得关于罕见风险的准确数据而使这些困惑变得更加复杂，但即使有数据，数据也不会像最近一次可怕的经历那样影响规则的采用。规则比第一原理更可取，故事比统计更有说服力，个人经历更有说服力。

偏　见

偏见的定义是指相对于另一事物、人或群体，对某事物、人或群体有利或不利的偏向。偏见通常是无意识的，会导致错误，尤其是基于规则的错误，但不仅限于这类错误。常见的偏见包括种族歧视、性别歧视和身高歧视[65-66]。规则的力量是一种特定形式的偏见，但大多数人有更普遍的偏见。对麻醉医生来说很重要的偏见包括确认偏见（将新信息解读为对某一情况的既定看法的确认，这在危机中可能非常危险）。乐观主义偏见指的是相信自己在开车或麻醉等各种事情上都比一般人强，而且大多数人都有这种倾向。乐观主义偏见还认为，即使客观分析表明这是不可能的，一个特定的案例也会成功。

以知识为基础的错误

以知识为基础的错误[29]是基于第一原理进行思考时所犯的错误。这个名称表明，潜在的缺陷是由知识库中缺失或不正确的元素组成的。涉及基于知识的错误决策的特征是：它们涉及系统Ⅱ思维——努力的、有意识的思维。有人建议用"慎重的错误"一词来说明这一点[27]，但这可能被认为意味着错误是故意的（事实并非如此），所以最好只说来自第一原理的思维错误。

专业知识、教育和持续的专业发展

现在应该很清楚，做出决策所依据的知识库与麻醉医生的专业知识是不同的。在作出决策时，通过访问一些（而不是全部）潜在的知识库（包括框表3.1中列出的所有源）可以发挥知识库的作用。

专家意见通常被定义为包含专家知识和专家技能。专家技能包括：①涉及气道管理或中心静脉导管置入的技能；②用于获取和（或）解释图像的技能，例如阅读X线片或获取和解释超声波图像；③有效沟通和团队合作所需要的技能。有人提议将技能分为技术和非技术领域[94]，但可以说，所有的技能，甚至沟通，都包含技术元素。例如，结构化技术可以改善团队内部的沟通[95]。解释图像等技能依赖于存储在记忆中的模式，既用于解释图像（主要是模式识别），也用于获取图像。例如，一旦一个人成为用超声波获取图像的专家，这在很大程度上就变成了一种自主活动。应用超声置入中心静脉导管或臂丛神经阻滞和经食管超声心动图（TEE）评价心脏是综合活动；图像的获取和解释是相辅相成的。然而，获取图像时的错误纠正策略与解释图像时的错误纠正策略不同。术中使用TEE需要与外科医生和手术室团队的其他成员进行交流，因此包含了沟通技巧。态度也是相关的反映。例如，麻醉医生是否会坚持在确定心脏瓣膜状态之前或在开始麻醉之前要获得所有相关信息，或者医生是否会在信息有漏洞的情况下开始操作，却还假设信息漏洞可能无关紧要（一种频率赌博的形式）。这类界线应该划在哪里并没有一个通用的答案，环境和细节对于决定多少信息是足够的非常重要，这需要专家的判断。

专业知识包含这些组件中的每一个。它是通过阅读、参加说教式讲座、与同事进行非正式讨论、参与基于模拟的培训、团队培训和体验等活动来发展的。在专业知识的形成过程中，临床经验是无可替代的，但当它受到其他学习形式的支持时，其价值就会大大提高。有趣的是，近几十年来，这种平衡已经发生了转变，训练方式从具有丰富的经验和有限的正式授课转变为具有大量正式授课但难以获得足够的经验。

更多关于错误分类的信息

需要对错误的性质有一个精确的了解，以便制定减少错误重复发生的可能性的策略，并确定是否应谴责个人。与错误相关的认知过程可以从系统Ⅰ思维到系统Ⅱ思维，其中一个极端表现是无意识的、自动的思维（疏忽和失误），另一个极端表现是有意识的、努力的源于第一原理的思维（错误）。

Reason 已经确定了系统中潜在因素的重要性（参见瑞士奶酪模型一节），分析错误的一个目的是确定潜在因素，然后处理它们。另一种方法是深入了解动机很积极的人是如何犯错误的，并帮助区分应受责备和不应受责备的行为。因此，重要的是要认识到，错误的结果将取决于错误本身、产生错误的背景和运气。提高安全性的最佳方法还可能是设计措施来减轻不可预防、可预测错误的后果；汽车上的安全气囊就是这种策略的一个例子。

评估麻醉过程中错误的大纲

前面曾概述过一种方法，其目的是便于查明一个特定错误的根源，以便做出适当的反应来改进安全性和促进责任制。以下是本大纲的修改。这些数字指的是图 3.2 中的数字。

很少有事故涉及纯粹的错误。许多错误涉及以下列出的 10 种错误变种中的一种以上，一个或多个违规也可能是一个因素。态度和偏见也可能在事故中发挥作用。

1.由外界获得的信息不足而引起的错误。通常在可用的信息中有重大的空白或错误。例如，不完整的病历记录。

2.获取信息的错误。即使有所需的资料，也可能无法取得，例如手术室团队成员之间沟通失败（未能分享他们的思维模式）。

3.错误的认知。可能会获取到这些信息，但会误解这些信息。可能把一个单词误认为另一个单词，或者可能错误地听到指令。人们倾向于看到和听到他们希望看到和听到的。

4. 错误的解释。过滤和解释海量信息的过程可能会出错。偏见是一个重要的因素（尤其是确认偏见）。

5. 存储为图式的专家知识中的错误。这些情况包括：①从未储存专家知识；②已储存但在需要时不能回忆；③已储存但已遗忘；④已储存但不正确。

6. 存储为规则的知识中的错误。再细分为5，见讨论8。

7. 疏忽和失误。这些被称为基于技能的错误，但是某些疏忽和失误与基于规则的错误之间，可能没有什么实质性的区别。

8. 规则选择上的错误。使用系统Ⅰ思考，一个在略微不同的情况下也能

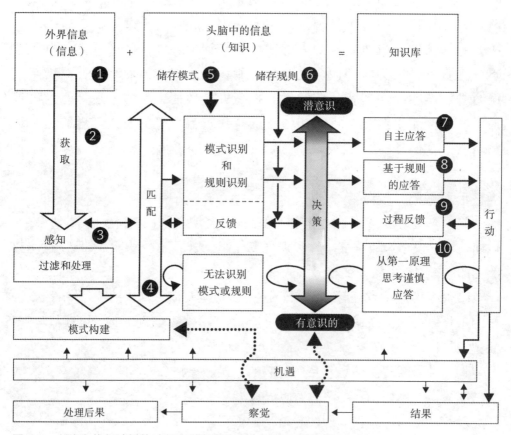

图3.2　制定和执行计划的过程流程图及流程中可能出现的失败机制

经允许引自：Schematic of processes in making and carrying out plans//Runciman B, Merry A. Walton M. Safety and Ethics in Healthcare: A Guide to Getting it Right. Farnham. UK: Ashgate, 2007: 114.

工作的规则被应用在了错误的场景中。例如，在二尖瓣成形术停止体外循环后，在不记得首先检查二尖瓣前叶收缩期前向运动的情况下，因低血压而使用强心药。这种行为（或缺乏行为）可能代表6型错误（麻醉医生不知道二尖瓣前叶的事），也可能反映"心不在焉"——可能是由于分心而忘记了二尖瓣前叶。这将是一个失误。

9. 技术错误。这些错误代表了"从业者的技能和能力与当前环境下的任务所带来的挑战之间的不匹配"[12]。它们最好是用规范的术语来思考。每个麻醉医生都应该具备最基本的能力。硬膜外导管、中心静脉导管和气管导管的插入等操作在某些患者中可能比在其他患者中更困难，而且一些从业者比其他人更熟练。一定程度的低失败率是不可避免的。例如，在有能力的人手中，罕见的硬脊膜穿刺似乎符合错误的定义，因为这将是"未能按计划执行一项行动"。严格地说，每一个发生率较高的事件会符合这个定义，但是很少有人会把这个问题看作是错误的反映：这会被认为是无能的，表明需要进一步的培训。可能需要复杂的监测技术，例如使用累积（cumulative sum, CUSUM）控制图来检测超出可接受规范的做法[96]。

10. 系统Ⅱ思维的错误。 当人们不得不从第一原理出发来解决问题时，就会出现这种情况，通常是因为他们面对的是新情况。正如前面所讨论的，失败通常不在于决策的逻辑，而在于决策所使用的知识库。然而，这个因素并不能将这种类型的错误与其他类型的错误区分开来。知识库的不足可能导致一些基于规则的错误，甚至一些疏忽和失误。重要的是：系统Ⅱ的错误可能在于未能调节系统Ⅰ的决策，或者错误地调节了系统Ⅰ的决策（表3.2）。

违 规

英语中对违规的一个简单定义是"故意招致风险的行为"。更正式地说：违规是对安全操作程序、标准或规则的故意（但未必受到谴责的）偏离[64]。一个违规的人并没有伤害他人的意图（那就是蓄意破坏），但是他确实有意识地决定冒一个不符合患者利益的风险，希望（通常是确信）自己会"侥幸逃脱"。问题在于，违规行为往往会增加犯错的可能性及其后果的严重性。例如，无意中违反限速是错误的，但故意超速则属违规。并不是所有的违规行为都是相等的。用同样的类比，故意超过限速50%通常比故意超过限速 5% 严重得多。

规则有时必须被打破：对处于困境中的患者来说，因为被视为最佳选择而承担的风险可以被归类为适当的违规行为。一个有意识的决策行为对违规的支持程度可能会有所不同。重复的或例行的违规行为可能成为下意识的，但在某个阶段，为了符合违规行为的定义，需要有意识的选择。手卫生提供了一个很好的例子：个人对良好习惯的违反可能是无意识的，但许多人有意识地担心不良习惯可能带来的后果，并决定无论如何都要继续坚持良好习惯。

组织对违规行为的促成很重要。未能及时提供以酒精为基础的洗手液或肥皂和水将是公司的一种违规，也是使这种违规行为更有可能发生的一个重要因素。公司违规行为可能会对员工造成系统双重约束的情况。在这些情况下的违规行为与优化违规行为形成了对比，优化违规行为是为了自我满足或个人利益（例如，为了乐趣而超速驾驶汽车）。在法航 447 航班上，选择一条穿越恶劣天气的航线的决定很有意思。看来，至少一些其他机组人员选择当晚绕着它飞行。各种因素可能影响了机长。正如后面所讨论的，在不知道这个人的想法的情况下，不可能充分地评估一个决定，但是这个问题值得一问——这实际上是一个好的决定吗？

公正文化

传统上，医疗文化强调个人的作用和责任，当出现问题时，个人受到指责。在这一阶段之后，出现了一段强烈主张对安全提供医疗服务方面的失败采取无指责应对措施的时期。毫不奇怪，一些医院管理人员和公众对此表示反对。医疗保健领域出现的一些问题，反映出执业者的疏忽或鲁莽，这使得要求更严格问责的呼声是可以理解的。渐渐地，医疗保健中无过失文化的理念正在让位于公正文化的理念，其基本概念是，当患者受到伤害时，区分个人无过失的责任和行为是可能的 [27]。一个重要的假设是，大多数出错的事情都反映了无可指责的错误。几乎没有（如果有的话）医疗工作者会故意伤害患者。事实上，当事情出错时，他们通常会非常痛苦，而且还可能成为错误的第二个受害者，这个错误不仅是无意的，而且在统计学意义上是不可避免的。

更多的威慑

人们常说，飞行员和医生之间的一个重要区别是，飞行员在飞机的前部，因此比医生更有安全意识。在航空业的早期，即使当天气恶劣并且事故频发的时期，飞行员也要承受着巨大的压力飞行。最终明确规定：决定是否应该飞行的人也应该乘坐该趟飞机，这导致了更保守的决定和坠机事件大幅减少。然而，法航447航班上的飞行员并没有因为在飞机上而避免犯错。总的来说，航空工业的安全不是靠改变飞行员的位置来实现的。它是通过采用一种系统的方法来实现安全的，这可能是由于喷气式飞机的高成本——坠机的代价太过昂贵，难以承受。

违规行为与错误之间有一个重要的区别，前者涉及选择，因此可以加以制止，后者是无意的。这并不意味着错误应该被容忍。因错误而受到伤害的患者确实有权期望采取一切合理的措施防止错误再次发生，并使他人免遭类似的伤害。然而，惩罚一个犯下真正错误的人，并不是实现这一目标的有效方式。

公正文化的要求：区分可接受和不可接受的行为

公正文化实际上是组织和员工之间的一种社会契约。在一个公正的文化中，对组织的最低要求是对患者安全的承诺，体现在通过每一个系统级别的努力来促进做正确的事情，再加上对那些确实在努力做正确事情的员工的承诺，承诺不会因为真正的错误而惩罚他们。对个人的最低要求似乎是认真努力遵守良好的做法，并支持提高安全性和减少对患者可避免的伤害。

在双方都履行了合同的情况下，对导致不良结果的过程中的失败（例如，在手术开始前没有使用必要的预防性抗生素）的反应应该是公开的报告、审查，并尝试解决审查中确定的、起促进作用的制度问题。在框表3.4的例子中，这种疏漏可以说反映了个人和组织双方的错误，而两者的反应是恰当的。

并非所有人都同意旨在加强安全的每一项措施。如果有人不同意规则或措施（例如使用社会安全监察委员会），解决办法是找出产生分歧的原因，与同事建设性地合作，解决他们察觉到的缺陷，改进措施，或者在合理的情况下推翻它。相反，反复地、故意地蔑视改善安全的努力必须被视为违规。

在一个公正文化中，这种类型的持续违规是不可接受的，也不应该被容忍。

在一个公正文化中，蓄意鲁莽，比如在酒精或毒品的影响下工作，也是不可接受的。故意伤害显然是不可接受的，但在医疗保健的背景下是很不寻常的，尽管有一些众所周知的例外。

已发表的算法可以帮助区分应受谴责的行为和无可指责的行为（图3.3）。问题是，应用这些算法取决于对人类决策和行为方式的深刻理解。这项任务不应委托给在这一领域几乎没有任何专业知识的中层管理人员。在任何机构中，只有那些被授权并获得所有有关方面高度信任的人才有资格以这种方式负责评估和分类事项，这对公正文化的成功至关重要。

Reason 解释说："错误和违规之间的界限，无论是在概念上还是在特定的事故序列中，绝不是硬性的和快速的。"源自第一原理的思维违规和错误有共同之处，但两者的意图不同。最后，区分错误和违规的唯一方法是访问行为发生时相关人员的思维过程。这只能通过询问当事人来完成。具有讽刺意味的是，诚实的人可能比不诚实的人更有可能通过讲真话来证明自己有罪。然而，有一些特性可以帮助评估情况。如果以往的记录显示一个人（在情境中）是有责任心的，那么相比一个被视为漠视安全的人，考虑错误的解释就更可信。当然，这并不完全可靠，但在医学背景下，例行、典型或常规行为可能是最重要的。

降低医疗失败的风险

在本章的开头，我注意到医源性伤害问题的持久性[17]。不管怎样，医疗保健和麻醉的安全性正在稳步和实质性地提高，尽管实现和维持这一进展的挑战相当大。没有快速的解决之道或简单的答案。要求自上而下的解决方案，例如改变文化，降低复杂系统中失败的多样性，并且寻求那种已经在许多医疗保健领域存在着的动机良好、承诺良好的文化。

对卫生保健专业人员进行充分培训和为他们工作的设施提供充足的资源将一直是安全治疗的基础。以学科相关的知识和技巧相关的技能为形式的专业知识是安全有效治疗的绝对基础，提供这种治疗所需的设备和药物也是如此。麻醉医生可以为他们在这方面的成就感到自豪。长期以来，麻

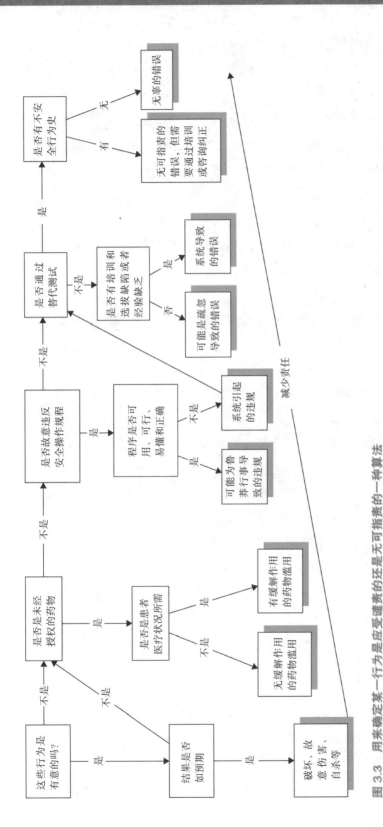

图3.3 用来确定某一行为是应受谴责的还是无可指责的一种算法

经允许引自：A decision tree for determining the culpability of unsafe acts//Reason J. Managing the Risks of Organizational Accidents. Farnham. UK: Ashgate, 1997: 209.

醉医生一直专注于把事情做对，但同样重要的是专注于做正确的事情。这就意味着要循征地为每个患者做出麻醉决策，并解决对他或她来说很重要的个人问题。更普遍地说，前面讨论的"大局"问题是麻醉医生作为围术期医生的职责的重要组成部分。麻醉实践的许多方面都需要进行集体审议（至少在机构内部和国家麻醉组织一级），以减少差异和促进有效的治疗。在大多数资源丰富的国家，制定麻醉实践中不可或缺的标准[97]，对减少变异做出了重要贡献。

此外，麻醉医生也有责任就不同手术在其机构、区域或国家环境中的适宜性或不适宜性进行讨论。作为医生，我们应该和外科医生一样对患者负责，我们不应该助长那些不正当的做法。同样，我们应该支持提供适宜程序的使用途径。目标应该是有效的治疗。进行这种辩论的地点和时间通常是在部门一级，并在麻醉医生工作的机构和美国国家委员会和其他组织结构的现行工作范围内，而不是在手术室和冲动之时，但参与辩论是促进安全的一部分。

不幸的是，世界各地的标准差别很大。制定和维持适当的标准是很重要的，支持那些在提高专业知识和设施方面资源有限的麻醉专业人员，对于在全球范围内[98]真正实现麻醉患者安全基金会的目标至关重要。最大的潜在收益在于改善世界低收入地区患者的医疗。

即使是训练有素、资源充足的麻醉医生也会不时地犯错误。违规行为也不是不为人知的，而且常常反映出组织未能支持和坚持公认的做法。对错误和违规的性质的理解为减少错误和违规或减少两者所造成的伤害提供了基础。硬工程解决方案，如销针指示（pin-indexing）在减少误差方面是非常有效的，但很可能大多数容易实现的目标都已经在这方面实现。减轻错误的后果有时可能比试图防止错误发生更有效。例如，可以通过预防和补救相结合的方式降低道路伤亡：更严格地执行限速和限酒驾以降低事故发生的风险，同时对道路（如中间地带）和汽车（如安全气囊）进行更安全的设计，以减轻事故发生时的后果。

我们现在正处于这样一个时代：在其他行业中使用的处理工具（如简报、核查表、条形码或无线电频率识别设备）正变得越来越重要。与硬工程手段不同，这些手段要充分发挥其作用需要从业人员的参与。这种参与部分是通过阅读关于合作、交流、程序工程（例如，核查表[99]和新的 APSF 麻醉药品

安全规范 [100] ）的文献和其他提高患者安全的重要进展，以及阅读我们专业的技艺方面的文献一样。

　　重要的是，要让所有相关人员都感到能够安全地报告失败或风险，并对任何可能产生风险的流程和基础设施方面进行批判性的评论，以便不断进行审查和改进的迭代过程能够继续提高安全性。专注于优化成功的积极努力也非常重要。

结　论

　　期望医疗从业者尽可能使用合适的治疗手段以提高安全性对于患者和医疗机构的领导者而言是合情合理的。这种双重期待是公正文化的基础，而公正文化又是提高医疗卫生安全的基本要求。建立和维持公正文化取决于对错误和违规行为以及二者间的区别的深刻理解，还取决于对系统及其复杂性带来的挑战等诸多因素的深刻认识。

（金丽艳　译；郭曲练　审）

参考文献

[1] Medication Safety in the Operating Room: Time for a New Paradigm. Indianapolis// Anesthesia Patient Safety Foundation,2010.

[2] Pronovost P, Needham D, Berenholtz S, et al. An intervention to decrease catheter-related blood-stream infections in the ICU. N Engl J Med，2006,355(26):2725-2732.

[3] Seddon ME, Hocking CJ, Bryce EA, et al. From ICU to hospital-wide: extend-ing central line associated bacteraemia (CLAB) prevention. N Z Med J，2014,127(1394):60-71.

[4] Wikipedia contributors. Air France Flight 447. Wikipedia, The Free Encyclopedia.[2015-03-17]. http:// en.wikipedia.org/w/ index.php?title=Air_ France_Flight_447&oldid= 651444057. Accessed March 17, 2015.

[5] Perrow C. Normal Accidents: Living With High Risk Technologies. New York: Basic Books, 1984.

[6] Perrow C. Normal Accidents: Living With High Risk Technologies. 2nd ed. Princeton, NJ: Princeton University Press, 1999.

[7] Jarman B. Quality of care and patient safety in the UK: the way forward after Mid Staffordshire. Lancet,2013,382(9892):573-575.

[8] Institute of Medicine. To Err Is Human: Building a Safer Health System. Washington, DC: National Academies Press, 1999.

[9] Leape LL. Error in medicine. JAMA,1994, 272(23):1851-1857.

[10] Runciman WB, Webb RK, Helps SC, et al. A comparison of iatrogenic injury studies in

Australia and the USA. II: reviewer behaviour and quality of care. Int J Qual Health Care, 2000,12(5):379-388.

[11] Hayward RA, Hofer TP. Estimating hospital deaths due to medical errors: preventability is in the eye of the reviewer. JAMA,2001,286(4):415-420.

[12] Runciman B, Merry A, Walton M. Safety and Ethics in Healthcare: A Guide to Getting it Right. Aldershot, UK: Ashgate, 2007.

[13] Cook TM, Woodall N, Frerk C. Major complications of airway management in the UK: results of the Fourth National Audit Project of the Royal College of Anaesthetists and the Difficult Airway Society. Part 1: anaesthesia. Br J Anaesth, 2011,106(5):617-631.

[14] Merry AF, Peck DJ. Anaesthetists, errors in drug administration and the law. N Z Med J, 1995,108(1000):185-187.

[15] Greenland KB, Acott C, Segal R, et al. Emergency surgical airway in life-threatening acute airway emergencies: why are we so reluctant to do it? Anaesth Intensive Care,2011,39(4):578-584.

[16] Brennan TA, Leape LL, Laird NM, et al. Incidence of adverse events and negligence in hospitalized patients: results of the Harvard Medical Practice Study I. N Engl J Med,1991,324(6):370-376.

[17] Landrigan CP, Parry GJ, Bones CB, et al. Temporal trends in rates of patient harm resulting from medical care. N Engl J Med, 2010,363(22):2124-2134.

[18] Cooper JB, Gaba D. No myth: anesthesia is a model for addressing patient safety. Anesthesiology,2002,97(6):1335-1337.

[19] Gaba DM, Maxwell M, DeAnda A. Anesthetic mishaps: breaking the chain of accident evolution. Anesthesiology,1987,66(5):670-676.

[20] Cooper JB, Long CD, Newbower RS, et al. Critical incidents associated with intraoperative exchanges of anesthesia personnel. Anesthesiology,1982,56(6):456-461.

[21] Runciman WB, Sellen A, Webb RK, et al. The Australian Incident Monitoring Study: errors, incidents and accidents in anaesthetic practice. Anaesth Intensive Care, 1993,21(5):506-519.

[22] Denson JS, Abrahamson S. A computer-controlled patient simulator. JAMA, 1969,208(3):504-508.

[23] Gaba DM, DeAnda A. A comprehensive anesthesia simulation environment: re-creating the operating room for research and training. Anesthesiology,1988,69:387-394.

[24] Schwid HA. A flight simulator for general anesthesia training. ComputBiomed. Res,1987,20(1):64-75.

[25] Good ML, Gravenstein JS. Anesthesia simulators and training devices. Int Anesthesiol Clin,1989,27(3):161-168.

[26] Cooper J. Patient safety and biomedical engineering//Kitz R, ed. This Is No Humbug: Reminiscences of the Department of Anesthesia at the Massachusetts General Hospital. Boston: Department of Anesthesia and Critical Care, Massachusetts General Hospital, 2002:377-420.

[27] Merry AF, McCall Smith A. Errors, Medicine and the Law. Cambridge: Cambridge University Press, 2001.

[28] Merry A. How does the law recognize and deal with medical errors//Hurwitz B, Sheik A, eds. Health Care Errors and Patient Safety. Hoboken, NJ: Wiley Blackwell BMJ Books, 2009:75-88.

[29] Reason J. Human Error. New York: Cambridge University Press, 1990.

[30] Reason J. Human error. models and management. Br Med J,2000(320):768-770.

[31] Hollnagel E. Safety-I and Safety-II: the past and future of safety management: Aldershot,

UK: Ashgate, 2014.

[32] Merry AF, Weller J, Mitchell SJ. Improving the quality and safety of patient care in cardiac anesthesia. J Cardiothorac Vasc Anesth,2014,28(5):1341-1351.

[33] Gargiulo DA, Sheridan J, Webster CS, et al. Anaesthetic drug administration as a potential contributor to healthcare-associated infections: a prospective simulation-based evaluation of aseptic techniques in the administration of anaesthetic drugs. BMJ Qual Sa, 2012,21(10): 826-834.

[34] Runciman B, Merry A, McCall Smith A. Improving patients' safety by gathering information: anonymous reporting has an important role. Br Med J,2001,323(7308):298.

[35] Merry AF. Safety in anaesthesia: reporting incidents and learning from them. Anaesthesia,2008,63(4):337-339.

[36] Kluger MT, Bullock MF. Recovery room incidents: a review of 419 reports from the Anaesthetic Incident Monitoring Study (AIMS). Anaesthesia,2002,57(11):1060-1066.

[37] Leape LL. Errors in medicine. Clin Chim Acta,2009,404(1):2-5.

[38] Swensen SJ, Kaplan GS, Meyer GS, et al. Controlling healthcare costs by removing waste: what American doctors can do now. BMJ Qual Saf,2011,20(6):534-537.

[39] Funk LM, Weiser TG, Berry WR, et al. Global operating theatre distribution and pulse oximetry supply: an estimation from reported data. Lancet,2010,376(9746):1055-1061.

[40] Walker IA, Wilson IH. Anaesthesia in developing countriesa risk for patients. Lancet,2008,371(9617):968-969.

[41] Merry AF, Eichhorn JH, Wilson IH. Extending the WHO "Safe Surgery Saves Lives" project through Global Oximetry. Anaesthesia,2009, 64(10):1045-1048.

[42] Gornall BF, Myles PS, Smith CL, et al. Measurement of quality of recovery using the QoR-40: a quantitative systematic review. Br J Anaesth,2013,111(2):161-169.

[43] Weiser TG, Makary MA, Haynes AB, et al. Standardised metrics for global surgical surveillance. Lancet,2009,374(9695):1113-1117.

[44] Catchpole KR, Giddings AEB, Wilkinson M, et al.Improving patient safety by identifying latent failures in successful operations. Surgery,2007, 142(1): 102-110.

[45] Berwick DM, Nolan TW, Whittington J. The triple aim: care, health, and cost. Health Aff (Millwood),2008,27(3):759-769.

[46] Davies JI, Meara JG. Global surgery-going beyond the Lancet Commission. Lancet,2015, 386: 507-509.

[47] POISE Study Group, Devereaux PJ, Yang H, et al. Effects of extended-release metoprolol succinate in patients undergoing non-cardiac surgery (POISE trial): a randomised controlled trial. Lancet,2008,371(9627):1839-1847.

[48] Myles PS, Leslie K, Chan MT, et al. The safety of addition of nitrous oxide to general anaesthesia in at-risk patients having major non-cardiac surgery (ENIGMA-II): a randomised, single-blind trial. Lancet,2014,384(9952):1446-1454.

[49] Myles PS, Leslie K, McNeil J, et al. Bispectral index monitoring to prevent awareness during anaesthesia: the B-Aware randomised controlled trial. Lancet,2004,363(9423):1757-1763.

[50] Institute of Medicine. Crossing the Quality Chasm: A New Health System for the 21st Century. Washington, DC: National Academy Press, 2001.

[51] McGlynn E, Asch S, Adams J, et al. The quality of health care delivered to adults in the United States. N Engl J Med,2003,348(26):2635-2645.

[52] Wennberg JE, Peters PG, Jr. Unwarranted variations in the quality of health care: can the law help medicine provide a remedy/remedies? Spec Law Dig Health Care Law,2004(305):9-25.

[53] Fisher ES, Wennberg DE, Stukel TA, et al. The implications of regional variations in Medicare spending. Part 2: health outcomes and satisfaction with care. Ann Intern Med,2003,138(4):288-298.

[54] Weiser TG, Regenbogen SE, Thompson KD, et al. An estimation of the global volume of surgery: a modelling strategy based on available data. Lancet,2008,372(9633):139-144.

[55] Fisher ES, Wennberg JE. Health care quality, geographic variations, and the challenge of supply-sensitive care. Perspect Biol Med,2003,46(1):69-79.

[56] Fisher ES. Medical care: is more always better? N Engl J Med,2003,349(17):1665-1667.

[57] Van Brabandt H, Neyt M, Hulstaert F. Transcatheter aortic valve implantation (TAVI): risky and costly. BMJ,2012,345:e4710.

[58] Glouberman S, Zimmerman B. Complicated and Complex Systems: What Would Successful Reform of Medicare Look Like? Saskatoon: Commission on the Future of Health Care in Canada, 2002.

[59] Webster CS . Implementing Safety in Medicine: The Problem, the Pitfalls and a Successful Safety Initiative in Anaesthesia. Saarbrucken, Germany: VDM Verlag, 2008.

[60] Kristensen M, Teoh W, Baker P. Percutaneous emergency airway access, prevention, preparation, technique and training. Br J Anaesth,2015,114(3).

[61] Webster CS, Merry AF, Larsson L, et al.The frequency and nature of drug administration error during anaesthesia. Anaesth Intensive Care,2001,29(5):494-500.

[62] Skegg PDG. Criminal prosecutions of negligent health professionals: the New Zealand experience. Med Law Rev,1998(6):220-246.

[63] Cooper JB, Newbower RS, Kitz RJ. An analysis of major errors and equipment failures in anesthesia management: considerations for prevention and detection. Anesthesiology,1984,60(1):34-42.

[64] Runciman WB. Report from the Australian Patient Safety Foundation: Australasian Incident Monitoring Study. Anaesth Intensive Care,1989,17(1):107-108.

[65] Runciman WB, Merry AF, Tito F. Error, blame, and the law in health care: an antipodean perspective. Ann Intern Med,2003,138(12):974-979.

[66] Kahneman D. Thinking, Fast and Slow. London: Penguin Books, 2011.

[67] Thaler R, Sunstein C. Nudge: Improving Decisions About Health, Wealth and Happiness. New Haven, CT: Yale University Press, 2008.

[68] Stanovich KE, West RF. Individual differences in reasoning: implications for the rationality debate? Behav Brain Sci,2000,23(5):645-665, discussion 665-726.

[69] Klein G. Sources of Power: How People Make Decisions. Cambridge, MA: MIT Press, 1999.

[70] Rudolph JW, Simon R, Rivard P, et al.Debriefing with good judgment: combining rigorous feedback with genuine inquiry. Anesthesiol Clin,2007,25 (2) :361-376.

[71] Wegner DM, Ansfiled M, Pilloff D. The putt and the pendulum: ironic effects of the mental con-trol of action. Psychol Sci,1998,9(3):196-199.

[72] Rudolph JW, Repenning NP. Disaster dynamics: understanding the role of quantity in organizational collapse. Adm Sci Q,2002(47):1-30.

[73] Yerkes R, Dodson J. The relation of strength of stimulus to rapidity of habit formation. J Comp Neurol Psychol,1908(18):459-482.

[74] Executive Summary of the 2002 "Sleep in America'" Poll. Washington DC: National Sleep Foundation, 2002.

[75] Dawson D, Reid K. Fatigue, alcohol and performance impairment. Nature,1997,388:235.

[76] Greenberg SL, Vega MP, Bowder AN, et al. The Lancet commission on global surgery makes progress in first year of work: an update. Bull Am Coll Surg,2015,100(4):23-29.

[77] Alkire BC, Raykar NP, Shrime MG, et al. Global access to surgical care: a modelling study. The Lancet. Global Health,2015: e316-323.

[78] Bonnet MH, Balkin TJ, Dinges DF, et al. The use of stimulants to modify performance during sleep loss: a review by the Sleep Deprivation and Stimulant Task Force of the American Academy of Sleep Medicine. Sleep,2005,28(9): 1163-1187.

[79] Howard SK, Gaba DM, Smith BE, et al. Simulation study of rested versus sleep-deprived anesthesiologists. Anesthesiology,2003,98(6): 1345-1355, discussion 1345A.

[80] Moller HJ, Kayumov L, Bulmash EL,et al. Simulator performance, microsleep episodes, and subjective sleepiness: normative data using convergent methodologies to assess driver drowsiness. JPsychosom Res,2006,61(3):335-342.

[81] Russo MB, Kendall AP, Johnson DE, et al. Visual perception, psychomotor performance, and complex motor performance during an over-night air refueling simulated flight. Aviat Space Environ Med,2005,76(7 Suppl):C92-103.

[82] Zohar D, Tzischinsky O, Epstein R, et al. The effects of sleep loss on medical residents' emotional reactions to work events: a cognitive-energy model. Sleep,2005,28(1):47-54.

[83] Lockley SW, Cronin JW, Evans EE, et al. Effect of reducing interns' weekly work hours on sleep and attentional failures. N Engl J Med,2004,351(18):1829-1837.

[84] Landrigan CP, Rothschild JM, Cronin JW, et al. Effect of reducing interns' work hours on serious medical errors in intensive care units. N Engl J Med,2004,351(18):1838-1848.

[85] Griffiths JD, McCutcheon C, Silbert BS, et al. A prospective observational study of the effect of night duty on the cognitive function of anaesthetic registrars. Anaesth Intensive Care,2006(34): 621-628.

[86] Barger LK, Cade BE, Ayas NT, et al. Extended work shifts and the risk of motor vehicle crashes among interns. N Engl J Med,2005,352(2):125-134.

[87] Morgan L, Hampton S, Gibbs M, et al.Circadian aspects of postprandial metabolism. Chronobiol Int,2003,20(5):795-808.

[88] Lockley SW, Landrigan CP, Barger LK,et al. When policy meets physiology: the challenge of reducing resident work hours. Clin Orthop,2006(449):116-127.

[89] Mathis BR, Diers T, Hornung R, et al. Implementing duty-hour restrictions without diminishing patient care or education: can it be done? Acad Med,2006,81(1):68-75.

[90] Rosekind MR, Smith RM, Miller DL, et al. Alertness management: strategic naps in operational settings. J Sleep Res,1995,4(S2):62-66.

[91] Jewett ME, Wyatt JK, Ritz-De Cecco A, et al. Time course of sleep inertia dissipation in human performance and alertness. J Sleep Res,1999,8(1):1-8.

[92] Meara JG, Leather AJ, Hagander L, et al. Global Surgery 2030: evidence and solutions for achieving health, welfare, and economic development. Lancet,2015, 386 569-624.

[93] Reason J. Managing the Risks of Organizational Accidents. Aldershot, UK: Ashgate, 1997.

[94] Fletcher G, Flin R, McGeorge P, et al. Anaesthetists' Non-Technical Skills (ANTS): evaluation of a behavioural marker system. Br J Anaesth,2003,90(5):580-588.

[95] Weller JM, Torrie J, Boyd M, et al. Improving team information sharing with a structured call-out in anaesthetic emergencies: a randomized controlled trial. Br J Anaesth,2014,112(6):1042-1049.

[96] Bolsin S, Colson MW. The use of the Cusum technique in the assessment of trainee competence in new procedures. Int J Qual Health Care,2000,12(5):433-438.

[97] Merry A F, Cooper JB, Soyannwo O, et al.International standards for a safe practice of anesthesia 2010. Can J Anaesth,2010,57(11):1027-1034.

[98] Lifebox.[2012-09-06]. http://www.lifebox.org/about-lifebox/the- pulse-oximetry-gap/.

[99] Birkmeyer JD. Strategies for improving surgical quality: checklists and beyond. N Engl J Med,2010,363(20):1963-1965.

[100] Eichhorn J. APSF hosts medication safety conference: consensus group defines challenges and opportunities for improved practice. APSF Newsletter2010,25(1):1-7

第 4 章

人机界面

FRANK A. DREWS, JONATHAN R. ZADRA

社会技术系统视角

虽然计算机技术已成功应用于许多非医疗领域，但也存在问题与挑战 [1-2]。直到最近，医疗领域，特别是麻醉学领域对计算机技术的采用才得到认可。在过去十年中，许多研究表明，医疗领域中也出现了一些曾在其他领域中出现过的问题：技术的引入和采用需要付出代价 [3-4]；新技术的采用通常被视为只是研发和实施的问题，却忽略了其使用时的社会因素。在以下章节，笔者将描述一种可能更适合技术实施的方法——社会 – 技术设计方法。该方法试图提高人们对技术采用过程中复杂性的认识。

社会 – 技术观点早期的工作是由 Trist（1981）和 Cherns（1976）完成的，他们研究了工作中技术对社会进程的影响 [5-6]。在医疗保健领域，人们引入了一种类似的方法，即"面向患者安全的系统工程（the Systems Engineering Initiative for Patient Safety, SEIPS）"模型 [7]。社会 – 技术方法以追求建立连贯的人机界面（human-technology interface, HTI）为目标。虽然用户和技术系统之间的直接界面很重要 [8]，但社会 – 技术观点还包含了对整个用户网络、系统开发人员、潜在技术限制和使用背景的考量。社会 – 技术观点的基本假设是，只有彻底了解社会系统、技术系统及两者交互的方式，才能在不影响系统功能的前提下，开发出能够提供复杂、整合又可用的信息的 HTI [9]。显然，社会 – 技术观点与更传统的以用户为中心的任务层分析（task-level analysis）方式有很大不同 [10]。

直到最近，仍有人认为复杂的技术设计和实施是可以从概念一路转化成完整、准确且一致的系统，在这一过程中不需要任何实质性的用户反馈或参与。但在过去十年中，我们越来越确定，如果忽视社会 – 技术观点，HTI 的实施可能会导致意想不到的后果，如错误和相应的变通方法 [11]。

复杂环境中监测自然系统

医疗领域的许多方面，特别是麻醉给医务人员带来了独特的挑战。人体是一个极其复杂的系统，具有高度的个体间和个体内差异。医疗服务过程中需要监测大量参数，同时根据患者在手术中的生理压力不断进行调整。此外，所有生理参数的监测与调整都必须在复杂的工作环境中完成，包括经常性的干扰和影响医生注意力的多种刺激因素，处理这些问题都需要团队成员之间的精确协调。

自然系统

医疗保健，尤其是麻醉处理的是自然系统的核心——患者。虽然听起来不太重要，但监测自然系统与监测技术系统（如飞行器）不同，它还涉及其他许多重要的内容。

自然系统是重组和进化的结果。重组和进化是自然系统一个重要方面[12-14]。自然系统通过适应性改变来应对环境的变化[13,15]。例如，要想对患者维持适当的全身麻醉深度，麻醉医生就需要进行持续的调整，以达到患者对手术生理性适应的理想预期，使患者维持在理想的无意识水平。自然系统另一重要方面是：自然系统是不透明的，必须要通过推导才能得到描述各组成部分间相互作用和状态变量的算法[16-17]。对自然系统未来状态的预测需要不断监测。尽管麻醉医生的"心智模型（mental model）"可能非常接近患者的功能状态，但这种模型仅仅是一种对自然系统的解释，它可能是不准确的，因此也可能产生意外。Glass 和 Rampil 支持这样的观点，即生物系统的监测更具挑战性，因为差异在人群中普遍存在[18]。他们指出，设计一个用于患者的闭环监测系统是很困难的，因为这一系统的要求要明显高于航天器等技术系统。

相类似的是，Drews 和 Doig 认为个体间和个体内差异会导致潜在的监测问题[19]。他们发现，与使用常规方法显示患者生命征的显示屏相比，使用将患者生命体征偏离程度可视化的显示屏能提高护士的诊断表现。

复杂的环境

过去的几十年，由麻醉医生执行的任务总量明显增加。今天，麻醉医生在多种环境中工作，如手术室（OR）、重症监护室（ICU）和急诊室（ED）。麻醉医生提供广泛的服务：他们不仅提供术中医疗、参与围术期患者管理，也参与医院的组织和管理。鉴于其工作环境的复杂性和所执行任务的多样性，保持高水平的工作表现就变成更大的挑战。由于医学和工程学知识的增长，医学领域的复杂度和在医学领域中使用的设备和装置的复杂度都不断增加。例如，当设备的连接性和设备间协同运作出现故障，引发意外情况时，就会出现设备相关问题。

麻醉医生还面临着与工作流程相关的其他挑战：他们的工作环境中，会经常出现任务中断，需要多任务处理能力。从 ED[20] 到 ICU[21]，医疗领域中经常出现任务中断。Grundgeiger 等 [22] 发现，在模拟器的模拟场景中，这样的中断会对麻醉医生的工作表现产生负面影响。

麻醉发生在一个动态环境中，需要不断的团队协调以进行有效协作 [23]。由于缺乏对个人特定工作区域外所发生事情的认识、缺乏信息系统整合以及缺乏信息汇总和系统性学习，麻醉医生对干扰事件反应的有效性可能会被削弱。

指导人机界面发展的人为因素

本部分中将讨论一些在麻醉中会导致实施者工作表现变差的因素。了解这些因素可以为开发更好的 HTI 提供指导，从而降低表现变差的可能性。

情境意识

在患者受到伤害之前识别问题，体现了麻醉医生对处于动态变化任务环境中的患者进行思考的能力（心智模型）[24]。对患者状态的这种认知反应至少包括以下要素：①检出被监测变量与预计值之间的偏差，②预测这些变量的未来值或趋势，③在干预或事件后回顾反映患者状态的参数。目前麻醉医生解决问题的模型包括了这些要素 [25-26]。

在 Endsley[27-29]（参见 *Human Factors* 关于情境意识的特刊 [30]）关于特定情境下认知概念化的"领域独立"观点中，她描述了"情境意识"这一概念。情境意识（situation awareness，SA）是对系统状态和环境相关参数的理解。情境意识为后续决策提供了主要基础，在复杂、动态而紧密耦合的系统的控制和操作过程中，有效的情境意识可增进工作表现。Endsley[28] 将情境意识分成 3 个水平：

·1 级（检测）：一个人感知相关信息并发现环境的变化。此人发现事件已经发生。

·2 级（诊断）：使用者将各种数据与其当前的目标相结合，并对该信息的含义形成理解。在情境意识的这一水平，许多变量通常综合构成一种熟悉的模式，它可以用来做出几乎毫不费力的评估 [31-33]。

·3 级（预测）：使用者基于现有系统知识和情境意识，预测未来的系统状态。这涉及制定计划并考虑其实施的效果。

提升操作者的情境意识已经成为许多非医疗领域 HTI 发展的主要目标，如航空、地面运输和电厂控制 [34-38]。麻醉期间发生的许多不良事件和危急情况与情境意识不佳相关，因此对 HTI 进行改进，可能对患者安全产生积极影响。

Gaba、Howard 和 Small[39] 在 1995 年将情境意识概念引入麻醉学。近期的一篇综述中回顾了为数不多的关于麻醉中情境意识的一部分经验性工作研究 [40]。麻醉学的第一项情境意识研究要求麻醉医生在管理几个临床场景的过程中评估一种新的图形显示方式 [41]。作者发现，该图形化显示可以帮助受试者在一些（但不是全部）测试场景中缩短反应时间并具有更好的情境意识。Ford、Daniels、Lim 等在模拟过敏反应的情境中评估了一种触觉振动显示器 [42]。与对照组相比，使用触觉振动显示器的受试者能更快地采取了治疗措施，但他们并未表现出更高的情境意识水平。这种缺乏差异的情况也可能与作者使用了与原始设计不同的方法来测量情境意识有关，因为该方法可能对情境意识的潜在变化不敏感。

最近，Schulz、Endsley、Kochs 等 [43] 提出了一种新理论，它强调了团队成员在情境意识中的重要性。作者将"团队情境意识"定义为：每个团队成员达到其职责所需的情境意识的程度。作者提出，在一个有效的团队中，决策的形成要基于来自所有团队成员的信息，而不仅是某个人或某个小团体。作者所描述的影响团队情境意识的因素包括：帮助团队形成情境意识的设备（其中还包括语言及非语言沟通）、共享的信息界面（视觉、听觉及其他）以及共享的环境。

信息整合

对于必须与复杂环境进行交互的麻醉医生而言，他们面临的主要挑战之一是可获取大量数据，但无法进行有效处理。患者监测界面通常遵循传统的"单传感器－单显示器"方法[44]，它为使用的每个传感器显示一个变量。这些设计从认知角度看不是最优的，因为它们需要依次、零碎地收集数据，从而导致了认知工作量的增加。这使得麻醉医生更难对监测变量的变化与其潜在产生机制之间的关系形成整体性理解[45]。

一种更好的方法是，设计一种综合提供患者信息的界面，为麻醉医生提供支持，以帮助他们快速识别、诊断和治疗。例如，Drews、Agutter、Syroid、Albert、Westenskow 和 Strayer[46]开发了一种针对心血管系统的显示器，它结合了麻醉医生的心智模型（另见文献47）。在其显示的图形中，对称表示正常，不对称表示偏离正常值。他们还在其中结合进了患者苏醒时的特征性表现，以及与某些特定诊断相匹配的模式（分析麻醉中进行患者监测的认知意义和为达到该目标所需的设计要求见文献48）。

另一项挑战与有效的信息交换相关。不仅应在同一医院内保证患者信息的可及性（安排、费用、药物、材料管理和患者收治等），同时还应允许与其他医院进行信息交换，这对有效的医疗至关重要。挑战在于，目前许多正在使用的医疗信息系统是各不相同且不兼容，并往往仅为满足本地需求而设计。这些系统极少（即使有的话）会为支持认知和提高表现而进行特别设计。

麻醉中的人机界面

界面类型

计算机和软件以不可见的方式运行，用户通常只接收关于系统运行或组织状态的有限信息[49]。用户界面提供了操作环境，以允许用户与系统进行交互并提供有关系统状态的反馈。在临床环境中有几种常见的不同类型的界面。

基于字符的用户界面在医学中仍然普遍使用。开发这些系统是为了满足特定组织的特定目标。对初级和中级用户，这些界面施加了很高的认知负荷，这对他们是一个挑战。用户必须记住系统所需的命令语法、拼写和特定流程。

要做到"脑中有知识"[50]，也就是说，在使用计算机之前已经学会了计算机命令，是与采用字符界面的计算机进行交互的唯一方式。

字符界面的一种更复杂的变体是全屏界面，用户要在屏幕上的输入字段之间进行切换。例如，在患者文档系统中可以找到全屏界面，它使用填充表格式对话来输入患者信息。与这些界面的交互需要组合使用菜单和功能键。与全屏界面相关的一个问题是，必须针对用户的需要优化菜单结构，但是其开发过程中往往并不会对这些需求进行分析。另一个问题是，在全屏界面的各输入框之间切换可能很耗时。因此，与全屏界面交互也不是最理想的。此外，诸如条目自动填充一类的功能增加了出错的可能性。

图形用户界面（graphical user interfaces，GUI）由窗口、图标、菜单和直接控制器（如触摸屏）或间接控制器（如鼠标）等组成，它允许用户直接操纵屏幕上代表对话对象的可视化图形。GUI 可通过多种方式支持用户。界面本身可以帮助认知，而不是像字符界面一样需要进行回忆。图形用户界面还可以使用象征物（例如，桌面比拟或患者解剖），允许用户将对真实事物的知识应用于该象征物，以直接且直观地与界面进行交互。

最后，基于超文本的界面可允许用户通过点击超链接来评估信息，以便在信息空间中导航。网络浏览器就使用了此界面，它通过单击网页上的超链接来实现导航。在医疗保健领域，越来越多的应用程序开始使用这种方式。

麻醉设备及界面

越来越多的证据表明，医疗设备使用过程中出现的危害可能远超设备故障造成的危害；其中一些问题是由对这些设备的界面进行处理的专业人员造成的，这说明有效的人机交互设计应当成为设备开发过程的一部分。根据 Leape、Woods、Hatlie、Kizer、Schroeder 和 Lundberg[51] 的理论，许多系统并非为了实现安全而设计，而是依赖于"通过惩罚，强制实现无差错的表现"。在高压力和高风险环境下可持续的、无差错的表现是不可能的[52]，但是通过良好的界面设计可以减少人为错误。我们现在将阐述功能不同的各种设备分别对界面设计者提出了哪些不同的要求。

患者监测

设计用于患者监测的设备是通过其界面来反馈患者状态的。Gardner 和

Shabot[53] 将患者监测定义为：重复或连续地观察或测量患者、患者的生理功能以及生命支持设备的功能，从而指导管理决策。患者监测在围术期至关重要，它也用于其他情形（如重症监护、围产期监护和冠脉疾病监护）。提供监测功能的设备五花八门。例如，多参数生理监测系统可用于手术室，而脉搏血氧仪则可用于围产期监护。监测系统为麻醉医生提供了关于患者当前状态的关键、实时信息。通过这些功能，监测设备可用于支持患者的评估、诊断和疗效监测。

这些设备的一个主要局限是，除了少数例外，用于改进信息处理的系统开发进程一直很慢。当然，也有一些新进展。例如，Cole 和 Stewart[54] 开发了一个显示呼吸变量的集成图形界面。该界面由 Michels、Gravenstein 和 Westenskow[55] 进一步开发成了一个更全面的显示器，它采用集成的方式综合呈现 32 项患者变量。对该显示界面的评估表明，它可显著促进不良事件的检出（麻醉中的几种图形化界面的综述参见文献 48）。

高级显示

注意力受限在手术室内很常见，因为麻醉医生必须将注意力分散到生命体征的显示器和患者之间。在某些特殊操作，如气管插管期间，可能因为操作需要视觉的注意力而导致操作者难以注意患者的生命体征，但此时的生命体征可能是至关重要的。现在已经开发出一些新技术，如头戴式显示器，以试图通过在麻醉医生视野范围内显示生命体征来解决此问题。使用这些显示器的试验表明，虽然用户能够花更多时间观察患者，但在检出不良事件或提升整体表现方面没有明显改善 [56-58]。

计算机控制设备

还有一种类型的界面是用于操控由计算机控制的设备，如输液泵。输液泵界面提供了有关其当前状态的信息（如工作模式）以及改变其状态的方法。此类设备界面的最理想设计是操作者能与设备进行简单而快速的交互，从而最大程度减少用户差错。因此，它们应该使用能反映任务结构、工作流程或正在被执行的操作方式，向用户提供信息或请求输入信息；同时，能显示出相关设备当前或末次运行状态及各变量的状态也很关键，因为工作的突然中断和多任务同步处理，使麻醉医生无法持续监控设备。最后，设备界面应该为用户提供简单而自然的导航，提供与之前所执行操作相关的信息，具有撤回和取消操作的选项以纠正潜在错误，以及能在帮助提示进行正确的操作的同时防范或阻止潜在的有害操作。

临床数据系统

临床数据系统，如电子健康记录（electronic health records，EHR），不被视为安全的关键，这些系统的主要功能是保存及维护病历。

麻醉信息管理系统

与美国的其他医疗健康 IT 系统相比，麻醉信息管理系统（anesthesia information management systems，AIMS）的应用相对缓慢。最近的一项研究表明[59]，美国 140 个被调查的教学性麻醉科室中有 44% 已采用、计划获得或正在积极寻找 AIMS。进一步细分，当前 AIMS 的实施和使用率在教学性麻醉科中占 23%，另外 21% 的科室正在决定使用何种 AIMS。应用 AIMS 是期望该系统能帮助收集临床研究所需要的临床文档和数据，促进质量改进和帮助简化管理。与系统采用相关的问题包括购置和维护成本、医院投资的回报率低、实施复杂、缺乏与其他医疗健康 IT 系统的互通性、软件不成熟以及缺乏证明其有利的明确证据。

当前所有可用的 AIMS 都使用标准 GUI[60]并遵循普遍的设计原则，以便于医生使用。临床定义的不一致性可能会产生与数据捕获和输入相关的问题。这些定义在机构之内或机构之间的差异，会严重影响所收集数据的质量，因此美国麻醉患者安全基金会（Anesthesia Patient Safety Foundation）和美国麻醉质量研究院（Anesthesia Quality Institute）都把开发数据词典作为优先事务。这些词典将用于数据收集的标准化，它们的编写分别由年度会议和相应的工作组进行指导。虽然这不是与 HTI 直接相关的问题，但这些组织应当参与此类工具的开发过程，这正说明了技术应用与相关组织机构支持相互结合的重要性。

决策支持系统

麻醉医生必须监测大量、复杂的患者参数。决策支持系统（decision support systems，DSS）旨在将这些数据汇总成更有意义的数据单元，在围术期提供基于各种模型和算法的行动建议或提示。例如，通过使用将患者病史作为输入项的 DSS，可以辅助麻醉风险评估、分析潜在的气道管理问题和选择术前检查[61]。这些系统可以通过减少不必要的药物使用、提醒记录可计费操作，来改善患者结局，同时降低成本[62]。

在长期使用后，由于使用者知识或专业技能的丧失以及对 DSS 的依赖性增加，DSS 的一些优势可能会被抵消[63-64]。Brody、Kowalczyk 和 Coulter 在执行虚拟决策任务的条件下，测试了受试者在有 DSS 辅助和仅有常规文本信息材料辅助时的表现[65]。使用 DSS 的受试者，记忆编码较差，且获得知识的水平不及另一组受试者。许多其他研究同样表明，允许受试者利用外部化信息（如拍照或在文档中保存一份列表）会导致此信息在以后很难被回忆[66]。

DSS 的广泛使用可能导致系统依赖。由于用户信任系统为他们进行更多的信息处理，他们的技能和专业知识会减退，从而对其表现产生负面影响。因此，如果自动化系统失灵，麻醉医生可能无法继续人工接管系统。他们甚至可能都无法检测到自动化系统已失灵，因为他们不能意识到他们自己应有的决策与自动化系统建议的决策存在差异。虽然 DSS 可能会改善信息过负荷，但最终它们可能导致麻醉医生丧失决策能力和知识，忘记决策的标准。

最后，DSS 只有在所需数据均正确和及时输入的情况下，才能提供实时决策支持，因为系统对其在评估和诊断中所采用数据的分析理解，直接影响了其所提供支持的质量。因此，数据输入延迟可能会对 DSS 的效用产生负面影响[67]，同时也影响使用者对支持的信任度。

麻醉自动化

自动化实施的目标一般是用于执行人为操作容易出现明显失误的任务，其固有假设是自动化系统将替代人类，以消除错误的根源，这也被称为工程学模式（见文献 52）。

麻醉并发症虽然相对较少，但往往可归因于人为错误[68]。一项研究发现，25% 的设备错误由人为失误导致[69]。另一项研究发现，人为失误是引起医疗设备相关不良事件的三个主要原因之一[70]。在美国一家医院内进行的为期 18 个月的研究发现，549 例麻醉不良事件报告中，有 411 例可归因于人为失误[71]。另一项涵盖 1962—1991 年的大型研究发现，与气体输送相关的不良事件中，75% 与人为失误有关[72]。麻醉已经成为一个高度自动化的医疗服务领域，目前的发展表明，自动化的应用在不久的将来还有望大幅增加。

闭环控制系统

麻醉医生必须根据替代变量（如生理指标）所指示的患者的状态变化对静脉输液、给药速度和其他参数进行调整。这种反应必须包括识别、诊断和治疗等一系列过程，因此其本质上会存在延迟。每个阶段的速度都受到认知和界面设计因素的限制，而后者对认知的速度和准确性存在影响。当监测失效或缺乏意识导致未留意到生理情况的变化时，也可以导致错误发生。使用闭环系统是一种替代方法，它旨在通过依照生理变化自动调节剂量来减少延迟。理论上，这样的系统还可以降低错误率，因为它连续监测关键变量，并且不会忽视生理参数的变化。这种方法可以对微小的生理变化产生响应，进行非常精细的调整。实验性的闭环控制系统已经出现，但是目前没有证据表明这样的系统会在临床中被大规模应用[73]。虽然可供自动化系统使用的患者状态数据有很多，但目前仍有一些监测（如肉眼观察患者）只有人才能进行。

靶控输注

靶控输注（target-controlled infusion，TCI）最初于 20 世纪 90 年代开发[74]，在欧洲使用比较广泛，有 10% ~25% 的静脉麻醉药物通过该方式输注[75]。与闭环系统不同，TCI 以开环系统方式工作，其输注速率通过药代动力学算法确定，不测定输注药物的实际效果。Leslie、Clavisi 和 Hargrove 进行了一项文献系统综述，比较了 TCI 与手动控制输注丙泊酚的差异，结果发现使用 TCI 的优势有限[76]。使用 TCI 相关的唯一益处是，与手动控制输注相比，TCI 所需人为干预减少；但接受 TCI 的患者丙泊酚总用量增加，且两者在麻醉实施质量或不良事件方面没有差异。

自动化：问题和挑战

与操作者的错误相比，自动化系统设计中的错误可能更难以纠正。一旦自动化失效，操作者必须马上接管整个控制系统，但由于平时过度依赖自动化，在关键时刻操作者可能丧失了做出正确反应的能力[77]。更复杂的情况是自动化系统故障难以预测，操作者也较难做出诊断。当一个程序受人操控时，操作者知道它的状态，并且能够凭直觉手动控制整个程序。换言之，当操作者操控整个系统时，故障很容易被察觉到，但是过度依赖 DSS，自动化和设计错误导致的故障就会很难排查。

引入自动化的目的，除了减少人为错误，还有提高系统性能。随着自动化更新换代，所采用算法的复杂性增加，自动化系统的透时度也进一步下降。操作者需要具备更多更专业的理论知识和技能才能更好地操控系统。因此自动化水平越高，反而越需要对负责该系统的操作人员进行更多的培训，这似乎与设计自动化的初衷相悖[78]。

当一切运行正常时，提高自动化水平有助于性能的提高，但当系统出现故障时[79]，自动化也可能会成为问题所在，因为它会降低性能（医疗行业中应用的示例详见文献80）。增加自动化系统复杂度和加大支持力度，则可能对系统性能产生明显负面影响。随着操作者参与程度降低，在面对自动化故障时，恢复支持系统的可能性也越小。

采用自动化提高系统效率理应减少医务人员的工作量，让他们有更多的时间关注患者，从而提高患者的安全性，但有些因素并不利于这一目标的实现。首要的因素是"愚钝的自动化"常常增加操作者的工作量[81-82]，迫使操作者在执行手头任务的同时还要监视和试图预测自动化系统。自动化水平的提高会导致执行压力增加，因为操作者需要有更高的水平才能充分利用自动化系统。

以人为中心的自动化

传统的自动化并不注重工作中的社会技术因素，而且常常要求操作者适应系统；但以人为中心的自动化则旨在设计与操作者相协调的工作系统。制定一些原则可能有助于实现"真正的"以人为中心的麻醉自动化，这类原则在航空领域应用（见文献83），但具体应包括哪些标准仍存在争议。本节将讨论一些争议相对较少的标准。任务分配的原则是使人能够执行其最适合的任务，而自动化同样应负责它能够执行得最好的任务。自动化不应该完全控制整个环路，而是让操作者掌控决策和控制环路，并且担当自动化系统的最终决策者。通过自动化，应使操作者的工作变得更轻松和更令人满意，而不是使工作变得更困难和满意度更低；同时，自动化应能减少人为错误并提高反应的稳定性。

设计原则

用户界面的设计通常被描述为一个关注用户和用户所执行任务的过程。从社会技术的角度出发，要求设计者需具有开阔的视野，不仅对医疗领域有大致的了解，更应对麻醉方面有深入的认识。当用户与计算机界面互动时，涉及信息处理的几个认知阶段，按照标准的信息处理框架，可将这些阶段分为感知阶段、认知阶段和反应阶段。在界面设计时，应该仔细考虑每一个阶段，也可将常见的设计元素应用于一个以上的阶段从而优化人机界面。下面章节将介绍界面设计的基本原则。

感　知

界面设计——尤其是设计患者监护设备的界面——是有趣且充满挑战的。这是因为设备的界面要能帮助操作人员快速实施干预，界面设计必须支持对信息的快速感知。不仅如此，操作者在压力下或同时执行其他任务时对界面所提供信息的反应必须准确无误。下面介绍支持视觉感知的界面设计原则。

界面应该是简单易学的：一个好的界面应易于识别，通过简单观察便知其工作方式及如何与界面进行互动[50]。一个好的 GUI 会通过清晰显示可使用的功能键来支持这一点，而不是强迫用户记忆这些功能键（虽然键盘快捷键之类的替代方法可能不是那么直观，但可以加快专家级用户的互动速度）。这些功能键应该具有清晰的可视性——也就是说实现预期目标需要完成哪些操作应该是显而易见的。同样，好的 GUI 还可采用与操作具有明显关联的图形元素，如按钮、图标、文件夹或滑块。

信息显示应支持快速识别和快速搜索。可以突出显示重要的信息，将它与其他信息区分开：如使用不同颜色、粗体或较大的字体来显示它或者进行其他方面的变化，还可以联合使用以上多种方法使其更加突出。某一信息在一个或多个维度上与其他信息的差异越大，对正在搜索它的用户就越明显，找到它所需要的时间也大大缩短。还可以使用完型原则来将信息进行分组，以支持更快地感知和获取信息[84]。根据完型原则，位于近处的、封闭的、一起移动或一起变化的、在大小或形状或颜色上看起来相似的项目会自动被视为一个组。将具有共同点的项目进行分组，例如，与呼吸系统相关的变量，可允许用户快速查找并锁定该组项目，而忽略其他项目，从而限定搜索特定信息（如呼吸频率）的范围[85]。

认知／规划

感知信息必须按照快速、简单的匹配模式或连续、缓慢、需要进行认知的模式进行处理，并整合到现有知识中[48]。心智模型可以通过预测和推断受控系统的未来状态来执行复杂的任务。界面设计者需要理解用户的心智模型，才能了解执行任务时所需的目标、行动和信息。当界面与用户的心智模型相匹配时，互动和学习所需要的时间会减少，工作效率会提高。目前使用的界面常常反映的是开发人员而非用户的心智模型，这给认知带来了不必要的负担，从而降低了进行成功而高效的互动的可能性。

使用象征物来挖掘用户现有的心智模型是一种很好的设计方法，如使用患者的解剖结构信息。实现显示器和用户概念化知识之间的这种匹配，有助于互动[86-87]。

应答过程

信息经处理后，必须生成和（或）选择一种应答，并加以执行。此应答过程可能需要与 HTI 进行交互，其目的是促进应答，以便命令无延迟地得以执行。

映　射

控件应与其效果相关，并且对象应该和所需操作之间的关系保持一致，如旋钮应被转动。这种关系可以是有代表性的，正如"图像现实主义"原则所描述的那样，其中显示的信息具有它所代表的变量的外观；也正如运动部件原理所述，部件的运动与其效果之间应存在关系，例如，增加垂直滑块变量的值应是向上而不是向下移动的[88]。映射应该是有逻辑性的、符合预期的和一致的。映射一致性的一个例子是在老式麻醉机中，通过转动机械旋钮进行控制，而现在这些机械控件已被电子"旋钮"取代，大多数机器需要两个步骤来修改设置：首先转动旋钮，然后按下旋钮来确认修改[89]。

直接操控

如果有任何可能，用户应该能够直接对可见的对象进行操控。这样的操作更容易学习，并且与用户执行任务的心智模型一致，从而减少错误并提高效能。

提供自然对话

界面应该使用与任务相匹配的自然语言来显示信息。进行任务分析

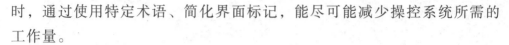

时，通过使用特定术语、简化界面标记，能尽可能减少操控系统所需的工作量。

容错系统和易于错误恢复

由于人为错误很常见，因此设计界面时应尽量减少错误的负面影响，以便系统从错误中快速恢复。这包括预防错误发生或错误发生时减少其负面影响。系统易发生操作员错误的一个特征是，系统内存在多种操作模式。Ramundo 和 Larach 曾报告了这样一个病例：医生发现实际观察到的患者情况和监护仪上的变量不匹配，监护仪上患者的血压显示的数值一直是 120/70mmHg[90]。因为对恒定值存疑，医生通过检查发现到监护仪处在演示模式，并未显示患者的真实数据。

个人用户特征

个人用户特征需要在 HTI 的设计中加以考虑。例如，设计师必须要考虑到美国的麻醉医生中男性较多，因此使用者中（占男性人口的 8%）色盲比例较高。老龄化是另一个重要的考虑因素，因为它影响知觉、认知和反应过程。虽然这些变化是渐进的，从 25 岁以后，随着年龄的增长，年龄对知觉、认知和反应过程的影响会变得越来越严重。除此之外还必须考虑用户经历、教育程度、工作经验和以前的计算机基础等。

针对团队的设计

到目前为止介绍的设计原则主要是针对个人用户的设计，但社会技术角度应包括 HTI 的设计。目前针对如何使用特定的设计原则促进团队相互合作的研究有限。尽管一些研究已经评估了共享信息板在手术室时间表可视化中的应用，但对于其如何提供信息、协助团队合作却知之甚少。鉴于麻醉领域各方面的合作越来越多，有必要制定指导原则，允许手术团队中同一科室内和不同科室之间的人员共享信息。可以通过研究手术室中电子白板的有效性来指导这些技术的开发，以提高对切皮前安全实践的依从性[91]。

通用界面语法

建立一套信息显示的语法非常重要，这样可以使不同的设计师设计的界面和不同的制造商生产的设备遵循相同的规则。新的界面使用需要学习，而通过遵循熟悉的 GUI 标准则可加快学习。然而，对于一个独特的 GUI，保持一致的界面则可以使学习曲线最小化。也就是说，在界面内执行相似操作应该使用相似的元素来实现相似的任务，并且在界面之间编码、分组和操作原则应该是相似的。一个相对统一的系统更易于学习，同时能降低错误率，并且更容易使用，特别是当用户必须同时使用多个不同的系统时。如果在已有的界面内和在医疗环境中的多个设备的界面之间能应用同一套设计方案，这些优点将在最大程度上得到体现。

培　训

模拟正在成为医疗卫生培训中越来越重要的组成部分。航空是 20 世纪初最早引入模拟的行业之一。Drews 和 Bakdash[92] 指出了航空和医疗模拟训练在社会、自然和技术系统之间的一些差异，以及与使用模拟相关的一些局限性。

麻醉学在适应医疗卫生领域的新技术和新方法方面一直处于领先地位。尽管自动化程度的提高可以提高患者的安全性并减少操作者的工作量，但随着系统变得更加复杂，特别是当自动化失败时，需要有更高层次的技术人员来安全有效地接管该系统。这意味着，由于技术界面的复杂性增加，对培训的需求显著增加 [93]，使用模拟培训将成为一种非常必要的方法。

20 世纪 80 年代中期，两个小组为麻醉医生开发了全身型模拟人用于培训和评估：分别是由斯坦福大学的 Gaba 和 DeAnda[25] 开发的 CAE-Link 模拟人，以及由佛罗里达大学 Good 和 Gravenstein 开发的 Gainesville 麻醉模拟人。两组都专注于麻醉过程中关键事件的识别和管理，但却使用了不同的方法。例如，Gaba 和 DeAnda 原先致力于教授机组人员资源管理，该课程起源于航空领域，目的是从社会技术系统的角度组建更有效的团队。Gaba 设计的基于麻醉危机资源管理（Anesthesia Crisis Resource Management，ACRM）的模拟训练是由高度仿真的场景组成，麻醉医生必须管理在这些场景中出现的突发事件。为了提高模拟的有效性，无论是以技术还是非技术技能作为重点的场景培训，都需在结束时进行详细的汇报。非技术技能中包含了危机管理原则，其重点是领导力、团队合作、工作量分配、资源利用、再评估和沟通。美国和加拿大较早大规模采用这种方法，非技术技能培训占现有全部麻醉模拟培训的绝大部分[94-96]。

最近发展起来的仿真技术包括虚拟现实、人体模型和基于计算机的仿真[97-99]。Cook 等对强化技术的模拟训练的有效性进行了一项大型 meta 分析（609 项研究），发现它们的效果大都一致[97]。虚拟麻醉机模拟器可以是像照片一样逼真的或仅为图示。Fischler 等认为，一种透明模拟器可帮助人们对机器的结构和功能有更深刻的认识。他们发现，如果允许用户看到和探索到整个系统是如何工作的，将有助于心智模型的建立，并利于其对不良事件的管理[100]。

随着各种模拟器仿真程度提高，把模拟培训的重点放在技术技能上也变得越发现实。现在，模拟器已被用来教授插管术和环甲膜切开术[101-103]、评价个人表现间的差距[104-108]和进行新设备的可用性测试[109]等。

非技术技能

模拟培训可用于发展非技术技能，如人际交往能力和认知能力。人际交往能力包括沟通[110]、团队合作和领导能力；认知能力包括任务管理、情境意识[39]和决策[111-112]。最近出现的非技术性技能培训较多地应用于麻醉和手术领域[25, 113-115]，其他医学专业也在效仿。Rall、Gaba 和 Miller[116] 指出，麻醉所需的非技术技能与医疗保健其他领域（如重症监护室）所需的非技术技能相似。Fletcher 等[113] 为麻醉医生提供了一个很重要的帮助其评价非技术技能的例子。麻醉医生非技术技能（the Anesthetist's Non-Technical Skills, ANTS）行为标记系统包括四个核心非技术技能：任务管理、团队合作、情境意识和决策。Flin 和 Maran[117] 曾描述过针对这些非技术技能进行模拟培训的课程。

基于模拟器的表现评估

个人表现

Drews 和 Bakdash[92] 对医疗培训背景下的个人表现评估进行了详细的描述，并重点介绍了人为因素。一项基于人为因素的研究[118] 观察了麻醉专业住院医生在第一年进行困难气道管理的培训。实验组接受了部分任务训练（part task training, PTT），其重点是将复杂的任务分解为多个部分，然后对各个部分进行集中强化训练，此外他们还接受了变量优先级培训（variable priority training，VPT），该培训的重点在于注意力分配，以帮助在需同时执行多个任务时，灵活分配注意力。对照组参加的是标准的教学计划。经过一年的培训后，虽然两组参与者在所有指标上都有了显著改善，但实验组能够完成更多的任务并正确回答更多需要经过思考的问题。这表明，注重人为因素的训练方法可以改善基于模拟的麻醉学训练效果。

Boulet 和 Murray[119] 回顾了基于模拟器来评估表现的相关文献，尤其是麻醉专业的文献。在评估个人表现，特别是非技术技能时，评分者之间的信度相对较低；当评价技术技能和临床管理任务时，评分者间的信度通常较高。总体而言，目前限制模拟器培训的一个因素是，基于模拟的培训尚未被证明可以推广到临床情境中，或作为一个有效的表现评估预测指标。

团队表现

对团队表现的评估正受到越来越多的关注，因为最近的研究表明，团队协调和沟通方面的不足往往是导致不良事件发生的重要因素。尽管最近针对这些挑战有一些新进展[113, 120-124]，但目前仍缺乏有效和可靠的方法来评估团队表现。与个人表现评估相似，尚无证据提示基于团队表现的模拟培训应如何推广到临床情境中。

结 论

近年来医疗保健领域的许多进展都趋向于更大的信息量、更复杂的工作环境和运用更新的技术。这些发展也带来了各种各样有待解决的挑战：如何使自动化作为医疗团队的一部分来发挥作用？如何以更有效的方式显示出来自传感器的越来越多的信息，从而促进更有效的患者管理？在一个责任和任务日益复杂的环境中，如何保持或改善麻醉医生的工作表现？鉴于麻醉社会技术系统的各组成部分是由不同的设计师和制造商开发的，怎样才能保持用户界面的一致性？如何改进培训并使其关注于个人和团队表现？虽然自动化为这些问题提供了一些答案，但以人为中心的自动化将对表现产生深远影响。

未来展望

随着医疗专业化程度的不断提高，医疗专业人员必然会成为团队的一员。

自动化的某些功能正在改变麻醉医生所做的工作，所以必须使自动化作为团队的一部分发挥作用。未来的自动化工作的发展必须从社会技术的角度加以引导，而不是仅仅是从工程学的角度来考虑。

每个专业都有特定的设备，每个设备都有一个独特的界面，这些都由需要执行的任务和相关的信息决定。尽管任务和信息总是不同的，但其他不相关的设计差异可能会在某种程度上随机地、不必要地增加社会技术系统的复杂性。一些信息不可避免地会为多个专业所共有，如基本生命体征，而且这些信息应该以同样的方式呈现给外科医生和麻醉医生，以使双方均易于获得。

未来的系统应该为团队中的所有操作者而设计。一个通用的界面语法可以使来自不同背景的用户立即熟悉该系统。应该以同样的方式完成操作，信息也应该以类似的方式呈现（位置、颜色和图像都应该标准化）。

此外，还需要为麻醉团队开发综合显示器，传感器的数据需要以特定的方式集成，即它们提供信息并讲述"患者的故事"，同时特别关注患者的特点。虽然一些开发此类显示器的基本工作已经完成，但开发直观且遵循设计原则的显示器还需要更多的工作。与航空业类似，麻醉医生也将使用"玻璃驾驶舱"，但是开发人员必须注意，切勿将显示空间足够大作为借口，这样不能把帮助麻醉医生认知的、未经整合信息提供给他们。此外，根据 Herbert Simon 的名言：信息的丰富导致注意力的缺失[125]，重要的不是提供所有可用的信息，而应该只提供必要的信息。

总的来说，先进技术在未来医疗保健中的应用，特别是在麻醉中的应用，将不可避免地持续增长。为适应这一发展，需要采用社会技术系统方法，结合人为因素，在避免许多潜在缺陷的同时充分发挥先进技术的全部潜力来指导 HTI 的发展。

（蒋 龙 舒仕瑜 译；仓 静 李文献 审）

参考文献

[1] Rochlin, GI. Trapped in the Net: The Unanticipated Consequences of Computerization Princeton: MA: Princeton University Press, 1997.
[2] Tenner, E. Why Things Bite Back: Technology and the Revenge of Unintended Consequences. New York: Knopf, 1997.

[3] Garg AX, Adhikari NK, McDonald H, et al. Effects of computerized clinical decision support systems on practitioner performance and patient outcomes: a systematic review. JAMA, 2005, 293(10):1223-1238.

[4] Koppel R, Metlay JP, Cohen A, et al. Role of computerized physician order entry systems in facilitating medication errors. JAMA, 2005, 293(10):1197-1203.

[5] Trist E. The evolution of sociotechnical systems as a conceptual framework and as an action research program//Van de Ven A, Joyce W, eds. Perspectives on Organization Design and Behavior. New York: Wiley, 1981:19-75.

[6] Cherns A. The principles of sociotechnical design. Hum Relat, 1976, 29(8):783-792.

[7] Carayon P, Hundt AS, Karsh BT, et al. Work system design for patient safety: the SEIPS model. Qual Saf Health Care, 2006, 15(Suppl 1):i50-i58.

[8] Scacci W. Socio-technical design//Bainbridge WS, ed. The Berkshire Encyclopedia of Human-Computer Interaction. Great Barrington MA: Berkshire Publishing, 2004:656-659.

[9] Harrison MI, Koppel R, Bar-Lev S. Unintended consequences of information technologies in health care: an interactive sociotechnical analysis. J Am Med Inform Assn, 2007, 14(5):542-549.

[10] Dillon A. Group dynamics meet cognition: combining socio-technical concepts and usability engineering in the design of information systems//Coakes E, ed. The New Socio Tech: Graffiti on the Long Wall. London: Springer, 2000:119-126.

[11] Han YY, Carcillo JA, Venkataraman ST, et al. Unexpected increased mortality after implementation of a commercially sold computerized physician order entry system. Pediatrics, 2005, 116(6):1506-1512.

[12] Bar-Yam Y. Dynamics of Complex Systems. Reading, MA: Addison-Wesley, 1997(213).

[13] Raichman N, Gabay T, Katsir Y, et al. Engineered self-organization in natural and man-made systems//Bergman, David J and Inan, Esin (Eds.) Continuum Models and Discrete Systems. Dordrecht: Springer, 2004:187-205.

[14] Tompkins G, Azadivar F. Genetic algorithms in optimizing simulated systems//Proceedings of the 27th Conference on Winter Simulation. IEEE Computer Society, December, 1995:757-762.

[15] Collier JD, Hooker CA. Complexly organised dynamical systems. Open Syst Inform Dyn, 1999, 6(3):241-302.

[16] Kelso JS, Ding M, Schoner G. Dynamic pattern formation: a primer. In Santa Fe Institute Studies in the Sciences of Complexity Proceedings. Addison-Wesley, 1992(13):397.

[17] Sterman JD. Learning in and about complex systems. Syst Dyn Rev, 1994, 10(2-3):291-330. doi:10.1002/ sdr.4260100214

[18] Glass PS, Rampil IJ. Automated anesthesia: fact or fantasy? Anesthesiology, 2001, 95(1):1-2.

[19] Drews FA, Doig A. Evaluation of a configural vital signs display for intensive care unit nurses. Hum Factors, 2014, 56(3):596-580.

[20] Chisholm CD, Dornfeld AM, Nelson DR, et al. Work interrupted: a comparison of workplace interruptions in emergency departments and primary care offices. Ann Emerg Med, 2001, 38(2):146-151. doi: 10.1067/ mem.2001.115440.

[21] Drews FA. The frequency and impact of task interruptions in the ICU. Proceedings of the Human Factors and Ergonomics Society Annual Meeting, 2007, 51(11):683-686.

[22] Grundgeiger T, Liu D, Sanderson PM, et al. Effects of interruptions on prospective memory performance in anesthesiology. Proceedings of the Human Factors and Ergonomics Society Annual Meeting, 2008, 52(12):808-812. doi: 10.1177/ 154193120805201209

[23] Ren, Kiesler, Fussell. Cambridge: Cambridge University Press, UK, 2008.

[24] Craik K. The Nature of Explanation. Cambridge: Cambridge University Press, 1943.

[25] Gaba DM, DeAnda A. The response of anesthesia trainees to simulated critical incidents. Anesth Analg, 1989, 68(4):444-451. doi: 10.1213/ 00000539-198904000-00004.

[26] Gaba DM, Fish K, Howard S. Crisis Management in Anesthesia. New York: Churchill-Livingstone, 1994.

[27] Endsley MR. Predictive utility of an objective measure of situation awareness//Proceedings of the Human Factors Society 34th Annual Meeting. Santa Monica, CA: Human Factors and Ergonomics Society, 1990:41-45.

[28] Endsley MR. Situation Awareness Global Assessment Technique (SAGAT): Air-to-Air-Tactical Version User Guide. Hawthorne, CA: Northrop, 1990.

[29] Endsley MR. Toward a theory of situation awareness in dynamic systems. Hum Factors, 1995, 37(1):32-64. doi: 10.1518/ 00187209577904 9543.

[30] Gilson RD. Situation awareness [Special section]. Hum Factors, 1995(37):3-157.

[31] Klein G. The recognition-primed decision (RPD) model: Looking back, looking forward. In: Zsambrock CE, Klein G, eds. Naturalistic Decision-Making. Mahwah, NJ: Lawrence Erlbaum, 1997:285-292.

[32] Klein G. Sources of Power. Cambridge, MA: MIT Press, 1998.

[33] Nyssen AS, De Keyser V. Improving training in problem solving skills: analysis of anesthetists' performance in simulated problem situations. Le travail humain, 1998(2):387-401.

[34] Dinadis N, Vicente KJ. Designing functional visualizations for aircraft system status displays. Int J Aviat Psychol, 1999(9):241-269.

[35] Niessen C, Eyferth K, Bierwagen T. Modelling cognitive processes of experienced air traffic controllers. Ergonomics, 1998(42):1507-1520.

[36] Itoh J, Sakuma A, Monta K. An ecological interface for supervisory control of BWR nuclear power plants. Control Engin Practice, 1995(3):231-239.

[37] Pawlak WS, Vicente KJ. Inducing effective operator control through ecological interface design. Int J Human-Comp Studies, 1996, 44(5):653-688. doi: 10.1006/ ijhc.1996.0028.

[38] Vicente KJ, Rasmussen J. The ecology of human-machine systems II: mediating "Direct Perception" in complex work domains. Ecol Psychology, 1990, 2(3):207-249. doi: 10.1207/ s153 26969eco0203_ 2.

[39] Gaba DM, Howard SK, Small SD. Situation awareness in anesthesiology. Hum Factors, 1995, 37(1):20-doi: 10.1518/ 001872095779049435.

[40] Fioratou E, Flin R, Glavin R, et al. Beyond monitoring: distributed situation awareness in anaesthesia. Br J Anaesth, 2010, 105(1):83-90.

[41] Drews FA, Zhang Y, Westenskow DR, et al. Effects of integrated graphical displays on situation awareness in anaesthesiology. Cognit Technol Work, 2002, 4(2):82-90. doi: 10.1007/ s101110200007.

[42] Ford S, Daniels J, Lim J, et al. A novel vibrotactile display to improve the performance of anesthesiologists in a simulated critical incident. Anesth Analg, 2008, 106(4):1182-1188, table of contents. doi: 10.1213/ ane.0b013e318163f7c2.

[43] Schulz CM, Endsley MR, Kochs EF, et al. Situation awareness in anesthesia: concept and research. Anesthesiology, 2013, 118(3):729-742. doi: 10.1097/ ALN.0b013e318-280a40f.

[44] Goodstein LP. Discriminative display support for process operators//Rasmussen J, Rouse WB, eds. Human Detection and Diagnosis of System Failure. New York: Plenum, 1981:433-449.

[45] Vicente KJ, Christoffersen K, Pereklita A. Supporting operator problem solving through ecological interface design. IEEE Trans Syst Man Cybernetics, 1995, 25(4):529-545. doi: 10.1109/21.370186

[46] Drews FA, Agutter J, Syroid ND, et al. Evaluating a graphical cardiovascular display for anesthesia. Proceedings of the Human Factors and Ergonomics Society Annual Meeting, 2001, 45(17): 1303-1307.

[47] Albert RW, Agutter JA, Syroid ND, et al. A simulation-based evaluation of a graphic cardiovascular display. Anesth Analg, 2007, 105(5):1303-1311.

[48] Drews FA, Westenskow DR. The right picture is worth a thousand numbers: data displays in anesthesia. Hum Factors, 2006, 48(1):59-71.

[49] Norman D. Things That Make Us Smart: Defending Human Attributes in the Age of the Machine. Reading, MA: Addison-Wesley, 1993.

[50] Norman D. The Design of Everyday Things. New York: Currency and Doubleday, 1990.

[51] Leape LL, Woods DD, Hatlie MJ, et al. Promoting patient safety by preventing medical error. JAMA, 1998, 280(16):1444-1447.

[52] Reason JT. Managing the Risks of Organizational Accidents. UK Aldershot: Ashgate, 1997.

[53] Gardner RM, Shabot M. Patient monitoring systems//Shortliffe EH, Perrault LE, Wiederhold G, Fagan LM (Eds) Medical Informatics: Computer Applications in Health Care and Biomedicine. 2nd ed. New York: Springer, 2001:443-484.

[54] Cole WG, Stewart JG. Metaphor graphics to support integrated decision-making with respiratory data. Int J Clin Monitor Comput, 1993, 10(2):91-100.

[55] Michels P, Gravenstein D, Westenskow DR. An integrated graphic data display improves detection and identification of critical events during anesthesia. J Clin Monitor, 1997, 13(4):249-259.

[56] Liu D, Jenkins S, Sanderson PM, et al. Simulator evaluation of head-mounted displays for patient monitoring. Anesth Analg, 2008, 106(S2):34.

[57] Liu D, Jenkins SA, Sanderson PM, et al. Monitoring with head-mounted displays in general anesthesia: a clinical evaluation in the operating room. Anesth Analg, 2010, 110(4):1032-1038. doi: 10.1213/ ANE.0b013e3181d3e647.

[58] Sanderson PM, Watson MO, Russell WJ. Advanced patient monitoring displays: tools for continuous informing. Anesth Analg, 2005, 101(1):161-168, table of contents. doi: 10.1213/ 01.ANE.0000154080.67496.AE

[59] Halbeis CBE, Epstein RH, Macario A, et al. Adoption of anesthesia information management systems by academic departments in the United States. Anesth Analg, 2008, 107(4), 1323-1329.

[60] Ehrenfeld JM, Rehman MA. Anesthesia information management systems: a review of functionality and installation considerations. J Clin Monitor Comput, 2011, 25(1):71-79.

[61] Hemmerling TM, Cirillo F, Cyr S. Decision Support Systems in Medicine-Anesthesia, Critical Care and Intensive Care Medicine. INTECH Open Access Publisher, 2012.

[62] Nair BG, Newman S, Peterson GN, et al. Smart Anesthesia Manager. (SAM): a real-time decision support system for anesthesia care during surgery. IEEE Trans Bio-Med Engineering, 2013, 60(1):207-210. doi: 10.1109/ TBME.2012.2205384.

[63] Van Nimwegen C. The Paradox of the Guided User: Assistance Can Be Counter-Effective. Utrecht: Utrecht University, 2008.

[64] van Nimwegen C, van Oostendorp H. The questionable impact of an assisting interface on performance in transfer situations.International Journal of Industrial Ergonomics, 2009, 39(3), 501-508

[65] Brody R, Kowalczyk T, Coulter J. The effect of a computerized decision aid on the development of knowledge. J Business Psychol, 2003, 18(2): 157-174.

[66] Sparrow B, Liu J, Wegner DM. Google effects on memory: cognitive consequences of having information at our fingertips. Science (New York), 2011, 333(6043):776-778. doi: 10.1126/science.1207745.

[67] Epstein RH, Dexter F, Ehrenfeld JM, et al. Implications of event entry latency on anesthesia information management decision support systems. Anesth Analg, 2009, 108(3):941-947. doi: 10.1213/ ane.0b013e3181949ae6.

[68] Cassidy CJ, Smith A, Arnot-Smith J. Critical incident reports concerning anaesthetic equipment: analysis of the UK National Reporting and Learning System (NRLS) data from 2006—2008. Anaesthesia, 2011, 66(10), 879-888. doi: 10.1111/ j.1365-2044.2011.06826.x.

[69] Fasting S, Gisvold S. Equipment problems during anaesthesia: are they a quality problem? Br J Anaesth, 2002, 89(6):825-831.

[70] Beydon L, Conreux F. Analysis of the French health ministry's national register of incidents involving medical devices in anaesthesia and intensive care. British Journal of Anesthesia, 2001, 86(3):382-387.

[71] Chopra V, Bovill JG, Spierdijk J, et al. Reported significant observations during anaesthesia: a prospective analysis over an 18-month period. Br J Anaesth, 1992, 68(1):13-17. doi: 10.1093/ bja/ 68.1.13.

[72] Caplan RA, Vistica MF, Posner KL, et al. Adverse anesthetic outcomes arising from gas delivery equipment. Anesthesiology, 1997, 87:741-748. doi: 10.1097/ 00000542-199710000-00006.

[73] Dumont GA, Ansermino JM. Closed-loop control of anesthesia: a primer for anesthesiologists. Anesth Analg, 2013, 117(5), 1130-1138. doi: 10.1213/ ANE.0b013e3182973687.

[74] Schwilden H, Schuttler J. The determination of an effective therapeutic infusion rate for intravenous anesthetics using feedback-controlled dosages. Anaesthesist, 1990(39):603-606.

[75] Schwilden H, Schuttler J. Target controlled anaesthetic drug dosing. Handb Exp Pharmacol, 2008(182):425-450.

[76] Leslie K, Clavisi O, Hargrove J. Targetcontrolled infusion versus manually-controlled infusion of propofol for general anaesthesia or sedation in adults. Anesthesia and Analgesia, 2008(107):2089.

[77] Lee JD. Review of a pivotal human factors article: "Humans and Automation: Use, Misuse, Disuse, Abuse." Hum Factors, 2008, 50(3):404-410. doi: 10.1518/ 001872008X288547.

[78] Bainbridge L. Ironies of automation. Automatica. 1983, 19(6):775-779.

[79] Onnasch L, Wickens CD, Li H, et al. Human performance consequences of stages and levels of automation: an integrated metaanalysis. Hum Factors. 2013, 56(3):476-488. doi: 10.1177/ 0018720813501549.

[80] Wears RL, Cook RI, Perry SJ. Automation, interaction, complexity, and failure: a case study. Reliab Engin Syst Saf, 2006, 91(12):1494-1501. doi: 10.1016/ j.ress.2006.01.009.

[81] Wiener, Earl L. Cockpit automation//Wiener EL, Nagel DC, eds. Human Factors in Aviation. Academic Press series in cognition and perception. San Diego, CA: Academic Press, 1998:433-461.

[82] Wiener EL. Reflections on human error: matters of life and death. In Proceedings of the Human Factors and Ergonomics Society Annual Meeting, 1989, 33(1): 1-7. SAGE Publications.

[83] Billings C. Aviation Automation: The Search for a Human-Centered Approach. Mahwah, NJ:

Lawrence Erlbaum, 1997.

[84] Rock I, Palmer S. The legacy of Gestalt psychology. Sci Am, 1990, 263(6):84-90. doi: 10.1038/ scientificamerican1290-84.

[85] Wickens CD, Carswell CM. The proximity compatibility principle: its psychological foundation and relevance to display design. Hum Factors, 1995, 37(3):473-494. doi: 10.1518/ 001872095779049408.

[86] Carroll JM, Mack RL, Kellogg WA. Interface metaphors and user interface design//Helander M, ed., Handbook of Human-Computer Interface. Cambridge: Cambridge University Press, 1988:74-102.

[87] Wozny LA. The application of metaphor, analogy, and conceptual models in computer systems. Interact Comput, 1989, 1(3):273-283. doi: 10.1016/ 0953-5438(89)90015-5.

[88] Roscoe SN. Airborne displays for flight and navigation. Hum Factors, 1968, 10(4), 321-332.

[89] Patil VP, Shetmahajan MG, Divatia JV. The modern integrated anaesthesia workstation. Indian J Anaesth, 2013, 57(5):446-454. doi: 10.4103/ 0019-5049.120139.

[90] Ramundo GB, Larach DR. A monitor with a mind of its own. Anesthesiology, 1995, 82(1):317. doi:10.1097/ 00000542-199501000-00049.

[91] Mainthia R, Lockney T, Zotov A, et al. Novel use of electronic whiteboard in the operating room increases surgical team compliance with preincision safety practices. Surgery, 2012, 151(5):660-666. doi: 10.1016/ j.surg.2011.12.005.

[92] Drews FA, Bakdash JZ. Simulation training in health care. Rev Hum Factors Ergonom, 2013, 8(1):191-234.

[93] Bainbridge L. The change in concepts needed to account for human behavior in complex dynamic tasks. Syst Man Cybernet A, 1997, 27(3):351-359.

[94] Cooper JB, Taqueti VR. A brief history of the development of mannequin simulators for clinical education and training. Postgrad Med J, 2008, 84:563-570.

[95] Gaba DM, Howard SK, Fish KJ, et al. Simulation-based training in anesthesia crisis resource management (ACRM): a decade of experience. Simulat Gaming, 2001, 32: 175-193.

[96] Glavin R, Flin R. Review article: the influence of psychology and human factors on education in anesthesiology. Can J Anaesth, 2012, 59(2):151-158. doi: 10.1007/ s12630-011-9634-z.

[97] Cook DA, Hatala R, Brydges R, et al. Technology-enhanced simulation for health professions education: a systematic review and meta-analysis. JAMA, 2011, 306(9):978-988. doi: 10.1001/ jama,2011:1234.

[98] Chu LF, Young C, Zamora A, et al. Anesthesia 2.0: internet-based information resources and Web 2.0 applications in anesthesia education. Curr Opin Anaesth, 2010, 23(2):218-227. doi: 10.1097/ ACO.0b013e328337339c.

[99] Rosen KR. The history of medical simulation. J Crit Care, 2008, 23(2):157-166. doi: 10.1016/ j.jcrc.2007.12.004.

[100] Fischler IS, Kaschub CE, Lizdas DE, et al. Understanding of anesthesia machine function is enhanced with a transparent reality simulation. Simulat Healthcare, 2008, 3(1):26-32. doi: 10.1097/ SIH.0b013e31816366d3.

[101] Boet S, Bould M, Schaeffer R. Learning fibreoptic intubation with a virtual computer program transfers to "hands on" improvement. Eur J Anesth, 2010, 27(1):31-35.

[102] Chandra DB, Savoldelli GL, Joo HS, et al. Fiberoptic oral intubation: the effect of model fidelity on training for transfer to patient care. Anesthesiology, 2008(109):1007-1013.

[103] Friedman Z, You-Ten KE, Bould MD, et al. Teaching lifesaving procedures: the impact of model fidelity on acquisition and transfer of cricothyrotomy skills to performance on cadavers. Anesth Analg, 2008,

107:1663-1669.

[104] Lorraway PG, Savoldelli GL, Joo HS, et al. Management of simulated oxygen supply failure: is there a gap in the curriculum? Anesth Analg, 2006, 102(3):865-867. doi: 10.1213/ 01.ane.0000195548.38669.6c.

[105] Blike G, Christoffersen K. A method for measuring system safety and latent errors associated with pediatric procedural sedation. Anesth Analg, 2005, 101(1):48-58.

[106] Lighthall GK, Poon T, Harrison TK. Using in situ simulation to improve in-hospital cardiopulmonary resuscitation. Jt Comm J Qual Patient Saf, 2010, 36(5):209-216.

[107] Harrison TK, Manser T, Howard SK, et al. Use of cognitive aids in a simulated anesthetic crisis. Anesth Analg, 2006, 103(3):551-556. doi: 10.1213/ 01.ane.0000229718.02478.c4.

[108] Mudumbai SC, Fanning R, Howard SK, et al. Use of medical simulation to explore equipment failures and human-machine interactions in anesthesia machine pipeline supply crossover. Anesth Analg, 2010, 110(5), 1292-1296. doi:10.1213/ ANE.0b013e3181d7e097

[109] Dalle P, Robinson B, Weller J, et al. The use of high-fidelity human patient simulation and the introduction of new anesthesia delivery systems. Anesth Analg, 2004, 99(6): 1737-1741.

[110] Baker DP, Gustafson S, Beaubien JM, et al. Medical Team Training Programs in Health Care. Rockville, MD: Agency for Healthcare Research and Quality, 2005.

[111] Cosby KS, Croskerry P. Patient safety: a curriculum for teaching patient safety in emergency medicine. Acad Emerg Med, 2003, 10(1): 69-78.

[112] Gaba DM. Dynamic decision-making in anesthesiology: cognitive models and training approaches// David A. Evans, Vimla L. Patel (Eds) Advanced Models of Cognition for Medical Training and Practice. Berlin and Heidelberg: Springer, 1992:123-147.

[113] Fletcher G, Flin R, McGeorge P, et al. Anaesthetists' Non - Technical Skills (ANTS): evaluation of a behavioural marker system. Br J Anaesth, 2003, 90(5):580-588.

[114] Helmreich RL, Merritt AR. Culture at Work in Aviation and Medicine: National, Organizational and Professional Influences. Ashgate Publishing: Surrey, United Kingdom,2001.

[115] Yee B, Naik VN, Joo HS, et al. Nontechnical skills in anesthesia crisis management with repeated exposure to simulation-based education. Anesthesiology, 2005, 103(2), 241-248. doi: 10.1097/ 00000542-200508000-00006.

[116] Rall M, Gaba D. Patient simulators//Miller R, ed. Miller's Anesthesia, 6th ed. Oxford: Elsevier, 2005, 3073-3103.

[117] Flin R, Maran N. Identifying and training non-technical skills for teams in acute medicine. Qual Saf Health Care, 2004, 13(Suppl 1):i80-i84.

[118] Johnson KB, Syroid ND, Drews FA, et al. Part task and variable priority training in first-year anesthesia resident education: a combined didactic and simulation-based approach to improve management of adverse airway and respiratory events. Anesthesiology, 2008, 108(5):831-840. doi: 10.1097/ ALN.0b013e31816bbd54.

[119] Boulet JR, Murray DJ. Simulation-based assessment in anesthesiology: requirements for practical implementation. Anesthesiology, 2010(112): 1041-1052.

[120] Cooper S, Cant R, Porter J, et al. Rating medical emergency teamwork performance: development of the Team Emergency Assessment Measure (TEAM). Resuscitation, 2010, 81(4):446-452.

[121] Malec JF, Torsher LC, Dunn WF, et al. The Mayo high performance teamwork scale: reliability and validity for evaluating key crew resource management skills. Simulat Healthcare, 2007, 2(1):4-10. doi: 10.1097/ SIH.0b013e31802b68ee.

[122] Morgan PJ, Pittini R, Regehr G, et al. Evaluating teamwork in a simulated obstetric environment. Anesthesiology, 2007, 106(5):907-915. doi: 10.1097/ 01.anes.0000265149.94190.04.

[123] Thomas EJ, Sexton JB, Helmreich RL. Translating teamwork behaviours from aviation to healthcare: development of behavioural markers for neonatal resuscitation. Qual Saf Health

Care, 2004, 13(Suppl 1):i57-i64.

[124] Wright MC, Phillips-Bute BG, Petrusa ER, et al. Assessing teamwork in medical education and practice: relating behavioural teamwork ratings and clinical performance. Med Teach, 2009(31):30-38.

[125] Simon HA. Designing organizations for an information-rich world//Martin Greenberger, Computers, Communication, and the Public Interest, Baltimore. MD: The Johns Hopkins Press, 1971:40-41.

第 5 章

刻意练习和专业级能力的培养

KEITH BAKER

概　述

现代医疗改革主要侧重于系统层面的变革，以推动医疗质量和安全的改善，而很少着眼于改善个体层面医疗行为的策略。在本章中，笔者主张医疗质量在个体层面上有很大的改进空间。笔者描述了专家级业务能力框架，这种方法很少用于医学领域，包括麻醉学领域。目前的限制是因为缺乏可靠的方法来确定哪些人有优越的表现。需要将用于获得专家级业务能力的流程与用于一般业务能力改进的流程区分开来。虽然专家级业务能力方法正在被开发中，但医生可以开始使用更有效的实践方法来提高他们今天提供的医疗质量。医疗质量的整体改善将需要系统层面的变革，以及基于刻意练习理论框架的个体业务能力的改善。

当前医疗保健质量有改进的余地

美国每年花费近 3 万亿美元用于医疗保健[1]。尽管投入如此大规模的支出，与其他发达国家相比，疗效和其他质量指标仍相对较差[2-3]。例如，对于那些在治疗策略上已经达成广泛共识的疾病，当美国人去看病时，只有大约一半的时间给予适当的医疗[4]。最近一项关于高血压控制的研究表明：如果患者自我监测血压，在网站输入血压计读数，然后打电话给药剂师进行药物调整，而不是让医生管理他们的药物，这样患者可以更好地控制高血压[5]。与允许他们的医生管理他们的高血压相比，如果患者自我监测血压并使用算法调整自己的药物，他们可以更好地控制他们的高血压[6]。这些研究结果表明业务能力差距确实存在：它可以被弥合，但现代医生还没能自己缩小这个差距。虽然这种差距的原因是多因素的，但医生的表现是问题的重要部分。

这就引出了如何改善个体医生表现来使患者获得更好疗效的问题。

许多医疗改革专注于系统层面的改变，以提高医疗质量

目前，美国改善医疗保健的努力主要集中在使用系统层面的方法。 系统层面的方法包括按业务能力付费（pay-for-performance, P4P）系统 [7]、安装电子健康记录（electronic health records, EHR）仪 [8-9]、医嘱录入（physician order entry, POE）系统的采用 [10-12]、可信赖医疗组织（accountable care organizations, ACO）的创建 [13]、积极使用核查表 [14-15] 和质量测量和报告项目 [16-17]。这些系统层面的方法很有意义，并且在患者医疗方面带来了一些改进 [16-17]，但是改进更像是特例而非惯例。 例如，最近大规模的尝试未能显示出 P4P 系统 [16-17]、核对表 [18] 和质量测量的优势 [16-17]。即使所有这些系统层面的方法最终都显示出有益，但它们仍然没有解决如何在个体医生的层面上提高业务能力。

专家级业务能力框架解释了优秀业务能力的发展过程

在本章中，专家被定义为：当使用在相关领域中共识的、客观的和有代表性的措施来衡量业务能力时，毫无疑问能够超越其同行的个体。 例如，专家级腹腔镜减肥外科医生在所有其他条件相同的情况下（例如，可比较的患者群体，医院基础设施等）具有最佳结局。 该定义可应用于任何能获得有意义疗效的可靠而客观测量的医疗实践领域。 根据这一定义，在医学领域确定的专家很少，因为很少有可用的客观测量方法能够可靠地区分平均水平和高水平医疗。 相反，大多数医学专家都是通过同行提名来确定的 [19]。

因此，为了了解在医学领域获得专家级业务能力所需的过程，必须考虑其他业务能力可测量的领域和衡量标准能可靠区分平均水平和卓越水平业务能力的领域。学习和发展专家级业务能力的过程始于 1980 年，其概念验证实验涉及一名记忆力一般的大学生 SF。他能够为快速呈现的随机数字（1s / digit）开发世界级记忆力 [20]。在这项开创性的研究中，SF 在一年半中，每周 3~5d，每天花费大约 1h，通过反复实验开发的一种编码方法，以增加他从普通到特殊的随机数字的记忆力。他总是在他能成功回忆的边缘工作。例

如，如果他能够背诵 21 个随机数字，那么实验者随后会要求他背诵 22 个数字。如果他失败了，他会将下一次尝试的字数减少 1 个。在他对随机数字的特殊记忆力的发展过程中，他对随机字母的记忆力没有改变。相反，他的专家级业务能力仅限于他正在研究的领域，即回忆随机数字。随着时间的推移，总是在他的记忆极限下工作的策略促使他开发认知过程，使他能够超越严重受限的短期或工作记忆容量所施加的正常限制[21]。SF 超越了短期记忆力的限制，通过学习如何以他丰富的经验和对比赛运行时间的知识为基础，将随机数字解释为有意义的数字。例如，3584 可能被编码为 3 分 58.4 秒或几乎 4min1 英里（1 英里约 1609m）。这种方法基于他获得的用来存储并随后使用长期记忆检索数字组序列的技能。这项壮举的基本特征是 SF 尽管是从平均能力开始，但开发了在精英水平回忆随机数字的能力。事实上，在实验开始时，SF 的智商和数字长度记忆力都在大学生正常范围内。

1993 年 Ericsson 及其同事调查了教师指导培训对精英级音乐家达到相应音乐表现水平的影响，再次提出了专家级业务能力的研究。他们假设某种特定形式的实践（刻意练习）的数量与达到的表现水平有关[22]。刻意练习是由教练或教师专门设计的个性化培训活动，通过重复和连续改进来改善个人表现的具体方面[23]。这种类型的练习涉及一对一的监督培训，在此期间，教师评估音乐学生的表现，然后指定旨在改善表演特定方面的练习活动。在随后的个性化培训课程中，教师再提供即时反馈，帮助学生监控和调整他或她的行为，以确保逐步改善。学生定期返回教师处评估培训情况，并最终分配新的目标和培训活动。他们发现经过多年的刻意练习后，学生常常表现出色，并且表现最佳的人通常最刻苦用功。因此，刻意练习旨在提高超出当前水平的表现，这种练习是困难的、需要全神贯注并且本身并不令人愉快的[22,24]。SF 不得不自我发明编码方法；而音乐学生通过得到老师的帮助来确定需要改进的领域，然后由教师指定数个世纪以来发展形成的具体培训方法。虽然刻意练习需要许多先决条件，但有可能找到依赖于某些条件或特征的训练[22]。例如，钢琴演奏家可以选择研习仅使用左手的短暂、困难的音乐段落，并反复讨论如何改进该片段的具体挑战性方面。这种方法与"实践"的概念形成鲜明对比，"实践"可以被认为是从头到尾演奏音乐作品，没有积极的计划来改善表演的任何特定方面。

专家 - 业务能力框架考察了卓越的业务能力以及通过有效的实践而产生

的新认知过程的相关发展。在典型的职业生涯中，重复性的职业活动逐渐变得不那么费力，最终形成习惯。然而，提高一个人的业务能力就要求个人通过参与具有刻意练习特征的练习活动来积极寻求专业发展。教师和表演者自己对业务能力进行持续评估，反复确定需要改进的领域，并调整有助于提高业务能力的培训活动。这个过程一遍又一遍地重复，以达到持续性增长，并最终达到卓越的业务能力水平[25]。业务能力改进的一个关键原则是，一旦自动化出现，业务能力的增长就会减慢或停止。自动化是一把双刃剑，可以提供相对轻松的业务能力，但却会导致业务能力停滞。自动化带来的舒适感使大多数人长时间保持在稳定的业务能力平台上，最终成为经验丰富的非专家人员[26-27]。

只要个人能够从事有针对性的实践，就没有证据表明专家业务能力框架需要个体具备相应的天资或平均能力才能达到卓越的业务能力。相反，当长期将意识控制和刻意练习重复应用，最终会达到卓越的业务能力[25]。业务能力存在一些遗传上的限制，它们与身高和体型有关。能力和才能（如智商）在许多领域的初始学习速度和初始业务能力改善率中发挥作用，特别是那些具有重要认知成分的领域。具有较高能力和才能的个人最初的速度比不太有能力的个人更快。然而，无论一个人的能力或才能是怎样的，一旦你学习新任务并反复使用它，自动化就会随之而来，一旦达到自动化，性能改善就会停止。因此，能力和才能在达到自动化的速度中起着重要作用，能力不足的个体可能需要更长的时间才能实现自动化。这可以解释为什么学术上有天资的医学生最初在医学院的表现优于同龄人，但到医学院学习结束时，他们的考试成绩难以区分[28]。根据专家 - 业务能力框架，达到卓越业务能力水平所需的关键因素是每当自动化发生时，对业务能力改进不断再投资。虽然能力和才能可能在获得卓越业务能力方面发挥作用，但到目前为止，它们尚未经过实验证明[25]。

刻意练习的一些一般特征涉及在各种领域中开发专家级业务能力。在每个领域，该过程涉及找到一个可以通过反复努力实践来改进的领域，并结合通过检查来衡量改进情况。现在有各种经过充分研究的不同领域已经显示出刻意练习和被测量的业务能力之间的剂量反应关系。它们包括音乐[22]、运动[29-30]、国际象棋[31-32]、打字[33]、拼写[34]、美国空军战斗机飞行员的危机决策[35]和涂鸦游戏[36]。

专家－业务能力框架提出，一个领域的长期发展会导致新认知过程的发展，使个人能够在更高的水平上发挥作用。这些过程是获得性的，不需要潜在的天资或能力。国际象棋领域提供了长期集中实践所发生变化的一个例子。最初，在国际象棋比赛的新手级别，天资或智商与国际象棋表现相关[37]。由于业务能力表现随着时间的推移不断增长，新的认知过程通过长期实践得以发展，智商变得不那么重要了[38]。在国际象棋中，有效的练习（包含刻意练习的许多特征）已经以"单独认真研究"为名实施，在这样的练习中，选手研究国际象棋大师的每一步走子[32]。例如，选手研究大师曾经的棋局（来自与其他精英国际象棋选手的真实对弈）并决定下一步走子，然后检查他或她的走子是否与大师相同。这些认知过程最终允许开发者在长期记忆中掌握大量信息，而不是依赖有限的工作记忆容量[39]。这反过来又允许更有成就的选手使用他们的工作记忆来决定下一步如何走子才是最佳选择。对专家级国际象棋选手的早期研究表明，他们对局中的棋子位置有着近乎完美的记忆。所有棋子都可以从棋盘上移除，而专业棋手可以在棋盘上的原始位置重新放置每枚棋子[39]。当这些玩家被要求重置随机放置在棋盘上的棋子时（不是在真正的棋局中放置的棋子），精英国际象棋选手的优越记忆基本上消失了，他们对棋子位置的记忆又回到了不太熟练的国际象棋选手的水平。这表明他们优越的记忆表现不是基于天资的，而是通过多年的国际象棋学习而发展起来的。长期追求业务能力改善，最终达成专家业务能力，可能会导致大脑结构发生变化。最近的研究显示，以下活动会引起大脑结构发生了变化：长期钢琴演奏[40]、歌剧演唱[41]，以及"围棋"比赛中的专业知识[42]。

尽管遭遇挫折和困难，参与长期技能获取的意愿与决心有关。决心被定义为"对长期目标的坚持和热情"[43]。决心包括努力克服挑战，尽管面临失败、逆境和间歇性的平台，多年来仍能继续努力和保持兴趣。"坚持不懈的个体将成就视为马拉松，他或她的优势是耐力。虽然失望或无聊的信号影响着其他人，是时候改变轨迹并减少损失了，但是坚持不懈的个体仍然坚持到底。"[43]值得注意的是，决心似乎与智商无关，或者甚至与智商负相关[43]。近期关于英语拼写大赛冠军的分析中，英语拼写大赛选手的成功与刻意练习的累积量有关，但是参与刻意练习的意愿是由毅力调节的[34]，毅力似乎随着年龄的增长而不断增加[43-44]。

医生医疗表现的个体差异能否借助有意义的衡量方式影响疗效

我们通常会认为一些医生比其他医生更好，但以可靠和可测量的方式证明这一点很困难。部分困难源于缺乏成为专家的公认测量方式，甚至只是更好的医学表现。此外，决定患者结局有很多因素，医生的表现只是其中一个因素。最近，一组专门从事腹腔镜减肥手术的外科医生同意对他们的手术进行录像并通过盲法分析技术性能，对医生的表现进行定量测量[45]。研究发现，外科医生的手术表现评分与手术和非手术结局均密切相关。该研究有效地将测量的医生表现与患者结局相关联。

提高医疗质量的专家级业务能力方法

专家 – 业务能力方法通过可测量并且可靠的方式来识别在相关的领域超越他人的个体，然后力图了解他们为实现该业务能力水平所做的工作。事实证明，这在许多领域都是一种有效的方法，包括国际象棋、钢琴、拼写和拼字游戏。为了将专家 – 业务能力方法应用于医学实践，必须首先找到一个可测量的、有效且重要的医疗实践领域。对优越业务能力构成没有一致意见是目前将专家 – 业务能力方法应用于医学领域的重大障碍。这也体现在许多医学专业在尝试识别有意义且可测量的临床表现指标时遇到的困难。即使找到了医生表现的可测量特征，医生——"执行人"、患者的特点以及参与患者医疗的许多其他个体之间仍存在复杂的相互作用。患者医疗的现代"团队方法"使得将结果归因于特定个体变得越来越困难。因此，制定包括麻醉学在内的医学不同领域的测量方法，需要在未来几年内对研究进行大量投资。最近研究者以减肥手术为例进行相关研究[45]，希望这种方法可以应用于其他医学领域。

专家 – 业务能力框架与一般业务能力改进不同

专家 – 业务能力框架结合了长期使用的过程，从而产生新的认知支持结构，最终使个人达到超出一般的表现。无论个人多么有天赋，这种水平的表现都无法通过天资来实现。专家级业务能力需要多年的学习和实践才能发展出支持这种业务能力水平的潜在认知变化。例如，专家打字员在他们键入实际材料之前培养阅读技能[46-47]。这使他们能够激活控制他们手指序列的运动模式，以便他们可以非常有效地执行这些模式。如果不允许专家打字员在他们转录文本前阅读，他们的打字速度会下降并接近经验丰富的非专家[33, 46]。因此，他们的优越表现不是天生速度优势的结果[33]，而是通过扩展实践高度发展的过程。

通过使用各种不同的策略来提高业务能力可以进行一般改进。任何使用这些策略的人都可以立即获得改进。最初的业务能力改善率将取决于所花费的努力大小、个人的能力及许多其他因素。一般的业务能力改进虽然很重要，但并不总是能够带来专家级业务能力。但是，一般改进策略可能会带来一定的业务能力提升。

医生需要有能力，而不是成为专家：专家级业务能力是一种选择

今天的医生必须"有能力"，这取决于毕业的住院医生培训计划、授权他们的国家医疗委员会、认证他们的专业委员会以及认可他们的医院。目前没有要求医生达到专家级别的表现，因此对专业知识的追求仍然是个人选择。

仅有经验是不够的

医生通常认为 "医学实践"会及时产生专业知识。然而，研究已经充分证明，经验不能确保医生达到专家级业务能力水平[48-53]。更常见的是，经验或 "实践"导致个人成为经验丰富的非专家[26]。由于各种原因，医生在实践中并没有尽可能的应用刻意训练[54]。这可能部分源于医学文化，医学文化让大家信任的医生参与自我评估以确定需要改进的领域。不幸的是，自我评估往往会产生误导，特别是对于表现最差的医生[55]。由于自我评估经常是不准确的，医生需要外部和有效的反馈来确定其需要改进的领域[56]。

提高医学业务能力的一般方法：策略的应用

在着手进行有针对性的业务能力改进计划之前，有必要确定具体的目标。在能可靠地确定"专家级"业务能力的情况下，该业务能力可以作为目标。但在许多医学领域，由谁来裁定专家级业务能力（可靠、可衡量的且是"同类最佳"的业务能力）没有达成一致。因此，个体通常会寻求他或她个人希

望改进的实践领域。这种方法存在用缺陷的自我评估[55-56]来确定需要改进的领域的风险。因此，在选择需要改进的领域时，应寻求外部投入。

目标导向

刻意练习要求个体在可以改善到超出他或她目前的最高业务能力水平的范围内工作。根据定义，这将导致业务能力困境并遭遇频繁的挑战、挫折和失败。人们对失败或富有挑战性的情况的解释或反应方式各不相同。成就目标导向是一种处理这种反应的框架[57-58]。个体的目标是向他人展示自己的能力，并将挫折和挑战理解为为低能力的特征，被称为业务能力导向。业务能力导向的个体担心他或她的表现将被用于判断其内在能力的特征，因此更喜欢容易完成的任务。相反，学习导向的个体希望提高他或她的能力，并掌握其可能遇到的任何挑战。学习导向的人的主要目标是提高他或她的业务能力；失败或挫折被视为需要额外信息、培训或指导才能改进的指示物。学习导向的个人享受具有挑战性的任务，可以从中学习并提高。应对挫折和挑战的最有效和最实用的方法是采用强有力的学习导向思维。当实践侧重于具有挑战性并在业务能力提升出现之前出现导致失败的业务能力表现时，学习导向也是理想的。大量研究表明，通过各种干预措施可以增加一个人的学习导向性[59-60]。例如，当大学生被随机分配到学习型小组，然后他们在表现中遇到挫折时，他们接受了一个旨在提高他们业务能力的教程。随机分到以业务能力为导向小组的学生不接受该教程[59]。最近的证据表明，这两个成就目标取向（学习和表现）是相互独立的，因此在同一个个体上就可以找到不同程度的不同结构特征[58]。

掌握学习

掌握学习是指设定目标业务能力，学习者持续改进，花费或多或少的时间，直到确实达到目标。掌握学习适合于一般业务能力改进，特别是基本技能的发展，因为它确保所有学习者最终都能达到学习目标[61]。传统的基于时间的学习课程（例如讲座或课程）确保学习者在一段固定的时间内接受培训，但不能确保掌握内容。事实上，课程结束时个人表现通常有很大差异。掌握学习通常包含通过刻意练习（及时反馈、重复直到掌握、专注于任务有挑战性的方面）来实现学习结果。虽然掌握学习融合了这些功能，旨在确保所有人都达到"掌握"，但并不能确保达到专家级业务能力。实际上，掌握学习通常用于遵守范围受限的核查表或算法。最近的一些掌握学习相关研究发现，那些花费更多时间来达到业务能力目标的人一般达到较低的最终表现水平，即使他们已经达到"掌握"[62]。

刻意练习可以用来提高技术性步骤的业务能力

刻意练习的理论框架已经应用于各种备受关注的医学领域。最常用的业务能力标准是遵守核查表或算法，但这些研究并没有将专家作为成就的参考标准。因为业务能力水平远低于专家水平，所以，它们不符合专家－业务能力方法。相反，确定业务能力目标，以便大多数人可以通过一点点的刻意练习来"掌握"。值得注意的是，即使有这种限制，学者们已经证明：使用具有刻意练习特征的掌握学习来实现核查表依从性可以显著提高高级心脏生命支持（advance cardiac life support, ACLS）[63]、中心静脉置管[64-65]、胸腔穿刺[62]、腰椎穿刺[66]和腹腔镜手术水平[67]。许多研究表明这种做法直接延伸到改善患者的预后[64, 68]。

刻意练习可以用于改善医疗决策

当可用性偏差成为业务能力障碍时，刻意练习的理论框架被用于提高医学诊断的准确性[69]。这项工作结合了刻意练习的几个特征，因为研究中的住院医生需要做出诊断，列出诊断不符合临床情况的方面，随后列出另一种诊断和不符合该诊断的特征，直至考虑到所有可能的诊断，再选择最终诊断。这个过程改善了业务能力，侧重难以实现的业务能力领域（在存在可用性偏差的情况下进行诊断），这个过程是需要努力的而且并不令人愉快，也没有纳入反馈或反复实践来实现其效果。尽管如此，刻意练习确实提高了业务能力。

毅　力

毅力看上去是调解了一个人的意愿以参与大量有意识的练习[34]。这似乎是合理的，因为毅力允许或赋能于个体能够忍受挫折和挑战，同时专注于并保持对优秀业务能力的长期目标的承诺。因此，毅力对于持续参与刻意练习以发展卓越业务能力至关重要。毅力在外部影响下可以改变的程度是未知的。

准确的业务能力评估

　　如果希望将业务能力提升到非常高的水平，就需要了解当前的业务能力水平并知道如何达到下一个级别。医学领域的自我评估有着众所周知的缺陷 [55-56]，因此需要采取外部测量 [56]。与其他领域的大多数精英级别的选手相比（如体育或音乐），目前很少有医生与教练一起工作。如果没有教练，则必须使用其他一些可信的外部业务能力衡量标准来确定是否正在进行适当的改进。有希望的一个领域是记录流程或事件以供以后回顾。这样可以在寻找改进方法的同时分析业务能力 [70-71]。这种类型的回顾在模拟事件后的总结过程中很常见。

反　馈

　　反馈可以采取多种形式，而且对业务能力提高至关重要 [72-76]。视频录制提供直接的音频和视觉反馈。教练将带来外部人的观点。可以将测量结果与业务能力目标进行比较，同行反馈可以提供经验丰富的其他人的集体智慧。反馈的主要局限是学习者的接受度 [77]。研究表明，医生在给予和接受反馈方面都存在许多障碍 [78-79]。反馈通常对个体构成威胁，但如果一个人具有强烈的学习倾向，则可能更容易接受 [80]。通过增强个人学习倾向进行干预，也可以提高接受反馈的意愿 [59-60]。

自动化、模块化和精细化

　　新的学习任务或困难任务必须进行练习以达到自动化的状态。随着自动化的发展，越来越少的关注和努力就能实现新的业务能力水平。这可以减轻个体对业务能力各个方面的影响，并使认知资源能够集中于进一步提高业务能力 [81]。随着自动化的发展，任务的认知、行为和机械方面被纳入惯例和习惯 [82]。在医学中对新疾病学习和管理的学习导致疾病脚本的发展 [27]。通过反复应用新知识，信息也变得"详尽"，意味着它以有意义的方式与其他知识联系起来 [83]。"模块化"信息是指将大量信息封装到一个代表所有相关信息的单一结构中 [39]。模块化来自对知识的反复应用与精细化。例如，通过扩展研究和实践，发现松开刚刚植入的冷缺血的肝脏上的夹子而引起的高钾血症导致心脏骤停，这将触发精细化应对策略，包含了与理解和管理该事件相关的所有操作和决策。信息的封装和模块化允许个体有效地绕过正常工作记忆容量所施加的严格限制[39,84-87]，从而在这一事件中主动使用认知资源。

持续质量改进的文化

业务能力改进需要持续质量改进的文化。对于美国的住院医师和专科医师培训计划尤其如此。2013 年，美国的新认证系统（the Next Accreditation System, NAS）由毕业后医学教育认证委员会（the Accreditation Council for Graduate Medical Education, ACGME）发起[88]。NAS 包括频繁的机构实地考察，称为临床学习环境评估(Clinical Learning Environment Review, CLER)回访[89]。这些回访寻找证据表明 ACGME 认可的住院医师和研究人员推动了持续质量改进文化的形成。美国医学专业委员会的大多数成员委员会现在都要求进行的维持认证（Maintenance of Certification, MOC）包含了允许个人证明持续质量改进的内容[90]。越来越多的人认为持续的质量改进是常态。这反映了医学文化的变化，从认为医生在其正式医学培训结束时已接受完全训练的观点变为不断审查业务能力以求改进。

模 拟

模拟的独特功能使其成为培训项目中极具价值的一部分内容，同时它也是业务能力改进的关键辅助手段。模拟允许新手在安全的环境中练习，不会危及患者的安全，并允许在学习新技能期间反复尝试和错误，辅以格式化的反馈。 它最常用于训练罕见或高风险事件，如恶性高热或局麻药中毒。模拟允许学习者重复练习，直至掌握，而且没有患者伤害的风险。大量证据表明，基于模拟的培训至少在某些情景与传统的临床培训一样有效[75-76,91-92]。广泛采用模拟器培训计划的主要障碍是成本，其中包括基础设施、设备、人员以及覆盖临床医生因参与培训而未能获得收入的损失。

安全核查表和方案

大多数临床业务能力测量方式基于遵从方案或完成核查表，这种测量方式虽然高度可靠，但侧重于过程，而不是患者的结局。此外，他们期望达到的业务能力水平几乎任何从业者都能通过一点点时间和精力实现。因此，根据定义，确保业务能力的方案和核查表方法不会产生专家级业务能力。核查表还可以减少某些过程中的认知投入，这可以培养一种无意识的形式[93]，从而导致业务能力改善受阻。确保使用方案和核查表的基本业务能力与确保开发先进的业务能力表现之间的平衡尚未确定，需要进一步调查。

业务能力改进的再投资模型

业务能力改进的再投资模型包含获得专家级业务能力的基础和必要特征（图5.1）。在这个模型中，新手需要大量的时间和精力来学习新技能。学习新技能会消耗大部分人员的工作记忆容量（working memory capacity，WMC），这是处理新信息所必需的。WMC是认知处理的瓶颈[94]。新手获得新技能和能力（$k_{n \to c}$）的速度取决于他或她的能力或天资（在认知技能的情况下，这通常是智商[25]）、付出努力的大小和其他因素。一旦他或她能够在基础水平上可靠地执行技能，就可以能够胜任。新技能重复使用时将达到自动化。自动化允许在不需要认知控制的情况下执行技能，并且不需要显著地使用工作记忆容量。基本能力转换为自动化的速率（$k_{c \to a}$）取决于重复次数和时间长短。当自动化出现时，个人完成任务变得相对容易，并且他或她重

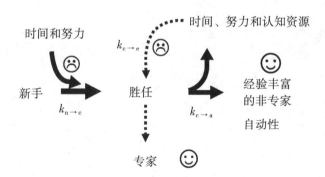

图5.1 业务能力改进的再投资模型 新手学习者需要大量的时间和精力来学习新技能。这个过程具有挑战性，且经常出现挫折，直到新手学会成为胜任者。从新手到胜任者（$k_{n \to c}$）的过渡速率受能力、努力和其他因素的影响。随着新技能的成功重复，自动化发展，技能不再需要有意识的控制。从有能力通过自动化行动到成为有经验的非专家（$k_{c \to a}$）的过渡速率受重复频次、时间和其他因素的影响。当个人选择通过刻意练习将时间，精力和认知资源或认知控制（由于可用的工作记忆能力而提供）重新投入到业务能力改进中时，从胜任者到专家的变化就会产生。从胜任者到专家的过渡速率（$k_{c \to e}$）取决于时间、精力和认知资源在多大程度上被重新投入到设计和执行有意识的业务能力改进实践中。刻意练习的使用至少部分是由毅力调解的。将自动性转换回认知控制（用于有意识的实践）代表了潜在的改进机会，几乎所有人都可以使用。

新获得处理新的或更复杂的项目所需的工作记忆容量。业务能力改进的关键取决于个人是否选择将其自由工作记忆容量重新投入到业务能力改进中。一旦达到自动化程度，大多数人都会选择简单地享受技能实施过程中的轻松与便利。在这种情况下，技能将在这种业务能力水平被抑制，并且个人可以被称为经验丰富的非专家。业务能力改善的再投资模型需要通过刻意练习将时间、精力和认知资源（例如工作记忆能力）再投资到技能提升中。这种"自动化状态的再投资"投入到刻意练习中，代表了几乎所有人都可以获得的潜在改进机会。个人从有能力转变成为真正的专家（$k_{c \to e}$）的速度与他们将时间、精力和认知资源投入到设计和执行有意识的实践以提高业务能力的频率有关。刻意练习的使用至少某种程度上由毅力调节，因为即使在任务艰巨的情况下，也需要坚持不懈地致力于长期目标（成为专家）。

刻意练习可以用来提高一些"日常技能"的业务能力

刻意练习的理论框架可以应用于许多技能领域。我们将以气道管理为例。Cormack 和 Lehane 最著名的是开发用于传统喉镜检查期间声门暴露程度的分级系统[95]。他们意识到插管患者的插管困难和致残率与在喉镜检查中显示 3 级声门暴露相关。他们意识到需要在声门暴露不良的患者上练习插管，通过这些具有挑战性的气道提高他们的表现。他们还意识到很少有这样的患者可以进行实践，因为这些暴露很少发生。为了克服 3 级暴露患者太少的限制，他们设计了一种技术，通过放松喉镜手柄上的力来降低喉镜的喉部视野分级，将普通和简单的 1 级视野转换为更具挑战性和不常见的 3 级视野。然后，他们可以在医源性创建的 3 级视野的患者上练习插管。该培训结合了刻意练习的大部分功能，因为它要求操作人员在其技能设定的上限执行。通过气道管理提高业务能力，具有挑战性，需要时间和精力，并且不是在练习时需要的实践。随着技能的发展，可以引入新的和更先进的方法。具有讽刺意味的是，Cormack 和 Lehane 没有提到 4 级视野，因为它需要使用纤维支气管镜等先进的气道技术，而当时很少有人掌握这一技术。这些技能现在通常由住院医师学习。

刻意练习的理论框架可以应用于医疗保健的其他许多方面。例如，可以设计练习以增强需要知识和决策的认知技能。发展领域可能包括罕见或危及生命事件的"假设"情景，如心脏骤停、困难气道的管理或危及生命的出血。

其他形式的练习也可以提高医生在高压力环境下可能需要的行为技能。每种方法的通用之处都是相同的：确定需要改进的领域，确定业务能力衡量标准，制定实现目标的计划；获得业务能力反馈或寻求指导以帮助指导业务能力；尝试新技能；评估部分不能很好地运作并反思如何改善最困难的方面；如果需要，寻求高级指导；反复练习直至发展到完全控制；然后考虑下一步业务能力的哪个方面需要改进。

局限性

将专家级业务能力框架应用于医学（包括麻醉学）的主要限制是缺乏定义卓越业务能力的测量方法。如果没有衡量卓越业务能力可靠的方法，就无法确定那些拥有专家级业务能力的个人。相反，我们通常仅限于使用同行提名来识别"专家"表现。遗憾的是，这些并没有很好的可供追踪的记录[96]。鉴于我们很少能够识别出可靠且可衡量的卓越业务能力的例子，我们仅限于使用一般方法来提高业务能力。许多这样的方法可以提高技能。由于卓越业务能力的测量方法很少，这意味着个人可能会或可能不会关注正确的改进策略。制定可靠的措施以确定卓越业务能力对于这项工作至关重要。最后，由于有组织的医学只需要能力（最低标准），专家技能的发展完全取决于个人的选择。业务能力时间、精力和认知资源的再投资都是业务能力改进所需要的，再加上缺乏对专业知识的要求，这是将确保专家业务能力仍然是一项相当高的成就。

（马　爽　译；申乐　审）

参考文献

[1] Asch DA, Weinstein DF. Innovation in medical education. N Engl J Med, 2014，371 (9):794-795.

[2] Banks J, Marmot M, Oldfield Z, et al. Disease and disadvantage in the United States and in England. JAMA, 2006, 295(17):2037-2045.

[3] Davis K, Stremikis K, Schoen C, et al. Mirror, mirror on the wall, 2014 update: how the U.S. health care system compares internationally. The Commonwealth Fund, 2014: 1-32.

[4] McGlynn EA, Asch SM, Adams J, et al. The quality of health care delivered to adults in the United States. N Engl J Med, 2003, 348(26):2635-2645.

[5] Green BB, Cook AJ, Ralston JD, et al. Effectiveness of home blood pressure monitoring, Web

communication, and pharmacist care on hypertension control: a randomized controlled trial. JAMA, 2008, 299(24):2857-2867.

[6] McManus RJ, Mant J, Haque MS, et al. Effect of self-monitoring and medication self-titration on systolic blood pressure in hypertensive patients at high risk of cardiovascular disease: the TASMIN-SR randomized clinical trial. JAMA, 2014, 312(8):799-808.

[7] JhaAK, JoyntKE, OravEJ, et al. Thelong-term effect of premier pay for performance on patient outcomes. N Engl J Med, 2012, 366(17):1606-1615.

[8] Menachemi N, Collum TH. Benefits and drawbacks of electronic health record systems. Risk Manag Healthc Policy, 2011(4):47-55.

[9] Ludwick DA, Doucette J. Adopting electronic medical records in primary care: lessons learned from health information systems implementation experience in seven countries. Int J Med Inform, 2009, 78(1):22-31.

[10] Koppel R, Metlay JP, Cohen A, et al. Role of computerized physician order entry systems in facilitating medication errors. JAMA, 2005, 293(10): 1197-1203.

[11] Longo DR, Hewett JE, Ge B, et al. The long road to patient safety: a status report on patient safety systems. JAMA, 2005, 294(22):2858-2865.

[12] Slight SP, Seger DL, Nanji KC, et al. Are we heeding the warning signs? Examining providers' overrides of computerized drug-drug interaction alerts in primary care. PLoS One, 2013, 8(12):e85071.

[13] Pham HH, Cohen M, Conway PH. The Pioneer accountable care organization model: improving quality and lowering costs. JAMA, 2014, 312(16):1635-1636.

[14] Haynes AB, Weiser TG, Berry WR, et al. A surgical safety checklist to reduce morbidity and mortality in a global population. N Engl J Med, 2009, 360(5):491-499.

[15] Pronovost P, Needham D, Berenholtz S, et al. An intervention to decrease catheter-related bloodstream infections in the ICU. N Engl J Med, 2006, 355(26):2725-2732.

[16] Howell EA, Zeitlin J, Hebert PL, et al. Association between hospital-level obstetric quality indicators and maternal and neonatal morbidity. JAMA, 2014, 312(15):1531-1541.

[17] Neuman MD, Wirtalla C, Werner RM. Association between skilled nursing facility quality indicators and hospital readmissions. JAMA, 2014, 312(15):1542-1551.

[18] Urbach DR, Govindarajan A, Saskin R, et al. Introduction of surgical safety checklists in Ontario, Canada. N Engl J Med, 2014, 370(11):1029-1038.

[19] Ericsson KA. An expert-performance perspective of research on medical expertise: the study of clinical performance. Med Educ, 2007, 41(12):1124-1130.

[20] Ericcson KA, Chase WG, Faloon S. Acquisition of a memory skill. Science, 1980, 208(4448):1181-1182.

[21] Miller GA. The magical number seven, plus or minus two: some limits on our capacity for processing information. Psychol Rev, 1956, 63(2):81-97.

[22] Ericsson KA, Krampe RT, Tesch-Römer C. The role of deliberate practice in the acquisition of expert performance. Psychol Rev, 1993, 100(3):363-406.

[23] Ericsson KA, Lehmann AC. Expert and exceptional performance: evidence of maximal adaptation to task constraints. Annu Rev Psychol, 1996(47):273-305.

[24] Coughlan EK, Williams AM, McRobert AP, et al. How experts practice: a novel test of deliberate practice theory. J Exp Psychol Learn Mem Cogn, 2014, 40(2):449-458.

[25] Ericsson KA. Why expert performance is special and cannot be extrapolated from studies of performance in the general population: a response to criticisms. Intelligence, 2014(45):81-103.

[26] Guest CB, Regehr G, Tiberius RG. The life long challenge of expertise. Med Educ, 2001,

35(1):78-81.

[27] Mylopoulos M, Regehr G. Cognitive metaphors of expertise and knowledge: prospects and limitations for medical education. Med Educ, 2007, 41(12):1159-1165.

[28] Kim KJ, Kee C. Gifted students' academic performance in medical school: a study of Olympiad winners. Teach Learn Med, 2012, 24(2):128-132.

[29] Greco P, Memmert D, Morales JCP. The effect of deliberate play on tactical performance in basketball. Percept Mot Skills, 2010, 110(3, Pt1):849-856.

[30] Ericsson KA, Nandagopal K, Roring RW. Toward a science of exceptional achievement: attaining superior performance through deliberate practice. Ann N Y Acad Sci, 2009(1172):199-217.

[31] de Bruin ABH, Smits N, Rikers RMJP, et al. Deliberate practice predicts performance over time in adolescent chess players and drop-outs: a linear mixed models analysis. Br J Psychol, 2008, 99(4):473-497.

[32] Charness N, Tuffiash M, Krampe R, et al. The role of deliberate practice in chess expertise. Appl Cogn Psychol, 2005, 19(2):151-165.

[33] Keith N, Ericsson KA. A deliberate practice account of typing proficiency in everyday typists. J Exp Psychol Appl, 2007, 13(3):135-145.

[34] Duckworth AL, Kirby TA, Tsukayama E, et al. Deliberate practice spells success: why grittier competitors triumph at the National Spelling Bee. Soc Psychol Personal Sci, 2011, 2(2):174-181.

[35] McKinney EH Jr, Davis KJ. Effects of deliberate practice on crisis decision performance. Hum Factors, 2003, 45(3):436-444.

[36] Tuffiash M, Roring RW, Ericsson KA. Expert performance in SCRABBLE: Implications for the study of the structure and acquisition of complex skills. J Exp Psychol Appl, 2007, 13(3):124-134.

[37] de Bruin ABH, Kok EM, Leppink J, et al. Practice, intelligence, and enjoyment in novice chess players: a prospective study at the earliest stage of a chess career. Intelligence, 2014(45):18-25.

[38] Grabner RH, Stern E, Neubauer AC. Individual differences in chess expertise: a psychometric investigation. Acta Psychol (Amst.), 2007, 124(3):398-420.

[39] Gobet F, Charness N. Expertise in chess//Ericsson KA, Charness N, Feltovich PJ, et al. The Cambridge Handbook of Expertise and Expert Performance. New York: Cambridge University Press, 2006:523-538.

[40] Bengtsson SL, Nagy Z, Skare S, et al. Extensive piano practicing has regionally specific effects on white matter development. Nat Neurosci, 2005, 8(9):1148-1150.

[41] Kleber B, Veit R, Birbaumer N, et al. The brain of opera singers: experiencedependent changes in functional activation. Cereb Cortex, 2010, 20(5):1144-1152.

[42] Lee B, Park J-Y, Jung WH, et al. White matter neuroplastic changes in long-term trained players of the game of "Baduk" (GO): a voxel-based diffusion-tensor imaging study. Neuroimage, 2010, 52(1):9-19.

[43] Duckworth AL, Peterson C, Matthews MD, et al. Grit:Pperseverance and passion for long-term goals. J Pers Soc Psychol, 2007, 92(6):1087-1101.

[44] Duckworth AL, Quinn PD. Development and validation of the Short Grit Scale (GRIT-S). J Pers Assess, 2009, 91(2):166-174.

[45] Birkmeyer JD, Finks JF, O'Reilly A, et al. Surgical skill and complication rates after bariatric surgery. N Engl J Med, 2013, 369(15):1434-1442.

[46] Salthouse TA. Perceptual, cognitive, and motoric aspects of transcription typing. Psychol

Bull, 1986, 99(3):303-319.

[47] Legrand-Lestremau S, Postal V, Charles A. La vitesse de frappe est-elle liée au processus d'anticipation? [Does typing speed depend on the process of anticipation?]. Le Travail Humain, 2006, 69(1):67-92.

[48] Choudhry NK, Fletcher RH, Soumerai SB. Systematic review: the relationship between clinical experience and quality of health care. Ann Intern Med, 2005, 142(4):260-273.

[49] Friedman Z, Siddiqui N, Katznelson R, et al. Experience is not enough: repeated breaches in epidural anesthesia aseptic technique by novice operators despite improved skill. Anesthesiology, 2008, 108(5):914-920.

[50] Weinger MB. Experience does not equal expertise: can simulation be used to tell the difference? Anesthesiology, 2007, 107(5):691-694.

[51] Eva KW. The aging physician: changes in cognitive processing and their impact on medical practice. Acad Med, 2002, 77(10 Suppl):S1-6.

[52] Hamers JP, van den Hout MA, Halfens RJ, et al. Differences in pain assessment and decisions regarding the administration of analgesics between novices, intermediates and experts in pediatric nursing. Int J Nurs Stud, 1997, 34(5):325-334.

[53] Ericsson KA, Whyte Jt, Ward P. Expert performance in nursing: reviewing research on expertise in nursing within the framework of the expert-performance approach. ANS Adv Nurs Sci, 2007, 30(1):E58-71.

[54] van de Wiel MWJ, Van den Bossche P, Janssen S, et al. Exploring deliberate practice in medicine: how do physicians learn in the workplace? Adv Health Sci Educ, 2011, 16(1):81-95.

[55] Davis DA, Mazmanian PE, Fordis M, et al. Accuracy of physician self-assessment compared with observed measures of competence: a systematic review. JAMA, 2006, 296(9):1094-1102.

[56] Eva KW, Regehr G. Self-assessment in the health professions: a reformulation and research agenda. Acad Med, 2005, 80(10 Suppl):S46-54.

[57] Dweck CS. Motivational processes affecting learning. Am Psychol, 1986, 41(10):1040-1048.

[58] Attenweiler WJ, Moore D. Goal orientations: two, three, or more factors? Educ Psychol Meas, 2006, 66(2):342-352.

[59] Hong Y-y, Chiu C-y, Dweck CS, et al. Implicit theories, attributions, and coping: a meaning system approach. J Pers Soc Psychol, 1999, 77(3):588-599.

[60] Nussbaum AD, Dweck CS. Defensiveness versus remediation: Self-theories and modes of selfesteem maintenance. Pers Social Psychol Bull, 2008, 34(5):599-612.

[61] Cook DA, Brydges R, Zendejas B, et al. Mastery learning for health professionals using technology-enhanced simulation: a systematic review and meta-analysis. Acad Med, 2013, 88(8):1178-1186.

[62] Wayne DB, Barsuk JH, O'Leary KJ, et al. Mastery learning of thoracentesis skills by internal medicine residents using simulation technology and deliberate practice. J Hosp Med, 2008, 3(1):48-54.

[63] Wayne DB, Butter J, Siddall VJ, et al. Simulation-based training of internal medicine residents in advanced cardiac life support protocols: a randomized trial. Teach Learn Med, 2005, 17(3):202-208.

[64] Khouli H, Jahnes K, Shapiro J, et al. Performance of medical residents in sterile techniques during central vein catheterization: randomized trial of efficacy of simulation-based training. Chest, 2011, 139(1):80-87.

[65] Barsuk JH, Cohen ER, McGaghie WC, et al. Long-term retention of central venous

catheter insertion skills after simulationbased mastery learning. Acad Med, 2010, 85(10 Suppl):S9-12.

[66] Barsuk JH, Cohen ER, Caprio T, et al. Simulation-based education with mastery learning improves residents' lumbar puncture skills. Neurology, 2012, 79(2):132-137.

[67] Zendejas B, Cook DA, Hernandez-Irizarry R, et al. Mastery learning simulation-based curriculum for laparoscopic TEP inguinal hernia repair. J Surg Educ, 2012, 69(2):208-214.

[68] Zendejas B, Cook DA, Bingener J, et al. Simulation-based mastery learning improves patient outcomes in laparoscopic inguinal hernia repair: a randomized controlled trial. Ann Surg, 2011, 254(3):502-509, discussion 509-511.

[69] Mamede S, van Gog T, van den Berge K, et al. Effect of availability bias and reflective reasoning on diagnostic accuracy among internal medicine residents. JAMA, 2010, 304(11):1198-1203.

[70] Hu YY, Peyre SE, Arriaga AF, et al. Postgame analysis: using video-based coaching for continuous professional development. J Am Coll Surg, 2012, 214(1):115-124.

[71] Ericsson KA. Necessity is the mother of invention: video recording firsthand perspectives of critical medical procedures to make simulated training more effective. Acad Med, 2014, 89(1):17-20.

[72] Archer JC. State of the science in health professional education: effective feedback. Med Educ, 2010, 44(1):101-108.

[73] Shute VJ. Focus on formative feedback. Rev Educ Res, 2008, 78(1):153-189.

[74] Boehler ML, Rogers DA, Schwind CJ, et al. An investigation of medical student reactions to feedback: a randomised controlled trial. Med Educ, 2006, 40(8):746-749.

[75] Cook DA. How much evidence does it take? A cumulative meta-analysis of outcomes of simulation-based education. Med Educ, 2014, 48(8):750-760.

[76] Issenberg SB, McGaghie WC, Petrusa ER, et al. Features and uses of highfidelity medical simulations that lead to effective learning: a BEME systematic review. Med Teach, 2005, 27(1):10-28.

[77] Yaniv I. Receiving other people's advice: influence and benefit. Organ Behav Hum Decis Process, 2004, 93(1):1-13.

[78] Mann K, van der Vleuten C, Eva K, et al. Tensions in informed self-assessment: how the desire for feedback and reticence to collect and use it can conflict. Acad Med, 2011, 86(9):1120-1127.

[79] Delva D, Sargeant J, Miller S, et al. Encouraging residents to seek feedback. Med Teach, 2013, 35(12):e1625-1631.

[80] Teunissen PW, Stapel DA, van der Vleuten C, et al. Who wants feedback? an investigation of the variables influencing residents' feedback-seeking behavior in relation to night shifts. Acad Med, 2009, 84(7):910-917.

[81] Kurahashi AM, Harvey A, MacRae H, et al. Technical skill training improves the ability to learn. Surgery, 2011, 149(1):1-6.

[82] Bargh JA, Chartrand TL. The unbearable automaticity of being. Am Psychol, 1999, 54(7):462.

[83] Bordage G. Elaborated knowledge: a key to successful diagnostic thinking. Acad Med, 1994, 69(11):883-885.

[84] Young JQ, Van Merrienboer J, Durning S, et al. Cognitive Load Theory: implications for medical education: AMEE Guide No. 86. Med Teach, 2014, 36(5):371-384.

[85] van Merrienboer JJ, Sweller J. Cognitive load theory in health professional education: design principles and strategies. Med Educ, 2010, 44(1):85-93.

[86] Engle RW. Working memory capacity as executive attention. Curr Dir Psychol Sci, 2002, 11(1):19-23.

[87] Ericsson KA. Exceptional memorizers: made, not born. Trends Cogn Sci, 2003, 7(6):233-235.

[88] Nasca TJ, Philibert I, Brigham T, et al. The next GME accreditation system: rationale and benefits. N Engl J Med, 2012, 366(11):1051-1056.

[89] Weiss KB, Wagner R, Nasca TJ. Development, testing, and implementation of the ACGME Clinical Learning Environment Review (CLER) Program. J Grad Med. Educ, 2012, 4(3):396-398.

[90] Cook DA, Holmboe ES, Sorensen KJ, et al. Getting maintenance of certification to work: a grounded theory study of physicians' perceptions. JAMA Intern Med, 2015, 175(1): 35-42.

[91] Cook DA, Hatala R, Brydges R, et al. Technologyenhanced simulation for health professions education: a systematic review and meta-analysis. JAMA, 2011, 306(9):978-988.

[92] McGaghie WC, Issenberg SB, Cohen ER, et al. Does simulation-based medical education with deliberate practice yield better results than traditional clinical education? A meta-analytic comparative review of the evidence. Acad Med, 2011, 86(6):706-711.

[93] Barshi I, Healy AF. Checklist procedures and the cost of automaticity. M & C, 1993, 21(4): 496-505.

[94] Mayer RE. Applying the science of learning to medical education. Med Educ, 2010, 44(6):543-549.

[95] Cormack RS, Lehane J. Difficult tracheal intubation in obstetrics. Anaesthesia, 1984, 39(11):1105-1111.

[96] Ericsson KA. An expert-performance perspective of research on medical expertise: the study of clinical performance. Med Educ, 2007, 41(12): 1124-1130.

第 6 章

疲 劳

MICHAEL KEANE

介 绍

疲劳将影响人们的工作表现，因此疲劳管理成为专业实践的重要组成部分。为了更好地设计缓解疲劳的策略，就有必要理解疲劳的原因及其影响。疲劳研究结合了神经科学、动态系统、人为因素和风险管理的概念，并将这些与医务工作者所面临的环境结合起来。除了研究这些专业因素，本章节还将考虑患者是如何经历疲劳以及疲劳对术后的影响。

不幸的是，疲劳管理过于复杂，无法提供单一解决方法。尽管越来越多的数据可以指导决策，但最终还是需要理性的决策，适当的反馈和适应。在对围术期做出任何调整之前，还必须考虑到利益相关者的合法关切。例如，美国联邦航空管理局（Federal Aviation Administration，FAA）文件列出的机组人员工作和休息时间的变化[1]，公开讨论了不同利益相关者的合理关切。

生理学

疲劳是个复杂的生理现象，对人类的行为有多种影响，包括认知、运动精神的表现以及情绪状态[2]。疲劳也可能会对非神经系统产生不利影响，例如心血管系统[3]、免疫系统[4-5]和代谢系统[6-8]。

根据FAA[1]的定义，与睡眠相关的疲劳有三种类型：短暂型、累积型和昼夜节律型：

1. 短暂型疲劳是一种由于1~2d极度的睡眠限制或长时间保持清醒所导致的急性疲劳。

2. 累积型疲劳是一种由于连续一段时间内反复的轻度睡眠限制或长时间清醒所导致的慢性疲劳。

3. 昼夜节律型疲劳指夜间工作能力的下降，尤其在人体昼夜节律低潮期（window of circadian low，WOCL），一般是指凌晨两点到早晨六点。

精神疲劳是一种由于反复的、高要求的脑力劳动所引起的疲劳现象。精神疲劳会影响人的神经过程，包括注意力、工作记忆和行为控制，即便在睡眠充足的情况下这也会发生[9]。因此，尽管疲劳大多因为缺乏睡眠所致，但疲劳并不等同于睡眠剥夺。

睡　眠

为了在机构内制定值班策略，理解昼夜节律的生理状态很重要。昼夜节律将生理过程同步到 24h 一个周期[10]。人类固有的昼夜节律大约为 24.18h，具有紧凑分布的特性[11]，并与被称为授时因子的环境因素同步[10]。而其中最重要的授时因子就是光[12]。具有不同的睡眠类型的人被认为具有不同的生理节律：夜晚型——"猫头鹰"和清晨型"云雀"[13]。

睡眠通常分为两个类型：非快动眼睡眠（non-rapid eye movement sleep，non-REM sleep）和快动眼睡眠（rapid eye movement sleep，REM sleep）[14]。非快动眼睡眠又根据脑电图不同模式被进一步分为四个时期。Ⅲ期和Ⅳ期也被称为慢波睡眠，因为它们在脑电图上呈现高波幅低频率的慢波。在快动眼睡眠，脑电图表现不规则，表现为低波幅，和觉醒时的脑电图相似。在快动眼睡眠，眼球有特征性的活动。运动输出同样可以用于区分不同睡眠阶段。非快动眼睡眠时肌张力和肌肉活动降低；而快动眼睡眠以眼球活动为特征，除膈肌外，肌张力和肌肉活动有更明显的降低。上呼吸道舒张性肌肉张力减低，尤其在快动眼睡眠，是发生阻塞性睡眠呼吸暂停（obstructive sleep apnea，OSA）的原因。在阻塞性睡眠呼吸暂停的患者当中，由于睡眠中上呼吸道舒张性肌肉张力下降导致呼吸阻塞所致的低氧，最终导致了觉醒。这种睡眠引起低氧导致觉醒的循环，可以在 1h 中发生很多次，影响了正常的休息和睡眠的修复功能。阻塞性睡眠呼吸暂停目前是睡眠剥夺导致疲劳的重要原因[15]。

两个主要驱动因素促进了睡眠[16]：生理节律和经过一段时间清醒期间后需要睡眠这个需求驱动的代谢过程。这两个驱动力也经常被称为生物钟（昼夜节律）和疲劳自我平衡时钟。生理节律是一个内在循环，但它会受环境影响发生改变[14]，例如去适应一个新的时区。昼夜睡眠周期的神经生理学基础位于视交叉上核[17]。这些环境因素中影响最大的是光。黑暗的夜色有助于松果体分泌褪黑素，有助于入睡。这种反应也称为弱光褪黑素启动（dim light melatonin onset ,DLMO）[18]。蓝光波长是 460~480nm，是最强的褪黑素分泌抑制剂[17]。因此，晨光会降低昼夜节律驱动的睡眠。昼夜节律低潮期（WOCL）描述了睡眠倾向最高的时段是凌晨 2 点到 6 点[1]，其次容易入睡的时间是下午 1 点到 3 点[19]。这些时间段代表了最容易出现疲劳相关的工作能力下降。

睡眠的神经生理很复杂，目前仍未阐明。各种各样的上行通路通过一系列神经递质来调控睡眠和觉醒。促进觉醒的神经递质包括：乙酰胆碱、5- 羟色胺、去甲肾上腺素、组胺、多巴胺、谷氨酸和食欲肽[8]。不同的系统也被认为是实现不同睡眠时相的原因。γ - 氨基丁酸（GABA）被认为是促进慢波睡眠的关键[14]。快动眼睡眠包含某些胆碱能神经元、谷氨酸能神经元、含 GABA 的神经元、抑制单胺能和食欲肽分泌的神经元[20]。嘌呤类神经递质腺苷参与睡眠的启动，并能被咖啡因拮抗，这就解释了咖啡因能促进清醒的原因[21]。5- 羟色胺能作用于很多受体，对觉醒和睡眠均有影响[22]。

工作时间是造成疲劳的原因

如上文所述，即使有充足的睡眠，长时间专注于认知工作也会导致精神疲劳[9]。一个人无间断的工作时间越长，就越容易疲劳[1]。持续的认知需求会导致工作能力随着时间的推移下降（工作时间效应）[23]。精神疲劳是值班的绝对长度和值班期间集中度的函数。在航空行业，飞行员最长工作时间取决于他们工作中所需要进行的最高强度认知活动的时间[1]。在一个关于飞行员的研究中，航段（增加起飞和降落次数）和工作时间与疲劳呈直线相关[24]。这可能同样适用于麻醉医生，如他们需为儿童实施大量短程手术麻醉时。

在最高强度认知工作之外的工作时间也会导致精神疲劳[1]。虽然诱导和苏醒可能是麻醉医生认知工作强度最高的时间，但是在长时间手术过程中对患者的监护以维持患者生理稳定也会造成精神疲劳。一项综述总结出：基于行为、神经和主观测量的众多证据表明，保持警觉也需要非常艰苦的脑力劳动，并且压力很大[25]。

有证据表明，工作时间效应不止受精神疲劳的影响，同时也可能受激励回路的影响[9]。此外，精神疲劳可能不是一个单一的现象，不同类型的疲劳可能影响不同的神经回路[26-27]。精神疲劳以不同方式影响认知功能[28]，并表现出遗传易感性[23]。工作持续时间和强度（包括需要保持警觉的时间）引起的精神疲劳，都会导致认知功能紊乱，这也可能是现代社会发生事故的最重要原因之一[29]。这表明减少一线临床医生工作中外加的和无关的任务可能会提高医疗安全。

疲劳对人类行为的影响

因不同机构和部门制度上的多样性，临床环境下疲劳如何影响工作表现这一问题仍存在争议。相比之下，航空产业持续关注疲劳风险管理，并已经开始采用管控策略，来防止疲劳引起的操作失误。航空产业认可以下疲劳造成的影响[30]：

- ·降低工作的速度和准确性；
- ·丧失注意力和警惕性；
- ·反应延迟；
- ·逻辑推理和决策能力下降，包括风险评估或鉴别行为后果的能力下降；
- ·降低情境意识；
- ·对可选性活动丧失动力。

实验室研究表明，急性和慢性的睡眠不足所致的疲劳会使一系列神经行为功能下降[31]。

疲劳对医务人员的影响

越来越多的实验室和现实生活中的研究表明，疲劳所致损害正在降低患者的安全。重要的是，Zhou 等已证实：睡眠受限的人，有可能低估了睡眠对他们神经行为的损害，特别是在生理学意义上的夜晚[32]。疲劳对所有的认知行为均产生了负面影响，包括注意力、反应时间、判断力和准确性。缺少睡眠降低人们的警惕性并导致认知缓慢、短期记忆障碍、额叶功能下降和迅速不可控地陷入"微睡眠"状态[15]。令人感兴趣的是，疲劳引起的负面影响可能证明了不同个体间的基因多样性差异[33]。

因此，关于精神运动和认知表现降低是否会影响医疗安全，或者医务工作者是否能通过专业知识和技能弥补疲劳相关的损害，仍存在一些

争议 [34]。总的来说，哈佛工作时间健康和安全小组建议，强有力的证据支持因长时间值班所致的睡眠不足和精神疲劳会严重影响工作表现。他们特别指出：住院医师传统的连续 24~30h 值班工作无疑会增加严重的医疗和诊断错误的风险 [35]。

McCormick 等人发现骨科住院医生平均每晚睡眠为 5.3h。随着平均睡眠时间的减少，在此研究中的住院医师表明他们 48% 的时间感到疲惫，并且在 27% 的时间里疲劳程度达到有损害的程度 [36]。作者计算出，与历史上休息良好的时候相比较，按照目前住院医师睡眠不足的程度预计将会增加 22% 的医疗差错。

睡眠剥夺或昼夜节律失调引起疲劳效应的研究通常包括对睡眠剥夺者的实验室研究或者流行病学研究，以及对不同程度睡眠剥夺者在一天中不同时间中发生事故和错误的病例报道。尽管流行病学研究表明值班长度可能会导致精神疲劳，这也可能与急性或慢性睡眠剥夺相关，睡眠质量良好的个体也可以作为实验室或流行病学的研究对象。

尽管在进行临床研究时，将临床医生随机分配到疲劳状态组是缺乏伦理的，但在某些临床情况下，一定程度的疲劳状态一直都是可以被接受的。这些情况允许一项研究，此研究将临床医生合法地随机分入干预组，减少他们睡眠不足的程度，评估其对临床结果的影响。一项具有里程碑意义的 ICU 研究调查了工作时间和随之带来的疲劳对实习医生表现的影响 [37-38]。实习医生被分配到干预组（每次值班最多 16h，平均每周工作 65h）和对照组（每次值班最多持续 30h，平均每周工作 85h）。这项研究发现对照组夜间工作注意力不集中的次数比干预组大两倍，并且总体上严重医疗失误较干预组多 36%，其中严重诊断错误比干预组多 5 倍的。

流行病学数据表明，由于从业者疲劳导致的患者致残率和死亡率有所增加，这一点尚存争议。在一项对新西兰麻醉医生的调查中，86% 的人报道了与疲劳相关的错误，其中 32% 在近 6 个月内 [39]。在另一项调查中，尽管总体发生率很低，但是夜间产科硬膜外穿刺的意外发生率还是有所增加 [40]。两份关于经验丰富医生的工作时间、睡眠与患者安全相关性的流行病学调查被广泛引用 [41-42]。两份调查研究了那些前一晚值班的外科医生第二天行手术的患者的并发症发生率。Rothschild 等人报道了那些由于工作前一晚睡眠时间不足 6h 的外科医生行手术的术后并发症增加。相反的，

Govindarajan 等学者发现并发症并未增加。在 Govindarajan 等人的研究中，外科医生会被分到熬夜工作组，如果他们"在午夜到早 7 点治疗过患者"，但是并未定义他们实际睡眠时间。在这项研究中，常规手术前的早晨 6 点半进行脓肿引流也会被分到过熬夜工作的外科医生组。然而，当研究对象变为夜间有过两次或更多诊治的临床医生时，并发症的风险会显著增加 1.14（95% CI,1.00~1.29; P= 0.05）。

Philibert 做了一项包括 60 个临床研究的荟萃分析，分析疲劳对医生（住院医师为代表）和非医务工作志愿者的影响[43]。这项荟萃分析发现 24~30h 睡觉剥夺会降低 1~1.5 倍标准差的工作表现。作者评论说，急性睡眠不足的影响实际上可能更为严重，因为在很多研究中被设为"休息对照组"的医生也是在长期处于慢性睡眠不足的状态。Howard 等人表明在正常工作安排下，麻醉住院医师表现出的睡眠不足的程度与嗜睡患者及阻塞性睡眠呼吸暂停的患者相似[44]。连续 4d 的充足睡眠可能会使这种状况消失。

在模拟的手术室环境中，麻醉住院医师被分为两组，一组是至少 25h 无睡眠，另一组是连续 4 晚有充足睡眠[45]。那些睡眠不足的住院医师在认知表现上不佳，并且大约 1/3 的人在模拟腹腔镜手术中睡着了。一项荟萃分析发现部分睡眠剥夺也会产生与急性睡眠剥夺同样大的影响[2]。因此，慢性不完全睡眠剥夺的影响在临床中需要被重视。

因为有很多因素影响安全性，同时，睡眠相关的神经生物学的复杂性，让我们很难单独探讨疲劳的影响。例如，即便前一天晚上没睡好，但是在上午的中后段，自然和生物钟也会使人们保持清醒。这一影响可能会降低实验中对表现下降的观测能力，但其本身可能就是个内在的安全因素[45]。

睡眠不足可能会引起负面情绪[2]，影响团队合作，这些都是围术期安全的重要因素。一般说来，睡眠不足的个人可能会有一些加剧冲突的表现，包括增加侵略性和倾向于责怪他人[46]。实习医生表现出慢性睡眠不足和抑郁症是相关的[47]。

疲劳也会增加受伤的可能性。在一项研究中，夜间长时间值班时，实习医生更容易受到锐器伤害，比如针尖[48]。长时间的加班会使得车祸的发生概率的增加超过 2 倍，险情的发生概率的增加超过 5 倍[49]。疲劳被广泛认定为影响交通安全的一大原因，非职业驾驶员在超过 24h 未休息时造成严重交通事故会被认定为过失杀人[50]。

人们关于疲劳影响的意识日益增强，这影响了医疗文化的改变。顶着疲劳工作已经越来越不被看作是英雄行为，而是被认定为鲁莽行为。法律上也可能会认定疲劳者不具备工作能力。一个麻醉医生在疲劳状态对一个儿童进行麻醉并致死，被认定为医疗过失犯罪[16]。

减少疲劳

限制工作时间

美国医学研究所的一份报告发布之后[51]，为了减少被培训医生在急性和慢性睡眠不足情况下进行临床工作的可能性，医学毕业教育认证委员会（Accreditation Council for Graduate Medical Education, ACGME）在 2011 年提出了新的工作时间要求[52]。然而，这些规定并没有具体说明与昼夜节律相关的疲劳。快速又剧烈的系统变化带来了一些意外结果，各种利益相关者对此表示了合理的关切。许多医学教育者关心工作时间降低可能会降低受训者的教育经历[53]。系统性回顾研究了越来越多关于限制工作时间带来影响的文献，并报道了对住院医师健康和患者结局的发现[54-56]。

总的说来，ACGME 承认：

这项新发表的研究表明，2011 年额外的工作时间要求可能对患者安全没有益处，并且可能对医生教育、专业发展和医学实践的社会化产生重大的负面影响[57]。

尽管一些作者声称减少工作时间可能会降低临床经验[58]，但是一些项目通过合理的组织调整来保持医生的临床经验[59]。一个内科医学项目，将实习医生工作时间限制调整到 16h 后指出，实习医生接诊了更多患者，并且做了更详细的笔记，并参与了更多会议[60]。尽管工作时间限制可能会减少临床经验，但医学研究所报道强调了一个事实，在疲劳情况下完成临床任务，会损害学习所需的高级认知功能[51]。同样的，记忆的巩固需要充足的睡眠保证[61]。然而，如果受培训的人被要求在更少的时间内完成同样的工作，减少工作时间可能实际上会增加他们的工作量。这种时间压力和紧张性可能也会损害学习所需的高级认知功能[51]。

即便在可以预见疲劳的情况下，很多人也主张避免不必要患者交接。无效的交接已经被认定为是患者不良结局的原因，医学研究所关于工作时间的推荐中也强调了临床交接的重要性[51]。这意味着无效交接可能是研究的一个混杂因素，使得这些研究未能发现患者受益于住院医生工作时间的减少。三项近期研究[62-64]表明，术中麻醉医生的工作交接可能导致了患者不良结局的增加[65]。但这些研究采用了几个不同年份收集的数据（2006年、2005年、1995年），并且可能在充分理解交接的重要性之前开始的。相比之下，高质量的有效的临床交接实际上可能对于患者和从业者都是一个积极时刻[65]。

有些机构的受训者可能会被迫延长工作时间[66]，甚至可能会伪造工作时间[67]。在一项调查中，60%的神经外科住院医生承认少报了工作时间，而近25%的人至少每周都这样做[68]。在接受调查时，除了工作时间限制，住院医师项目负责人们赞成2011年的工作时间规定，有71%的人反对实习医生的16h工作时间限制[69]。

为了获得更多强制执行严格限制工作时间对于患者和受训者影响的数据，我们建立了两项前瞻性的随机试验。一项名为"外科受训医生工作时间灵活性"的临床试验是全美性的、整群随机的、非劣效性试验，在试验中普外科项目被随机分为一个标准组，该组遵守所有现行的ACGME工作时间规定；或者被分到一个工作时间灵活组，该组不执行ACGME关于最大值班时间长度和两次值班间休息时间的规定[70]。

那些灵活工作时间的项目组与标准组相比具有非劣效性的患者结局和无显著差异的住院医师福利和教育质量满意度。然而，这项研究对于未来工作时间规定的影响有很多不同解读[71-73]。

一项内科医学项目的类似研究（iCOMPARE试验）将于2017年完成。

值班期间睡觉

作为安全文化的一部分，促进对疲劳的认识，而不是严格坚持值班时间长度，可能是更有效地缓解疲劳相关损害的方法。值班时间限制通常是为了防止值班期间没有机会有睡觉这一最坏情况出现。例如，商业航空公司认为如果飞行员觉得自己太疲劳以至于不能安全完成职责，他们就有责任发出"疲劳呼叫"。然而，如果在值班期间有睡觉的机会，提供临床治疗的自由裁决权可能会帮助确保治疗的连续性，而不影响安全。医学研究所关于住院医师疲劳的报告中阐明了这一可能性：如果夜间能有4~5h睡眠，那么在30h值班的最后9~10h，医生将能保持更好的警觉性和工作表现[51]。

在围术期，小睡也能减少睡眠剥夺的影响[16]。美国国家航空航天局（NASA）经常引用的研究表明，一个有计划的 40min 小睡可以显著改善机组人员在长途飞行中的表现[74]。在设定时间内安排小睡可以最大程度减少疲劳，甚至"紧急"打盹可能会改善已有疲劳的影响[75]。然而，打盹超过 60min，所产生的睡眠惯性会立即降低工作表现[76]。最近一项关于夜班期间有计划的小睡的回顾性研究发现，即便在小睡后会有一段短暂的睡眠惯性，但整体工作表现还是得到了改善[77]。

睡眠惯性

从睡眠中醒来后，住院医师的神经认知功能会立即下降[78]。这种现象曾经被称为睡眠醉态[78]，现在被称为睡眠惯性。在苏醒后，最大程度的工作表现下降持续 15~30min[35]，但是有数小时的轻微残余效应[79]。睡眠剥夺的人睡眠惯性增加，尤其是从慢波睡眠中醒来的人[78]。

睡眠惯性已被列为可能导致"非常高的疲劳相关错误风险"的因素[35]。然而，睡眠惯性的研究通常包括志愿者醒来后，在无压力环境中对他们进行一系列测试。内源性肾上腺素[80]和其他环境压力[81]可能会减少睡眠惯性的影响。此外，不同认知领域受到睡眠惯性的影响不同。

美国职业和环境医学学院发布了一份名为"工作环境中疲劳风险管理"的指导声明[82]，供各组织在制定疲劳风险管理系统（fatigue risk management systems, FRMS）时考虑，任何正在制定疲劳缓解计划的人都应该参考该声明。这份报告尤其与 24h 运营的行业相关。这份指导声明概述了制定 FRMS 时应遵循的四项原则。

· FRMS 类似于安全管理系统（safe management systems, SMS），或者说是 SMS 的一部分。

· FRMS 是以科学为基础，以数据为驱动，并不断改进的；简而言之，这是个管理与疲劳相关风险的系统。

· 疲劳风险管理系统是为了改善结局，比工作 - 休息和工作时间规定更灵活。

· 所有利益相关者都有责任遵守和改进 FRMS。

在美国，联邦法律要求所有商业客运航空公司都要运行疲劳风险管理计划（fatigue risk management programs, FRMPs），并要求所有管理层参与这些计划，以理解疲劳对机组人员的影响[1]。

实施疲劳减轻政策可能会带来巨大的前期成本[51]。一些减轻疲劳的措施可能需要大规模的结构调整，这将带来巨大的财政挑战。至少在短期内，收益可能无法覆盖成本[83]。然而，在一项研究中，57%的患者表示：相比于熟悉的、但可能因为长时间值班而疲惫不堪的医生，他们更倾向于有良好休息而神清气爽的不熟悉的医生。更具启发性的是，如果照顾他们的医生工作时间超过12h，在此研究中的患者希望被告知。不管不良事件风险升高与否，在这些以患者为中心和重视患者满意度的现代背景下，患者偏好很重要。

缓解疲劳

尽管目前无法完全消除疲劳，但可以减轻其有害影响。一个全面的策略应该最大程度提供获得足够睡眠的机会，并且在能够做到这点时提高人们对睡眠责任的认识。根据年龄不同，大多数成年人每晚需要7~9h睡眠[84]。青少年则需要更多的睡眠[85]。美国儿科学会建议，为了减少慢性睡眠剥夺的有害影响，中学生上学时间不应早于8:30[85]。在很多国家，基础医学教育开始于19岁甚至更早，因此这一推荐也可能对于医学教育工作者有实际意义。随着人们年龄增长，人们倾向于早睡早起[86]。实际上，早查房可能对于高年资临床医生有效，但是对于学生和年轻医生而言可能会造成认知困难。

值班策略

在理想情况下，医生会避免在高睡眠倾向期间对患者进行治疗，尤其在人体昼夜节律低潮期。然而这是不可能的，患者通常需要夜间治疗。并没有单一的值班策略能消除疲劳的影响。理想的值班安排仍然是有争论的，这一概念被认为是行业特有的，并且非常复杂[12]。任何一个通宵工作的人，尤其在凌晨人体昼夜节律低潮期，都会感到疲劳。即使一个人白天休息，他/她仍然会受到睡眠的夜间节律所影响[12]。这种影响也发生在其他领域：即使排除了其他潜在的混杂因素，与白天相比，在凌晨4点发生交通事故的优势比为5.7[87]。因此，为防止疲劳，生物钟和新陈代谢驱动的睡眠（疲劳时钟）必须一致。

倒班所致的生物钟紊乱而引起的疲劳，类似于倒时差。从东向西旅行意味着晚睡,这被称为时相延迟。自西向东旅行造成了提前睡眠(提前觉醒),被称为时相提前。尽管生物钟不能立即调整,人们还是倾向于更迅速适应时相延迟,而不是时相提前[88]。出于这个原因,一些人主张逐步推迟值班时间直到夜班。然而,美国职业与环境医学院(the American College of Occupational and Environmental Medicine)表示:没有充分的证据表明,睡眠和事故风险因轮班方式不同而不同[82]。为了适应新时区,生物钟和疲劳钟必须一致。这增加了值班安排的复杂性,因为环境因素并不与值班时间相一致。

睡眠的生理信号,例如光、褪黑素和社会因素,都会受到夜班的影响。即使"东向西"逐渐调整值班时间可能会从某种程度上提高适应性,但是随后的白班需要巨大的"从西向东"改变来重新适应。因此,和值班时间长短一样,值班策略也应该包含换班的方向和频率。也许不同值班策略(包括逐渐推迟开始时间)均不能成功,是因为很难让昼夜节律适应夜班[89]。在生理时相之外很难获得高质量睡眠,正如 Sack 和同事们指出的那样,这会导致在值班期间增加自我平衡睡眠的驱动[12]。此外,人们似乎不能真正适应长期值班工作[82]。

美国联邦航空管理局(US Federal Aviation Administration, FAA)在设计值班时间规定时承认,连续夜班会使得疲劳累积。他们发现,在连续 3 个晚上,昼夜节律低潮期工作而白天睡觉之后,机组人员工作表现会大幅度下降。他们规定,如果飞行员每晚可以有 2h 睡眠,他们才可以连续工作 5 个晚上[1]。有趣的是,Leff 等人发现,在第一晚工作之后,年轻外科医生的模拟腹腔镜操作技能表现出最大程度退化,但是在接下来的 6 晚轮班中有所改善[90]。然而,在这项研究当中,很多医生在夜班中都有睡觉机会。航空航天医学协会采纳这份立场文件并提出了以下建议[88]:

不同值班时间的建议:

·在同一时区,当轮到夜间工作时,应戴墨镜和尽可能在睡前待在室内,来避免清晨的阳光照射。

·当需要在白天睡觉时,要保证睡眠环境黑暗凉爽。

·当需要在白天睡觉时,要佩戴眼罩及耳塞来最小化日光和噪音的影响。

·当需要值夜班时,到岗前尽量小睡片刻。

·当从白天的睡眠中醒来,如果可能的话,在傍晚黄昏至少获得 2h 日光（或者人造强光）照射。

另一种策略是让不同的人每晚工作，而不试图重新调整生物钟，可能是让他们白天常规工作，然后晚上随叫随到；或者，夜班的人可以在白天休息以获得充足睡眠。通常一个休息良好的人在白天准备值夜班时很难获得睡眠[1]，但如果长期睡眠不足，则可能更容易从昼夜节律时间之外入睡。如果第一晚对被培训医生的技能损害最大[90]，那么这种策略也会增加风险。

值班时睡觉

安排值班应该让医务人员休息，包括让生物钟和疲劳钟相一致，但这很困难，并且常常不切实际。另一种策略是考虑值班时的睡眠机会。ACGME工作时间规定和FAA规定都纳入了在夜间工作期间获得更广泛睡眠机会的规定。这些机会包括提供专用的睡眠设施。然而，值班期间睡觉容易产生睡眠惯性。尽管ACGME规定促进了实习生在值班期间睡眠机会，但对于监督主治医师来说，类似的保护措施似乎不太可行。

药物及疲劳风险的缓解

尽管在临床医学中应用并不广泛（除了咖啡因），但在其他行业，特别是军事领域，药物常被用来缓解疲劳所带来的影响。本节概述了药物缓解疲劳的策略。

药物辅助促进睡眠

尽管睡眠很重要，但睡意并不总与那些值班的医务工作者能睡觉的时间相一致。因此当一个人不能在某个时段睡着时，催眠药有时会被用来诱导睡眠或者维持睡眠状态。恢复性睡眠并不是中枢神经系统抑制或者意识水平下降。睡眠恢复过程来源于一系列复杂的神经系统，不能被单一药物复制。因此，为了药物性睡眠的有效性，药物性睡眠措施必须有助于进入和（或）维持内源性睡眠，而一旦入睡就不再影响睡眠中枢功能。

Caldwell 等人回顾了苯二氮䓬和非苯二氮䓬类药物，以及它们在减轻航空医学中的睡眠剥夺所致疲劳的应用[88]。总而言之，他们推荐由于昼夜节律和其他原因，自然睡眠是很困难或者不可能时使用助眠药来诱导睡眠，并提倡当睡眠不足时，通过良好测试的安全的药物辅助高质量的睡眠，要比让飞行员带着疲劳返回工作好得多。

部分内源性睡眠被认为是由神经递质 γ-氨基丁酸（GABA）介导的。苯二氮䓬类药物促进了 GABA 传导，从而改善入睡[14]。唑吡坦（ambien®，stillox®）在化学成分上虽然不是苯二氮䓬类药物，但也作用于苯二氮䓬受体[91]。由于其良好的药效学和药代动力学，唑吡坦已被值班住院医师使用[92-93]。尽管有报道称唑吡坦与梦游及其他异睡症相关，但它已成为宇航员选择的片剂安眠药；78% 的航天机组人员曾使用安眠药[94]，而超过一半的是在夜间飞行时使用，唑吡坦是迄今为止最常用的药物[95]。尽管唑吡坦的半衰期相对短，有助于防止宿醉效应，但一些人在服用 10mg 唑吡坦 8h 后仍可观察到驾驶能力下降[96]。如果在指定睡眠时间内出现紧急情况，催眠药的存在可能会损害一个人的反应能力。

抗组胺药是常见的非处方安眠药，据报道 31% 值班的急诊医生使用过此类药物[92]。虽然酒精经常被用来放松并促进睡眠，但是酒精对睡眠结构的影响意味着它常常会降低睡眠质量和睡眠时间[16]。

褪黑素和光

除了催眠药之外，其他药物干预也被作为改变身体昼夜节律，在倒时差和倒班时促进睡眠。褪黑素促进了内源性睡眠机制的开启，一系列研究已经证实褪黑素和光对促进和延迟昼夜节律能够起到有益作用[97]。褪黑素也有助于在昼夜节律无法促进睡眠时能够促进入睡[98-100]。早点服用褪黑素可以帮助入睡（时相提前），而在清晨服用褪黑素可以延迟自然觉醒时间（时相延迟）。同样的，晨光可被用于提前睡眠时相，夜晚的光可被用于延迟睡眠时相。

促进觉醒的药物

咖啡因是促进觉醒的最广泛应用的药物。口服可快速吸收，30~90min 血药浓度达到峰值，尽管在某些人中吸收较慢，需要数小时[101]。咖啡因在口腔黏膜吸收更快[102]。100~600mg 的咖啡因能促进觉醒，提高警觉，并减少以睡眠剥夺引起的认知缺陷[102]。Vanderveen 及其同事的一项研究发现：对于习惯性服用咖啡因和初次使用咖啡因的人来说，不建议使用差别剂量，因为对于习惯服用咖啡因的人对咖啡因改善认知的耐受程度并没有普遍共识[102]。咖啡因是一种甲基黄嘌呤，能引起去甲肾上腺素和多巴胺的轻度增加[103]，但其效应主要通过其作为腺苷拮抗剂和环核苷酸磷酸二酯酶抑制剂的作用得以实现[102]。

咖啡因的半衰期在不同个体之间存在显著差异，通常为 1.5~10h[101-102]。细胞色素 P450 1A2 是咖啡因代谢主要的酶[104]，但由于遗传和环境的影响，其活性在个体间不同。吸烟会增加咖啡因的清除率，缩短咖啡因的半衰期[102, 104-106]，而怀孕和口服避孕药会减少咖啡因的清除[106]。因此，对某些人而言，用咖啡因来缓解短期疲劳的代价可能是长时间的失眠。同样地，因为腺苷促进睡眠[21]，所以咖啡因对于腺苷的拮抗作用可能会干扰非计划时间的睡眠。

尽管 FDA 认为咖啡因通常是安全的（generally recognized as safe, GRAS）[107]，但是它可能在少见情况下引起副作用，包括重度焦虑、惊恐发作和精神失常[106]。考虑到咖啡因的代谢和作用，医务人员在使用咖啡因作为缓解疲劳的方式之前，需要了解他们自己的个体反应。军队建议以 100mg 逐渐增加咖啡因剂量，而最大剂量不超过 600mg[102]。

既往军队曾使用安非他命来减缓疲劳。10~20mg 右旋安非他命（不超过60mg）被推荐用于严重睡眠剥夺但仍必须执行任务的军人[88]。然而，安非他命的滥用倾向和严重副作用[97]使得它不适于民用。

莫达非尼促进觉醒的机制尚未完全明确，但目前被用在军队中。它已被证实可以提高睡眠不足时的认知功能和警觉[88]。莫达非尼作用于中枢去甲肾上腺素和多巴胺转运体，并且也对谷氨酸、5- 羟色胺、组胺、GABA的转运[108]和食欲肽[109]产生次级效应。并已被 FDA 批准用于与嗜睡、阻塞性睡眠呼吸暂停、倒班所致睡眠紊乱相关的睡意[110]。莫达非尼亦可超说明书用于倒时差，它在高校学生及其他需要在清醒同时增强认知的专业人员中也经常被使用[111]。对于非睡眠剥夺的健康人群，其认知功能提高的证据并不确定，同时存在个体差异[112]，然而在更复杂的工作中可能会提高工作表现[109]。莫达非尼对于认知功能的增强作用，可能与使用者本身潜在的认知能力存在负相关[108]。

在一项研究中，莫达非尼改善了（睡眠不足的医生）对于高效信息处理，灵活思考及限时决策的认知过程，但是不能提高临床的精神运动表现[113]。在睡眠不足的急诊医生中，莫达非尼增加了某些方面的认知功能，同时在主观上认为能提高医生在夜班后参加教学查房的能力，但是会导致他们在可以睡觉时入睡更加困难[114]。这与莫达非尼的12~15h的半衰期一致[115]。

尽管莫达非尼看似能提高疲劳个体的认知表现，但是其对医生在疲劳状态下开展临床工作时推理能力的影响并未得到充分验证。莫达非尼在某些报道中与攻击性相关[110]。同时，关于莫达非尼是否会导致过度自信[97]，从而可能会引起使用该药物的医生的高风险行为也是存在争议的。

与疲劳管理相关的医疗保健与社会变革

疲劳管理策略还必须考虑原发睡眠障碍及由内科和心理疾病导致的睡眠紊乱。例如，通过夜间使用有镇静作用的固定剂量的精神药物，可以帮助医务工作者保持正常的工作能力[116]。对于长期稳定的医疗环境，规范化药物治疗仍是可以接受的，尽管它们可能会影响睡眠和觉醒。

从社会角度而言，睡眠不足和高强度精神活动引起了疲劳，而人们对这一疲劳的公知带来了一些难以解决的问题。如果我们接受ACGME关于兼职夜班的时间也属于主要培训岗位中的疲劳负荷这一规定，那么社会就需要为有其他疲劳因素的医务工作者提供更多策略。比如说，抚养幼儿会极大增加精神负担，同时如果孩子生病或难以入睡也会导致父母睡眠不足引起疲劳。类似的，也存在原发性睡眠紊乱，和由于内科及神经精神疾病导致的睡眠紊乱。因此，如何促进上述医务工作者保持最佳工作状态是我们面临的问题。

患者的疲劳

本章节的重点为疲劳对于医务工作者的影响。然而，关于睡眠不足对患者的影响的关注与研究也日益增加。患者在术后的数日中会出现总体睡眠时间减少，快动眼睡眠时间减少，慢波睡眠（slow-wave sleep, SWS）减少。其后他们可能会出现总体快动眼睡眠增加的反跳现象[117]。早期睡眠缺乏与疼痛、陌生和有压力的环境、噪音、手术引流或置管、频繁被查看、监护仪夜间报警相关。手术对于睡眠机制可能存在更本质的影响，包括神经体液改变和炎症反应。尽管睡眠缺乏是多因素导致的，麻醉似乎对此没有明显影响。在一项研究中，健康志愿者经过 3h 麻醉，而没有被行手术，他们的睡眠仅受到了很小的影响[118]。

大手术对于睡眠的影响更大[117]。微创手术的应激反应更小[119]，因此也可能被预测为对睡眠的影响更小。然而，术后第一晚，行腹腔镜结肠切除的患者的主观睡眠质量，比行开放切除术的患者更差[120]，这可能与腹腔镜患者疼痛评分稍高相关。在大关节置换的快通道手术中，患者术后第 1 晚的快动眼睡眠减少了 93%，直到第 4 晚才恢复正常，那时他们已离院回家[121]。同样的，安眠药唑吡坦（10mg）的应用，不能改善 EEG 睡眠监测的客观指标，但是能够减少觉醒次数，同时能够改善主观疲劳程度[122]。

如果恢复性睡眠对于免疫功能和修复有重要作用，那么睡眠剥夺会影响患者康复，包括感染率。阻塞性睡眠呼吸暂停（obstructive sleep apnea, OSA）的主要表现就是睡眠中断。尽管阻塞性睡眠呼吸暂停与多项术后并发症相关[123-124]，但并没有被广泛认可是手术伤口感染的重要风险因素[125]。然而，近期的一项关于结肠切除患者的研究发现，阻塞性睡眠呼吸暂停的患者手术伤口感染风险提高了近 3 倍[125]。

谵妄是术后主要的并发症之一。研究表明手术后褪黑素分泌减少[126]。已有研究调查外源性褪黑素用于纠正睡眠紊乱是否可以减少术后谵妄的发生；有些研究还未证实有显著影响[127-129]。但也有研究者报道褪黑素可以起到改善作用[130-132]，褪黑素的策略性使用可能是一个临床选择。令人感兴趣的是，褪黑素能够持续减少术前焦虑[133-134]。

减少重症监护病房（ICU）中镇静和气管插管患者的睡眠不足，引起了大家的关注。尽管处于镇静状态，意识水平降低，但气管插管的患者仍然睡眠质量较差。这种生理性睡眠不足被认为会引起谵妄，这在 ICU 中很常见，同时也能潜在抑制正常的系统稳态，包括免疫功能。

右美托咪定是一种 α-2 受体激动剂，对气管插管患者能够起到镇静作用。右美托咪定用于镇静时，EEG 的图形是以非快动眼睡眠为特征的，特别是 II 期[135]，其机制包括内源性睡眠通路的激活和腹外侧视前区（ventrolateral preoptic nucleus, VLPO）[136]。这种机制被认为能产生更好的恢复性睡眠，比通过作用于 GABA 受体实现系统调节作用更好[136]。在一项研究中，与标准剂量的苯二氮䓬相比，右美托咪定与谵妄降低相关[137]。在另一研究中，与未使用镇静的患者相比，因呼吸衰竭而需长期气管插管的患者使用右美托咪定在夜间镇静，能够增加患者睡眠，并且有更正常的昼夜节律[138]。

小　结

影响个体疲劳感受和疲劳严重程度的因素有很多。FAA 总结了影响疲劳的主要因素[30]：

1. 一天内的某些时间段　疲劳在某种程度上受昼夜节律的影响。在其他影响因素一样的情况下，疲劳在凌晨 2:00 至早晨 6:00 间最容易出现，程度也最严重。

2. 近期睡眠量　如果一个人在过去 24h 内睡眠明显少于 8h，就更可能出现疲劳。

3. 清醒时间　一个人连续清醒时间越长，越容易出现疲劳。

4. 累积睡眠不足　对大多数而言，累积睡眠债是指在过去几天中，按每天 8h 睡眠的睡眠量与一个人实际睡眠量的差。

5. 执行任务时间　一个人连续无休息做一个工作时间越长，就越容易感到疲劳。

6. 个体差异　每个人对于疲劳影响因素反应不同，因此在同等工作条件下，可能在不同时间点出现不同程度的疲劳。

由于昼夜节律因素，大多数人即便熬夜工作并且非常疲劳，在白天仍难以入睡，且不能有良好的睡眠质量[1]。全社会以及医疗从业者，疲劳意识逐渐增强。考虑到如果人们超过 24h 不睡觉出现交通事故可以按照杀人起诉，因此除非极个别情况，有执照的医务人员在类似长时间无睡眠的情况下，不应诊治患者。

（丁冠男 李其沛　译；田鸣　审）

参考文献

[1] Federal Aviation Administration; 14 CFR Parts 117, 119, and 121; Docket No: FAA-2009-1093; Amdt. Nos. 117-1, 119-16, 121-357; RIN 2120-AJ58; Flightcrew Member Duty and Rest Requirements. [2016-01]. https:// www.faa.gov/ regulations_ policies/ rulemaking/ recently_ published/ media/ 2120-AJ58-FinalRule.pdf.
[2] Pilcher JJ, Huffcutt A. Effects of sleep deprivation on performance: a meta-analysis. Sleep,

1996,19(4):318-326.

[3] Cappuccio FP, Cooper D, D'Elia L, et al. Sleep duration predicts cardiovascular outcomes: a systematic review and metaanalysis of prospective studies. Eur Heart J, 2011,32(12):1484-1492.

[4] Cohen S, Doyle WJ, Alper CM, et al. Sleep habits and susceptibility to the common cold. Arch Intern Med, 2009,169(1):62-67.

[5] Thompson CL, Larkin EK, Patel S, et al. Short duration of sleep increases risk of colorectal adenoma. Cancer. 2011, 15,117(4): 841-847.

[6] Hart CN, Carskadon MA, Considine RV, et al. Changes in children's sleep duration on food intake, weight, and leptin. Pediatrics, 2013,132(6): e1473-1480.

[7] Capers PL, Fobian AD, Kaiser KA, et al. A systemic review and meta-analysis of randomized controlled trials of the impact of sleep duration on adiposity and components of energy balance. Obes Rev, 2015,16(9):771-782

[8] Zaremba S, Chamberlin NL, Eikermann M. Sleep Medicine//Miller RD, Lars I, Eriksson LI, et al. Miller's Anesthesia. 8th ed. Philadelphia: Elsevier Saunders, 2015.

[9] Mökel T, Beste C, Wascher E. The effects of time on task in response selection: an ERP study of mental fatigue. Scientific Reports, 2015,5:10113. doi:10.1038/ srep10113.

[10] Bordyugov G, Abraham U, Granada A, et al. Tuning the phase of circadian entrainment. J R Soc Interface. 2015,12:20150282. DOI: 10.1098/ rsif.2015.0282.

[11] Czeisler CA, Duffy JF, Shanahan TL. Stability, precision, and near-24-hour period of the human circadian pacemaker. Science, 1999,284(5423): 2177-2181.

[12] Sack RL, Auckley D, Auger RR, et al. Circadian rhythm sleep disorders: Part I, basic principles, shift work and jet lag disorders: an American Academy of Sleep Medicine review. Sleep, 2007,30(11): 1460-1483.

[13] Dijk D, Lockley SW. Invited review: Integration of human sleep-wake regulation and circadian rhythmicity. J Appl Physiol, 2002,92(2):852-862.

[14] Schupp M, Hanning CD. Physiology of sleep. BJA CEPD Rev, 2003(3):69-74.

[15] Ruskin KJ, Caldwell JA, Caldwell JL, et al. Screening for sleep apnea in morbidly obese pilots. Aerosp Med Hum Perform, 2015 ,9,86(9): 835-841.

[16] Howard SK, Rosekind MR, Katz JD, et al. Fatigue in anesthesia implications and strategies for patient and provider safety. Anesthesiology, 2002(97):1281-1294.

[17] Bonmati-Carrion MA, Arguelles-Prieto R, Martinez-Madrid MJ, et al. Protecting the melatonin rhythm through circadian healthy light exposure. Int J Mol Sci, 2014 Dec 17,15(12): 23448-23500.

[18] Keijzer H, Smits MG, Duffy JF, et al. Why the dim light melatonin onset (DLMO) should be measured before treatment of patients with circadian rhythm sleep disorders. Sleep Med Rev, 2014,18(4):333-339.

[19] Sinha A, Singh A, Tewari A. The fatigued anesthesiologist: a threat to patient safety? J Anaesthesiol Clin Pharmacol, 2013,29(2):151-159. doi:10.4103/ 0970-9185.111657.

[20] Lu J, Sherman D, Marshall Devor M, et al. A putative flip-flop switch for control of REM sleep. Nature, 2006, 6(441):589-594.

[21] Huang ZL, Zhang Z, Qu WM. Roles of adenosine and its receptors in sleep-wake regulation. Int Rev Neurobiol, 2014(119):349-371.

[22] Monti JM. Serotonin control of sleep-wake behavior. Sleep Med Rev, 2011,15(4):269-281.

[23] Lim J, Ebstein R, Tse C-Y, et al. Dopaminergic polymorphisms associated with time-on-task declines and fatigue in the psychomotor vigilance test. PLoS ONE, 2012,7(3):e33767. doi:10.1371/ journal. pone.0033767.

[24] Powell DMC, Spencer MB, Holland D, et al. Pilot fatigue in short-haul operations: effects of number of sectors, duty length, and time of day. Aviat Space Environ Med, 2007,78: 698-701.

[25] Warm JS, Parasuraman R, Matthews G. Vigilance requires hard mental work and is stressful. Human Factors, 2008(50):433-441.

[26] Tanaka M, Shigihara Y, Ishii A, et al. Effect of mental fatigue on the central nervous system: an electroencephalography study. Behav Brain Functions, 2012(8):48. doi:10.1186/ 1744-9081-8-48.

[27] Shigihara Y, Tanaka M, Ishii A, et al. Two types of mental fatigue affect spontaneous oscillatory brain activities in different ways. Behav Brain Functions, 2013(9):2. doi:10.1186/ 1744-9081-9-2.

[28] van der Linden D, Frese M, Meijman TF. Mental fatigue and the control of cognitive processes: effects on perseveration and planning. Acta Psychol (Amst), 2003,113(1):45-65.

[29] Ishii A, Tanaka M, Watanabe Y. Neural mechanisms of mental fatigue. Rev Neurosci, 2014,25(4): 469-479.

[30] FAA Flight Standards Information Management System; Volume 3, General Technical Information; Chapter 58, Management of aviation fatigue; Section 2, Understanding and applying Part 117.[2016-01]. http:// fsims.faa.gov/ PICDetail.aspx?docId=8900.1,Vol.3, Ch58,Sec2.

[31] Van Dongen HPA, Maislin G, Mullington JM, et al. The cumulative cost of additional wakefulness: dose-response effects on neurobehavioral functions and sleep physiology from chronic sleep restriction and total sleep deprivation. Sleep, 2003,26(2):117-126.

[32] Zhou X, Ferguson SA, Matthews RW, et al. Mismatch between subjective alertness and objective performance under sleep restriction is greatest during the biological night. J Sleep Res, 2012(21):40-49.

[33] Groeger JA, Viola AU, Lo JCY, et al. Early Morning executive functioning during sleep deprivation is compromised by a PERIOD3 polymorphism. Sleep, 2008,31(8):1159-1167.

[34] Sugden C, Athanasiou T, Darzi A. What are the effects of sleep deprivation and fatigue in surgical practice? Semin Thorac Cardiovasc Surg, 2012,24(3): 166-175.

[35] Lockley SW, Barger LK, Ayas NT, et al. for the Harvard Work Hours, Health and Safety Group. Effects of health care provider work hours and sleep deprivation on safety and performance. Joint Comm J Qual Patient Safety, 2007,33(11)(Suppl):7-18.

[36] McCormick F, Kadzielski J, Landrigan CP, et al. Surgeon Fatigue: A prospective analysis of the incidence, risk, and intervals of predicted fatigue-related impairment in residents. Arch Surg, 2012,147(5): 430-435.

[37] Lockley SW, Cronin JW, Evans EE, et al. Effect of reducing interns' weekly work hours on sleep and attentional failures. N Engl J Med, 2004(351): 1829-1837

[38] Landrigan CP, Rothschild JM, Cronin JW, et al. Effect of reducing interns' work hours on serious medical errors in intensive care units. N Engl J Med, 2004(351):1838-1848.

[39] Gander PH, Merry A, Millar MM, et al. Hours of work and fatigue-related error: a survey of New Zealand anaesthetists. Anaesth Intensive Care, 2000,28(2):178-183.

[40] Aya AG, Mangin R, Robert C, et al. Increased risk of unintentional dural puncture in night-time obstetric epidural anesthesia. Can J Anaesth, 1999,46(7):665-669.

[41] Rothschild JM, Keohane CA, Rogers S,et al. Risks of complications by attending physicians after performing nighttime procedures. JAMA, 2009,302(14):1565-1572.

[42] Govindarajan A, Urbach DR, Kumar M, et al. Outcomes of daytime procedures performed by attending surgeons after night work. N Engl J Med, 2015,373(9): 845-853.

[43] Philibert I. Sleep loss and performance in residents and nonphysicians: a meta-analytic examination. Sleep, 2005,28(11):1392-1402.

[44] Howard SK, Gaba DM, Rosekind MR, et al. The risks and implications of excessive daytime sleepiness in resident physicians. Acad Med, 2002,77(10):1019-1025.

[45] Howard SK, Gaba DM, Smith BE, et al. Simulation study of rested versus sleep-deprived anesthesiologist. Anesthesiology, 2003(98):1345-1355.

[46] Kahn-Greene ET, Lipizzi EL, Conrad AK, et al. Sleep deprivation adversely affects interpersonal responses to frustration. Pers Indiv Differ, 2006(41):1433-1443.

[47] Rosen IM, Gimotty PA, Shea JA, et al. Evolution of sleep quantity, sleep deprivation, mood disturbances, empathy, and burnout among interns. Acad Med, 2006,81(1):82-85.

[48] Ayas NT, Barger LK, Cade BE, et al. Extended work duration and the risk of self-reported percutaneous injuries in interns. JAMA, 2006,296(9): 1055-1062.

[49] Barger LK, Cade BE, Ayas NT, et al. for the Harvard Work Hours, Health, and Safety Group. Extended work shifts and the risk of motor vehicle crashes among interns. N Engl J Med, 2005,352(2): 125-134.

[50] National Conference of State Legislatures.[2015-12]. http:// www.ncsl.org/ research/ transportation/ summaries-of-current-drowsy-driving-laws.aspx.

[51] Ulmer C, Wolman DM, John MME, Committee on Optimizing Graduate Medical Trainee (Resident) Hours and Work Schedules to Improve Patient Safety. Resident duty hours: enhancing sleep, supervision, and safety. Washington DC: Institute of Medicine of the National Academies, National Academies Press, 2009.

[52] Accreditation Council For General Medical Education. Duty hours, common program requirements.[2015-12]. https:// www.acgme.org/ acgmeweb/ Portals/0/ PDFs/ Common_ Program_ Requirements_ 07012011\[2\].pdf.

[53] Dacey RG. Editorial: Our continuing experience with duty-hours regulation and its effect on quality of care and education. J Neurosurg Spine, 2014,21(4):499-501.

[54] Ahmed N, Devitt KS, Keshet I, et al. A systematic review of the effects of resident duty hour restrictions in surgery: impact on resident wellness, training, and patient outcomes. Ann Surg, 2014,259(6):1041-1053.

[55] Jamal MH, Doi SA, Rousseau M, et al. Systematic review and meta-analysis of the effect of North American working hours restrictions on mortality and morbidity in surgical patients. Br J Surg, 2012,99(3):336-344.

[56] Harris JD, LT, Staheli G, et al. What effects have resident work-hour changes had on education, quality of life, and safety? A systematic review. Clin Orthop Relat Res, 2015(473):1600-1608.

[57] ACGME. News and update: update on two multicenter trials.[2015-12-07]. https:// www. acgme.org/ acgmeweb/ Portals/ 0/ PDFs/ NascaLetterCommunityDutyHours Multicenter-TrialsUpdateDec2015.pdf.

[58] Schwartz SI, Galante J, Kaji A, et al. Effect of the 16-hour work limit on general surgery intern operative case volume. JAMA Surg, 2013,148(9): 829-833.

[59] Freischlag JA. There are just not enough hours in the day. JAMA Surg, 2013,148(9):833.

[60] Theobald CN, Stover DG, Choma NN, et al. The effect of reducing maximum shift lengths to 16 hours on internal medicine interns' educational opportunities. Acad Med, 2013, 88(4): 512-518

[61] Stickgold R. Sleep-dependent memory consolidation. Nature, 2005, 437(7063):1272-1278.

[62] Hyder JA, Bohman JK, Kor DJ, et al. Anesthesia care transitions and risk of postoperative complications. Anesth Analg, 2016(122):134-144.

[63] Saager L, Hesler BD, You J, et al. Intraoperative transitions of anesthesia care and postoperative adverse outcomes. Anesthesiology, 2014(121): 695-706.

[64] Hudson CC, McDonald B, Hudson JK, et al. Impact of anesthetic handover on mortality and morbidity in cardiac surgery: a cohort study. J Cardiothorac Vasc Anesth, 2015(29):11-16.

[65] Lane-Fall MB. No matter the perspective, anesthesia handoffs are problematic. Anesth Analg, 2016,122(1):7-9.

[66] Drolet BC, Schwede M, Bishop KD, et al. Compliance and falsification of duty hours: reports from residents and program directors. J Grad Med Educ, 2013,5(3):368-373.

[67] Byrne JM, Loo LK, Giang DW. Duty hour reporting: conflicting values in professionalism. J Grad Med Educ, 2015,7(3):395-400.

[68] Fargen KM, Dow J, Tomei KL, et al. Follow-up on a national survey: American neurosurgery resident opinions on the 2011 Accreditation Council for Graduate Medical Education-implemented duty hours. World Neurosurg, 2014,81(1): 15-21.

[69] Drolet BC, Khokhar MT, Fischer SA. Perspective: The 2011 duty-hour requirements— a survey of residency program directors. N Engl J Med, 2013(368):694-697.

[70] Bilimoria KY, Chung JW, Hedges LV, et al. National cluster-randomized trial of duty-hour flexibility in surgical training. N Engl J Med, 2016(374): 713-727.

[71] Birkmeyer JD. Surgical Resident Duty-Hour Rules — Weighing the New Evidence. N Engl J Med, 2016(374):783-784

[72] Rosenbaum, Lisa. Leaping without Looking— Duty Hours, Autonomy, and the Risks of Research and Practice. N Engl J Med, 2016(374):8, 701-703

[73] American College of Surgheons. Extending the Length of Surgical Trainees' Shifts Does Not Affect Surgical Patients' Safety.[2016-04]. https:// www. facs.org/ media/ press-releases/ 2016/ first0216.

[74] Rosekind MR, Graeber RC, Dinges DF, et al. Crew factors in flight operations Ⅸ: effects of planned cockpit rest on crew performance and alertness in long-haul operations. NASA Technical Memorandum #108839. Moffett Field, CA: NASA Ames Research Center, 1994.

[75] National Sleep Foundation.[2015-12]. https:// sleepfoundation. org/ sleep-topics/ napping.

[76] Kubo T, Takahashi M, Takeyama H, et al. How do the timing and length of a night-shift nap affect sleep inertia? Chronobiol Int, 2010,27(5): 1031-1044.

[77] Ruggiero JS, Redeker NS. Effects of napping on sleepiness and sleep-related performance deficits in night-shift workers: a systematic review. Biol Res Nurs, 2014,16(2):134-142.

[78] Tassi P, Muze A. Sleep inertia. Sleep Med Rev, 2000,4(4):341-353.

[79] Jewett ME, Wyatt JK, Ritz-De Cecco A, et al. Time course of sleep inertia dissipation in human performance and alertness. J Sleep Res, 1999,8(1):1-8.

[80] St. Pierre M, Hofinger G, Buerschaper C, et al. Attention: the focus of consciousness//Crisis Management in Acute Care Settings: Human Factors, Team Psychology, and Patient Safety in a High Stakes Environment. Berlin and Heidelberg: Springer-Verlag, 2011:Chapter 8.

[81] Tassi P, Nicolas A, Dewasmes G, et al. Effects of noise on sleep inertia as a function of circadian placement of a one hour nap. Percep Motor Skills, 1992,75(1):291-302.

[82] American College of Occupational and Environmental Medicine. ACOEM guidance statement: fatigue risk management in the workplace, ACOEM Presidential Task Force on Fatigue Risk Management.[2015-12]. http:// www.acoem. org/ uploadedFiles/ Public_ Affairs/ Policies_ And_ Position_ Statements/ Fatigue%20Risk%20 Management%20in%20 the%20Workplace.pdf. Accessed December, 2015

[83] Drolet BC, Hyman CH, Ghaderi KF, et al. Hospitalized patients' perceptions of resident fatigue, duty hours, and continuity of care. J Grad Med Educ, 2014,6(4):658-663.

[84] Gregory P, Edsell M. Fatigue and the anaesthetist. Contin Educ Anaesth Crit Care Pain, 2014,14(1):18-22.

[85] American Academy of Pediatrics.[2016-01]. http:// pediatrics. aappublications.org/ content/ early/ 2014/ 08/ 19/ peds.2014-1697.

[86] Duffy JF, Czeisler CA. Age-related change in the relationship between circadian period, circadian phase, and diurnal preference in humans. Neurosci Lett, 2002,318(3):117-120.

[87] Akerstedt TL, Kecklund G, Hörte LG. Night driving, season, and the risk of highway accidents. Sleep, 2001,24(4):401-406.

[88] Caldwell JA, Mallis MM, Caldwell JL, et al. Aerospace Medical Association Aerospace Fatigue Countermeasures Subcommittee of the Human Factors Committee. Fatigue countermeasures in aviation. Aviat Space Environ Med, 2009,80:29-59.

[89] Gallo LC, Eastman CI. Circadian rhythms during gradually delaying and advancing sleep and light schedules. Physiol Behav, 1993,53(1): 119-126.

[90] Leff, DR, Aggarwal R, Rana M, et al. Laparoscopic skills suffer on the first shift of sequential night shifts: program directors beware and residents prepare. Ann Surg, 2008,247(3):530-539.

[91] Trevor, Anthony J. Sedative-hypnotic drugs//Katzung BG, Trevor AJ, eds. Basic and Clinical Pharmacology. 13th ed. New York: McGraw-Hill, 2015.

[92] Shy BD, Portelli I, Nelson LS. Emergency medicine residents?use of psychostimulants and sedatives to aid in shift work. Am J Emerg Med, 2011,29(9):1034-1036.

[93] McBeth BD, McNamara RM, Ankel FK, et al. Modafinil and zolpidem use by emergency medicine residents. Acad Emerg Med, 2009,16(12): 1311-1317.

[94] Food and Drug Administration. Ambien CR product information.[2015-12]. http:// www.fda. gov/ downloads/ Drugs/ DrugSafety/ ucm085908.pdf.

[95] Barger LK, Flynn-Evans EE, Kubey A, et al. Prevalence of sleep deficiency and use of hypnotic drugs in astronauts before, during, and after spaceflight: an observational study. Lancet Neurology, 2014,13(9):904-912.

[96] Farkas RH, Unger EF, Temple R. Zolpidem and driving impairment: identifying persons at risk. N Engl J Med, 2013(369):689-691.

[97] Paul MA, Gray GW, Lieberman HR, et al. Management of circadian desynchrony (jetlag and shiftlag) in CF Air Operations. Defence R&D Canada?Toronto Technical Report. DRDC Toronto TR 2010-002. December, 2010.

[98] Paul MA, Gray G, Sardana TM, et al. Melatonin and zopiclone as facilitators of early circadian sleep in operational air transport crews. Aviat Space Environ Med, 2004,75(5):439-443.

[99] Paul MA, Brown G, Buguet A, et al. Melatonin and zopiclone as pharmacologic aids to facilitate crew rest. Aviat Space Environ Med, 2001,72(11):974-984.

[100] Arendt J. Melatonin: characteristics, concerns, and prospects. J Biol Rhythms, 2005(20):291-303.

[101] Newton R, Broughton LJ, Lind MJ, et al. Plasma and salivary pharmacokinetics of caffeine in man. Eur J Clin Pharmacol, 1981,21(1):45-52.

[102] Vanderveen JE (Chair), Committee on Military Nutrition Research. Caffeine for the sustainment of mental task performance: formulations for military operations. Washington, DC: Food and Nutrition Board, Institute of Medicine, 2001.

[103] O'Brien CP. Drug addiction//Brunton LL, Chabner BA, Knollmann BC. eds. Goodman and Gilman's: The Pharmacological Basis of Therapeutics. 12th ed. New York: McGraw-Hill, 2011: 649-668.

[104] Almira Correia M. Drug biotransformation//Katzung BG, Trevor AJ, eds. Basic and Clinical Pharmacology. 13th ed. New York: McGraw-Hill, 2015.

[105] Arnaud MJ. Pharmacokinetics and metabolism of caffeine//Lorist M, Snel J, eds. Nicotine, Caffeine and Social Drinking: Behaviour and Brain Function. Amsterdam: Harwood Academic Publishers, 1998, Chapter 6, 153-166.

[106] Winston AP, Hardwick E, Jaberi N. Neuropsychiatric effects of caffeine. Adv Psychiat Treat, 2005,11(6):432-439.

[107] FDA Code of Federal Regulations, title 21.[2016-01]. http:// www.accessdata.fda.gov/ scripts/ cdrh/ cfdocs/ cfcfr/ CFRSearch.cfm?fr=182.1180.

[108] Minzenberg MJ, Cameron S Carter CS. Modafinil: a review of neurochemical actions and effects on cognition. Neuropsychopharmacology, 2008,33:1477-1502. doi:10.1038/ sj.npp.1301534.

[109] Battleday RM, Brem AK. Modafinil for cognitive neuroenhancement in healthy non-sleepdeprived subjects: a systematic review. Eur Neuropsychopharmacol, 2015,25(11):1865-1881.

[110] Medication Guide Provigil.[2015-12]. http:// www.fda.gov/ downloads/ Drugs/ DrugSafety/ UCM231722. pdf.

[111] Kim D. Practical use and risk of modafinil, a novel waking drug. Environmental Health Toxicol, 2012(27):e2012007.

[112] Ragan CI, Bard I, Singh I. What should we do about student use of cognitive enhancers? An analysis of current evidence. Neuropharmacology, 2013(64):588-595.

[113] Sugden C, Housden C, Aggarwal R, et al. Effect of pharmacological enhancement on the cognitive and clinical psychomotor performance of sleep-deprived doctors: a randomized controlled trial. Ann Surg, 2012,255(2):222-227.

[114] Gill M, Haerich P, Westcott K, et al. Cognitive performance following modafinil versus placebo in sleep-deprived emergency physicians: a double-blind randomized crossover study. Acad Emerg Med, 2006,13(2):158-165.

[115] Robertson PJr, Hellriegel ET. Clinical pharmacokinetic profile of modafinil. Clin Pharmacokinet, 2003,42(2):123-137.

[116] Levine M, Quan D. Levine M, Quan D Levine, et al. Nonbenzodiazepine Sedatives. Chapter 184//Tintinalli JE, Stapczynski J, Ma O, et al. Tintinalli Emergency Medicine: A Comprehensive Study Guide. 8e. New York, NY: McGraw-Hill, 2016: 1240-1243

[117] Rosenberg-Adamsen S, Kehlet H, Dodds C, et al. Postoperative sleep disturbances: mechanisms and clinical implications. Br J Anaesth, 1996(76):552-559.

[118] Moote CA, Knill RL. Isoflurane anesthesia causes a transient alteration in nocturnal sleep. Anesthesiology, 1988,69(3):327-331.

[119] Klemann N, Hansen MV, Göenur I. Factors affecting post-operative sleep in patients undergoing colorectal surgery: a systematic review. Dan Med J, 2015,62(4):A5053.

[120] Basse L, Jakobsen DH, Bardram L, et al. Functional recovery after open versus laparoscopic colonic resection: a randomized, blinded study. Ann Surg, 2005,241(3):416-423.

[121] Krenk L, Jennum P, Kehlet H. Sleep disturbances after fast-track hip and knee arthroplasty Br J Anaesth, 2012,109(5):769-775.

[122] Krenk L, Jennum P, Kehlet H. Postoperative sleep disturbances after zolpidem treatment in fast-track hip and knee replacement. J Clin Sleep Med, 2014,10(3):321-326. doi:10.5664/ jcsm.3540.

[123] Kaw R, Chung F, Pasupuleti V, et al. Meta-analysis of the association between obstructive sleep apnoea and postoperative outcome. Br J Anaesth, 2012,109(6): 897-906.

[124] Gaddam S, Gunukula SK, Mador MJ. Postoperative outcomes in adult obstructive sleep apnea patients undergoing non-upper airway surgery: a systematic review and meta-

analysis. Sleep Breathing, 2014,18(3):615-633.

[125] Fortis S, Colling KP, Statz CL, et al. Surg Infect, 2015,16(5):611-617. doi:10.1089/ sur.2014.090.

[126] Cronin AJ, Keifer JC, Davies MF, et al. Melatonin secretion after surgery. Lancet, 2000(356):1244-1245.

[127] De Jonghe A, van Munster BC, Goslings JC, et al. Effect of melatonin on incidence of delirium among patients with hip fracture: a multicentre, double-blind randomized controlled trial. CMAJ, 2014,186(14):E547-E556. doi:10.1503/ cmaj.140495.

[128] Bellapart J, Boots R. Potential use of melatonin in sleep and delirium in the critically ill. Br J Anaesth, 2012,108(4):572-580.

[129] Bourne RS, Mills GH. Melatonin: possible implications for the postoperative and critically ill patient. Intens Care Med, 2006,32(3):371-379.

[130] Sultan SS. Assessment of role of perioperative melatonin in prevention and treatment of postoperative delirium after hip arthroplasty under spinal anesthesia in the elderly. Saudi J Anaesthesia, 2010,4(3):169-173. doi:10.4103/ 1658-354X.71132.

[131] Artemiou P, Bily B, Bilecova-Rabajdova M, et al. Melatonin treatment in the prevention of postoperative delirium in cardiac surgery patients. Kardiochirurgia i Torakochirurgia Polska = Polish Journal of Cardio-Thoracic Surgery, 2015,12(2): 126-133. doi:10.5114/ kitp.2015.52853.

[132] Hanania M, Kitain E. Melatonin for treatment and prevention of postoperative delirium. Anesth Analg, 2002,94(2):338-339.

[133] Hansen MV, Halladin NL, Rosenberg J, et al. Melatonin for preand postoperative anxiety in adults. Cochrane Database Syst Rev, 2015,4(4):CD009861.

[134] Yousaf F, Seet E, Venkatraghavan L, et al. Efficacy and safety of melatonin as an anxiolytic and analgesic in the perioperative period: a qualitative systematic review of randomized trials. Anesthesiology, 2010,113(4):968-976

[135] Huupponen E, Maksimow A, Lapinlampi P, et al. Electroencephalogram spindle activity during dexmedetomidine sedation and physiological sleep. Acta Anaesthesiol Scand, 2008,52(2):289-294.

[136] Nelson LE, Lu J, Guo T, et al. The alpha2-adrenoceptor agonist dexmedetomidine converges on an endogenous sleep-promoting pathway to exert its sedative effects. Anesthesiology, 2003,98(2):428-436.

[137] Riker RR, Shehabi Y, Bokesch PM, et al. Dexmedetomidine vs midazolam for sedation of critically ill patients: a randomized trial. JAMA, 2009,301(5):489-499.

[138] Alexopoulou C, Kondili E, Diamantaki E, et al. Effects of dexmedetomidine on sleep quality in critically ill patients: a pilot study Anesthesiology, 2014,121(4):801-807.

情境意识

CHRISTIAN M. SCHULZ

麻醉中的情境意识

情境意识的历史

受限制或无法使用雷达探测敌机的军事飞行员最先系统性地描述了情境意识（situation awareness，SA）的重要性。在这种情况下，战斗机飞行员必须密切观察周围环境，以发现敌机的存在，然后迅速准确地评估敌机的位置、航向、速度、高度；最重要的是，还要分析敌机的意图。良好的情境意识使他们能够成功预测敌人的下一步行动并采取有效的对策，因此，良好的情境意识成为他们的"王牌"能力[1]。

在 20 世纪 80 年代末，人体工学科学家提出了情境意识这个术语。随后，他们开始建立一个系统的框架来描述情境意识的发展过程，以及情境意识在动态环境中为个人或团队的正确决策所起的作用[2]。此外，他们还明确了促进或阻碍情境意识正确与完整发展过程的一些个体内、外的因素。情境意识最先在航空和军事领域发表了实证性研究，随后在其他动态工作环境中也进行了相关研究，如核电站、石油平台和医疗保健领域等。

麻醉与情境意识：框架结构

1995 年，Gaba 将"情境意识"术语引入麻醉领域[3]，后来，Fletcher 及其同事将情境意识纳入了麻醉医生的非技术技能（anaesthetist's non-technical skills，ANTS）框架。从那时起，它被认为是危机资源管理（crisis resource management，CRM）培训中的核心原则[4-5]。许多基于危机资源管理的模拟培训对行为关注的一些课程可能与增强情境意识相关，然而，这种方法在一定程度上忽略了情境意识发展中的认知过程。

在 Endsley 关于情境意识的定义中，情境意识是指在一定时空范围内对环境元素的感知，对其意义的理解，以及对其未来状态的预测[2]。因此，情境意识被细分为三个层次。完美的情境意识感知是指一个人完全正确地感知到环境中提供的信息（情境意识Ⅰ级，感知）。然后，这些基本信息被处理并集成到工作记忆中，以达到对情境的理解（情境意识Ⅱ级，理解）。正确理解目前的情况是预见和预测今后可能出现情况的前提条件（情境意识Ⅲ级，预测）。有趣的是，Endsley 和 Gaba 在当年同一期 *Human Factors* 杂志上发表了他们的文章[2-3]。

在麻醉领域，情境意识是指麻醉医生对周围环境中信息的感知程度，包括理解患者的状况，并预测患者未来可能出现的情况[6]。因此，情境意识可以作为特定状况下的定量评估方法。麻醉医生在快速掌握情境意识的能力上会各不相同，这很大程度上取决于他们各自专业水平的不同。因为某些专业知识虽然可以通过前期培训学习获得，而另一些类型的专业知识则主要是通过后期的工作经验积累获得。本章阐述了情境意识在麻醉工作中的作用，并总结了一些促进或阻碍麻醉医生完整情境意识发展的可能因素。

情境意识分级：感知、理解、预测

在手术室的动态工作环境中，情况有可能很快发生变化，通常在手术室有多种数据监测指标提供关于患者状态的信息。大部分的信息由监护仪和麻醉机这些机器设备生成，这些变量大多是所谓的单传感器单指标（single-sensor-single-indicators，SSSI）信息，它们由一个传感器组成，并以数值和（或）图形的形式提供监测结果[7]。而另外一些变量是从 SSSI 数据中集成而来（例如，描述患者肺部顺应性或阻力的参数）。如果设定了这些信号指标和参数范围，当数值超出预先设定的界限时，声学信号就会向麻醉医生发出报警。如果患者意识清醒，麻醉医生也可以通过对患者的观察（如发绀）和口头交流收集更多的信息。另外，当麻醉医生观察手术情况并向外科医生询问手术信息时，就会获得手术进展和并发症的有关信息。感知水平（情境意识等级：Ⅰ级）是指这些信息进入麻醉医生工作记忆中进行进一步处理的程度。

理解（情境意识等级：Ⅱ级）是情境意识的更高一个级别，感知到的信息被整合到工作记忆中，以便进一步理解患者的情况。例如，在麻醉诱导过程中，麻醉医生在给患者面罩呼吸过程中，可以观察胸腔的活动情况以及监护仪上呼气末二氧化碳信息；同时，可以感知到呼吸囊的触觉压力信息和脉搏血氧仪的声学信息。如果有意识和无意识地将这种听觉、视觉和触觉信息与长期记忆内容（如自动性、医学知识和心理模型）相结合，就能使麻醉医生判断患者面罩通气是否充分。另一个例子，当一个患者出现低血压和心动过速时，麻醉医生可能考虑循环性休克（同时可能有 5~6 个不同的鉴别诊断）的心理模型来分析这些信息。这反过来又会促使麻醉医生去寻找更多的信息，更加积极寻找不同形式的休克的具体症状。整合这些额外的信息后，医生就会判断患者的状态，并做出诊断。麻醉医生对患者状况的理解程度决定了其对特定诊断或问题作出充分反应的能力。

情境意识的预测水平（情境意识等级：Ⅲ级）是最复杂的，包含了麻醉医生对患者未来状态发展的估计，是对病情迅速变化危重患者管理的关键因素。一个很好的例子：出血患者需要输浓缩红细胞、新鲜冰冻血浆和凝血因子时，医护人员需要时间进行快速诊断（包括即时技术）、从血库预订血制品、准备和接收适当的血液产品，以及执行任务（例如，建立足够的血管通路以允许大规模输血，以及血液制品管理）。麻醉专家意识到这些不可避免的时间因素，并考虑到了早期持续出血的风险。这些知识与当前关于感知和理解水平的情况的信息相结合，以确定接下来将发生什么（预测）。因此，情境意识的准确预测水平是积极主动管理人力和物资资源的前提。

情境意识按层次顺序构建的，是一个不断重新评估的过程。对未来事件和目标的期望会影响对信息的搜索，从而影响感知水平（自上而下的目标导向处理）。另外，麻醉医生可以定期审视所有可用的信息，并重新评估当前的诊断，以避免固定错误的发生（自下而上的数据驱动处理）。定期切换自上向下处理和自下向上的处理顺序被认为是发展完善情境意识的一项重要技能。在更基础的层面上提高情境意识的准确性是提升其更高级别水平的先决条件。如果一个重要的信息没有被感知或被错误地感知，或者被遗忘，就不可能准确地理解目前的状况，这样就不可能准确地预测未来的情况。

发展情境意识所需的长期记忆内容

信息感知后需要对其进行整合，多种认知机制可以使情境意识正确、完整及快速发展。这些进程需要包括指南和算法在内的长期记忆内容参与，如：心理模型、以前经历过的类似（原型）情况、自动性和医学知识。

心理模型

心理模型是在长期记忆中形成的结构化知识，这些知识是随着时间的推移从经验积累和不断训练中发展而来的[8]。心理模型可以解释情境中的不同情况以及预测它们的未来状态。它们是信息处理过程中的认知捷径，由代表模型的线索信息所激活。因此，心理模型显著加快了人们获得更高水平情境意识的过程。但是，它们不包含关于特定状况的信息，也不是工作记忆中情境的内部表征。一个简单的例子，关于航空领域的心理模型，它描述了速度和升力之间的关系，并用于整合飞机速度和高度的基本数据。在麻醉领域中，重要的心理模型可能包括对病理生理学和药理学的理解[6]。

因此，良好发展的心理模型是快速、准确处理信息的先决条件，并嵌入到决策过程中。它们在初学者中发展较差，甚至不存在，因此信息处理的认知工作量会显著增加，这可能会损害处理基本信息的能力。由于缺乏良好的情境意识，可能导致其逻辑结果错误从而推迟决策，甚至无法做出正确决策。

原型情境

原型情境是指先前经历过的、与当前情境相似的情景。当前和过去情况之间的重合模式可以使情境意识发展更快、更好，因为之前的大部分信息都可以回忆起来。麻醉医生如果具有良好情境模式匹配能力和足够数量的原型情境，就可以通过较少的认知资源获得充分的情境意识能力。模拟训练可能有助于原型情境的生成，但这种效果能否支持情境意识在真实情景中更快发展还不确定。

自动性

自动性是发展情境意识的另一种机制，它在不占用大量工作"内存"的情况下处理信息。自动性使一项物理或认知任务几乎在无意识中完成，从而增加了用于其他任务的认知资源。例如，当一位经验丰富的司机必须减速时，他或她通常会在不考虑踩哪个踏板的情况下踩下刹车，而不是考虑转向进入中心道路。麻醉新手第一次尝试这种方法时，他或她的大脑会高度集中于眼–手的协调能力及专注于过程中每一步。相比之下，更有经验的麻醉医生将以更自动化的方式完成这项任务，这使有经验的专业人员能够解放思想，处理与患者和事件有关的额外状况，从而更好地维持情境意识。Stefanidis 等人在模拟行腹腔镜手术中演示了这种作用的效果[9]，并表明自动化训练要优于熟练训练[10]。

医学知识

如果心理模型、自动性和原型情境都没有得到很好的发展，或者没有涵盖给定的信息，为了处理这些基本信息，相关的医学知识必须被积极回顾起来，但这个过程比较缓慢，需要更大的认知负荷。

个人因素

初学者和专家之间的差异已被用来判定是否准确及快速发展情境意识能力的个人因素[11-12]。一些证据（通过直接和间接的视觉注意力分布）表明，不同经验的麻醉专业人员情境意识存在差异[13]。情境意识的差异也会随着时间的推移而改变，并受到疲劳、动机、或许还有是否摄取咖啡因等因素的影响[14-16]。

理解水平上的错误常常与经验缺乏有关，这反映了较少的自动性、较不发达的心理模型和较少的原型情境[17]。同时，处理信息速度与工作记忆容量方面也存在着个体差异。

如果能够在自下向上处理和自上向下信息处理之间切换，就可以更有效地发展情境意识。自上而下的处理流程是目标驱动的：一旦在关键事件中做出诊断，注意力就集中在与患者状态、治疗目标和期望相关的信息上。例如，在过敏性休克期间，集中精力处理关于血流动力学和气体交换的问题通常足以有效管理患者。只要诊断和治疗的决定是正确的，没有其他意外的问题或新的事件发生，这种处理策略往往是成功的。但为了避免注意力集中的问题，专家会定期切换到自下而上的处理。在此过程中，麻醉医生回顾检查所有可用的信息，以检测可能影响诊断、预期或治疗目标的变化。

最后，如果给定的信息与心理模型并不相符，就必须应用麻醉方面的专业医学知识去分析。

团队情境意识

除了个体的认知过程，情境意识的构建还要考虑其在团队中的作用。Salas 将团队定义为"由两个或更多的人员组成，他们动态地、独立地、自适应地朝着一个共同的、有价值的目标/任务进行协作，每个人都被分配了特定的角色或有各自的职能，同时具有时间限定的会员资格"[18]。在高效的团队中，个体成员的情境意识在一定程度上是重叠的。这种重叠可以是横向的（如白班和夜班之间，或者跨学科团队中的医生之间），也可能纵向发生在具有不同职责的人员之间。

为了达到一个共同的治疗目标，两名或两名以上的医疗专业人员必须共享情境意识的信息，这些要素对于完成他们各自的任务并做出决策是必要的。例如，外科医生向麻醉医生说明手术相关过程，使麻醉医生能够更准确地预测患者未来情况。同样，麻醉医生的信息可以影响外科医生的决定和行动。然而，随着情况变得更加苛刻和复杂，无关的信息共享会导致认知工作量的增加，却可能没有得到更多益处。因此，团队成员在共享情境意识需求上应具有相同情境意识的水平，或者每个团队成员拥有其职责所需的情境意识的水平[2]。

本章后面小节将会详细说明，有几种机制可用于共享情境意识，包括直接和间接信息交流、使用共享的心理模型和信息来源（例如，监视器、外科领域）。

工作量

维持情境意识占用了工作记忆中的处理能力。尤其在不断快速变化的情况下，需要更多的工作记忆容量来维护情境意识。初学者缺乏自动性和心理模型，在发生新的情况或其他罕见事件时，认知负荷也会增加。认知工作量的增加会损害情境意识，使其发展缓慢，不完整、不准确，甚至出现错误。因此，认知超载会极大地增加错误事故、未遂事件的发生，导致患者损害的风险增大。

小　结

发展情境意识的过程是依次进行的，包括感知、理解和推测的不同层次。当前的信息必须与心理模型、自动性、原型情境和医学知识相整合起来，以便在更高级别的理解和推测水平上构建情境意识。准确的情境意识还需要对信息进行连续的重新评估。最佳情况是在自下而上和自上而下的信息处理次序之间进行切换。自下向上的信息处理可以防止相关信息被遗漏，而自上向下的目标驱动的信息处理则主要将注意力集中在应用于给定治疗目标或问题的关键信息源上。决策、执行及患者的安全都是建立在准确的情境意识基础之上。最近提出了一个更新的结构框架来整合麻醉医生的非技术技能和情景意识（图 7.1）[6]。

情境意识分析的方法学

一些评估工具可用于麻醉领域情境意识的定性和定量分析。这种评估工具可以明确培训所需达到的目标和改善情境意识的一些结构性干预措施。

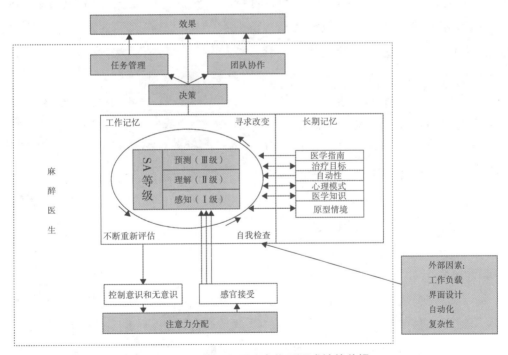

图 7.1　情境意识是有效决策、任务管理和团队合作不可或缺的前提

经允许引自：Schulz CM, et al. Situation awareness in anesthesia: concept and research. Anesthesiology, 2013, 118(3):729-742.

目标导向的任务分析

目标导向任务分析（the goal-directed task analysis，GDTA）关注的是动态信息需求，而不是静态信息。GDTA 试图确定专业人员希望了解什么，以满足每个治疗目标的个体需要，即使目前还没有这些信息。这种方法可以更好地理解需要做出哪些改变而更好的发展情境意识，而不管当前系统中信息的获取方式如何。GDTA 还可以识别出促进或损害情境意识发展的各种因素[19]。

GDTA 的第一步是进行非结构化的面试，针对必须完成的目标，达到治疗目标所必须做出的决策，以及做出适当判断所需要的信息。面试官应熟悉感兴趣领域的信息，但同时也要注意，不要只寻找那些只会证实先前面试结果的信息。为了避免群体思维，每个专家都应单独接受采访。

在下一个步骤中，将访谈记录分类并组织成一个可操作的初步目标框架，该框架结构准确地表述了信息需求情况。这些结果可以与来自书面材料的知识如紧急事故报告系统（critical Incident reporting systems，CIRS）相结合，从而创建初始 GDTA。这个初步的目标结构将在未来的面试介绍中使用，询问所有相关的目标是否都包含在初步的层次结构中。在随后的访谈中，最终的 GDTA 以分层的方式开发和格式化，以提供目标与情境意识需求关系的简单跟踪（图 7.2）。

最后，为了确保 GDTA 的完整和准确性，最终版本的 GDTA 由更多的专家进行验证。为此，将最后的 GDTA 副本分发给专家，并说明如何解释它。专家们被要求找出缺失的信息或错误，然后用来纠正 GDTA。

GDTA 能够系统地识别出增强个人或团队情境意识的内在因素（包括新变量）。对于麻醉学家来说，这可以超越 SSSI 设计中的指标，并允许直接显示更高水平的情境意识发展信息。

情境误差分析

充分的情境意识是正确决策、执行以及患者的安全的先决条件。基于不准确或不完整的情境意识所做出的决策都是次优或错误的（除非有人非常幸运）。情境意识误差分析系统地确定了误差的来源及其成因，避免个人频繁掉进情境意识的陷阱。误差分析也可能有助于设计目标导向的培训和结构性干预措施。

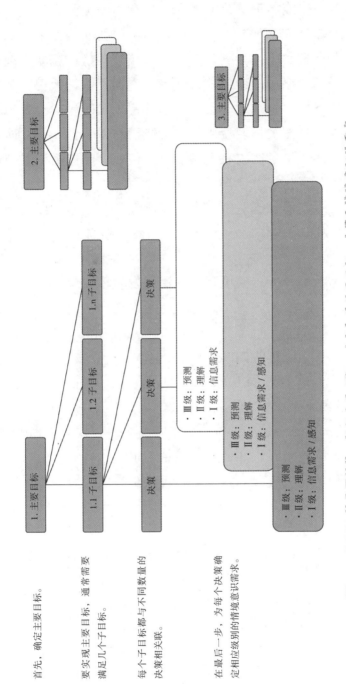

首先，确定主要目标。

要实现主要目标，通常需要
满足几个子目标。

每个子目标都与不同数量的
决策相关联。

在最后一步，为每个决策确
定相应级别的情境意识需求。

图 7.2 GDTA 的分层结构　根据主要目标，确定相关的子目标、决策和情境意识的需求。

情境意识误差分类

如果相关信息丢失或不正确，或者由于注意力的无效分配或工作记忆的限制而信息没有被感知，就会发生感知水平上的错误。如果正确的感知信息没有得到充分地理解，或者一个人过于依赖默认值，就会出现理解水平上的错误（运用了错误的思维模式，或者没有运用医学知识）。当一种信息被很好地理解，但对未来行动方向的估计不正确时，就会发生预测错误。物质和人力资源可能被过度使用，也可能没有得到补充，从而增加了患者的费用，或可能对患者造成有害的后果。例如，麻醉医生看到产后出血（知觉），认为子宫收缩不佳是最可能的原因（理解），但未能预测大出血，因此未能及时调动足够的资源来处理所有管理任务（预测）。为了更全面地理解，Endsley 提供了一种分类法，其中包含每个级别错误的子类型（表 7.1）。

麻醉工作中的人为因素分析：情境意识失误的发生率

情境意识错误会对决策、执行力以及患者的安全产生重大影响，最终可能对患者造成伤害[17, 20]。

在对 20 世纪 90 年代初的 2000 起重大事件分析后发现，约 80% 的案例中都被特别提出与人为失误因素有关[21]。这些错误中有许多符合情境意识的框架：注意力不集中（12%）、沟通问题（9%）和监控问题（6%）是感知层面的错误；缺乏经验（11%）和误判（16%）与缺乏心理模型有关，这是理解和预测方面的错误；其他原因包括匆忙（12%）、术前评估不足（7%）和术前准备不足（4%）、直观的影响或受其他人情境意识的影响。合计起来，这些案例中有 77% 的与情境意识错误与航空领域中发现是类似的[22]。

最近的两项研究，调查了已结案的索赔项目和德国紧急事件报告系统中与麻醉相关的案例[17, 20]。第一项研究随机抽取了 100 例因麻醉不当导致患者死亡或严重脑损伤的病例，两名独立的评分者在 78 项索赔中发现有情境意识错误（78%）。有趣的是，与麻醉医生相关的情境意识错误索赔（83%）比其他索赔（45%，P<0.001）更频繁[20]。这间接地反映出法律制度要求麻醉医生有责任维持其情境意识。

第二项研究分析了德国连续发生的 200 起致命案例报告系统，该系统由德国麻醉学和重症监护医学学会（German Society of Anesthesiology and

表 7.1 Endsley 关于情境意识差错的分类法

情境意识：Ⅰ级	不能感知信息或错误的感知信息
1.1	没有数据
1.2	数据难以识别或检测（如视觉障碍）
1.3	未能监控或观察数据
1.4	对数据的误读
1.5	记忆丢失
情境意识：Ⅱ级	对信息的不恰当整合或理解
2.1	缺乏或不完整的心理模型
2.2	使用错误的心理模型
2.3	过分依赖默认值
2.4	其他
情境意识：Ⅲ级	对未来趋势的错误预测
3.1	缺乏或不完整的心理模型
3.2	对当前趋势的过度预测
3.3	其他

改编自：Endsley MR. Towards a theory of situation awareness in dynamic systems. Hum Factors,1995(37):32-64. Endsley MR. A taxonomy of situation awareness errors//Fuller R, Johnston N, McDonald, eds. Human Factors in Aviation Operations. Aldershot. UK: Ashgate,1995:287-292.

Intensive Care Medicine, DGAI）、德国麻醉医生联盟和药品质量署（Agency for Quality in Medicine, ÄZQ）负责运行。情境意识误差发生率高达81.5%，其中38.0%可归因于感知水平（主要与监测问题和沟通不足有关），31.5%可归因于理解水平（主要缺乏经验），预测水平上的误差要少得多（12%）。但本研究结果受限于评分者可信度低影响，这可能是由于自我报告中的未遂事件数据质量较低的原因[17]。

另一项研究探讨了有不同经历的参与者观看复苏视频时感知错误的发生率。作者指出，感知错误随着经验的增加而减少，但并没有消失[23]。综上所述，这些研究显示，情境意识错误几乎是必然地参与了关键事件的发生，并强调了情境意识在决策中的核心作用。框表 7.1 是一个紧急事件报告系统的案例，它阐述了麻醉医生是如何意外地遇到插管困难的情形。

麻醉医生获得到了术前患者的准确的基本信息（情境意识：Ⅰ级），然而，一个精确整合了基本信息的心理模型（强直性脊柱炎、大舌头，Mallampati分级：Ⅲ级，颈椎的活动能力降低）并未形成。事实证明，当麻醉医生遇到这种麻醉诱导后的气道异常情况都会感到异常惊讶。这种情境意识误差发生在理解水平（情境意识：Ⅱ级）。在进一步的操作过程中，使用温水软化双腔管，并使用长探条引导插管。加热管子表明：①麻醉医生知道管子在温暖的情况下会变软；②他预计会有持续的技术困难。然而，没有使用允许氧合的气道交换导管，并且存在气道持续损伤的风险，这都表明缺乏预测水平（情境意识：Ⅲ级）。幸运的是，患者没有发生进一步的不良事件。

定性分析对于个案的评价非常有帮助。然而，能够促使管理机构做出改变的系统分析方法尚未开展起来。

框表 7.1	一例紧急事件中情境意识错误的定性分析案例

患者择期在双腔气管插管下行肺部手术。麻醉诱导前，麻醉医生注意到患者舌体较大，Mallampati评分Ⅲ级，有强直性脊柱炎病史和颈椎活动能力下降。但患者面罩通气无任何困难，麻醉医生计划按常规操作进行直接喉镜下双腔气管插管。但在插管过程中，只能看到会厌的顶部，Cormack分级提示Ⅲ～Ⅳ级。无法顺利插入双腔导管。之后尝试使用McCoy喉镜片和长探条辅助也失败了。很显然，此时患者只能通过面罩间歇通气维持。最后，患者在支气管镜辅助下经口腔插入单腔气管导管。接下来，麻醉医生使用一个长探条将单腔气管导管与手术所需的双腔气管导管进行置换。在此置换之前，用温水软化双腔管以便双腔气管导管更顺利的通过咽喉后壁。手术后，顺利拔管，患者没有受到任何损害。

评估情境意识的技术

情境意识全面评估技术（situation awareness global assessment technique，SAGAT）作为一种直接、客观的测量方法，被认为是情境意识评估的金标准[24]。SAGAT针对情境意识在特定情况下的不同时间点定制问题进行调查，并对情境意识的不同级别分别进行评估。但这种技术仅限于模拟设置，因为必须先编写问题和情境，并且在完成评估过程中需要中断。目前只有少数研究将这一技术应用于医疗专业领域 [25-27]。

包括情境意识评级技术（situation awareness rating technique，SART）在内的事后自评方法可用于对患者实际的护理工作中。但这些调查可能缺乏内容真实性，因为一个人对刚刚经历过的情景的感知在事件发展的不同时期的情境意识会不同，尤其是在高负载工作情况下。对情境意识的在线评估可以克服这一缺点，但这种方式被认为具有“侵入性”[28]。

大多数关于麻醉技能训练效果的研究依赖于 Fletcher ANTS 量表来评估。回顾来自模拟或实际事件的录像视频，以评估反映决策任务管理团队合作和情境意识的非技术性技能的行为。情境意识包括收集信息、识别和理解、推测三个类别，反映了情境意识的感知、理解和预测三个层次。对于每个层次，特定的行为标记会被经过培训的考察者识别和评级。目前尚不清楚这些行为的存在或在多大程度上的缺失与情境意识的评估直接有关。值得注意的，情境意识被认为是团队合作、团队管理和决策的一种有效技能，而不是一种前兆。这是一个需要考虑的重要问题，因为未来的调查可能会发现情境意识的行为标记对其他类别的团队合作、团队管理和决策存在预测价值。在麻醉领域，很多证据表明了 Fletcher ANTS 量表的有效性和可靠性，是情境意识或其他非技术技能评估应用中最广泛的评估量表之一。

准确的情境意识被认为是决策的先决条件。因此，事件结局被认为是情境意识的间接指标 [25, 29]。检查清单是评估性能的常用工具。在对治疗和诊断的关键问题进行量化之后，他们会累积分数提供参考。其他一些评估方法会计算从开始、发现和解决问题之间的间隔时间情况。同时，高度逼真的仿真场景提供标准化的测试条件。在未来，仿真结果本身可以提供有价值的指标 [30]。然而，目前这些措施很少能对实现情境意识所涉及的具体过程提供见解。

情境意识的影响因素

培养和维持情境意识的个体策略

即使是麻醉专家，在复杂和动态的环境下维持情境意识的能力也会有显著的个体差异。当医疗专业人员在超负荷工作状态下，视野会变得狭窄，会遇到更多的困难，同时，这会阻碍他们积极应用情境意识策略。虽然有这些限制，但通过教学策略来培养和维持情境意识是可行的。

对于感知的长期记忆、队友的情境意识需求以及常见的情境意识陷阱如何影响情境意识形成的理论认识是发展和维持情境意识的一个重要前提。这增强了学习实用技术的能力，并允许对特定情况进行批判性的回顾，从而增强情境意识行为。

正如之前在个人因素部分所讨论的，在自上而下的目标导向和自下而上的数据驱动的信息处理之间切换是一种重要的策略。这种切换可以将注意力集中在治疗目标（预测水平）上，也可以将感知水平上的重要信息丢失的风险降至最低，同时还可以在理解水平上对错误诊断进行重新调整（固定/锚定错误）。持续在这两种模式之间切换被认为是情境意识专家的一个重要特性，其可以通过"后退"或"10s至10min"技术方式来进行。"退一步"代表了一种深思熟虑的自下而上的处理方式，以确保对形势有全面的了解。"10s至10min"能够指导团队抵制冲动行为，用10s来做决策，并根据所感知、理解和预测的内容来规划接下来的10min。这两种技术都需要有效的自我管理能力，以便临床医生专门为个人和团队的积极更新预留时间。虽然错误只能在事后才能被发现，但是这些技术可以缩短错误和发现之间的间隔，故而是一种有效方法。

由于心理模型和原型情境促进了情境意识的发展，麻醉医生应该致力于改进他们的心理模型并获得更多的心理模型储备。原型情境主要是通过多年的工作经验中积累，但也可以在模拟训练中有意练习加以补充。对于在临床实践中不太可能遇到的一些罕见情况尤其需要如此模拟训练。

个人沟通策略的目标应该是增强个人和团队的情境意识，最好避免不必要地增加工作量。这可以通过在感知层面、更高的理解层面及预测层面的基本信息的转换来实现。团队内部共享的心理模型和其他团队成员对特定情境意识需求的增加，使个体之间进行目标导向性的沟通，以减少工作量。交叉情境意识信息可以进一步确保高水平的团队情境意识和避免错误的发生。

其他策略包括积极管理情境意识障碍，如疲劳和工作量超负荷。虽然在日常情况下，通过个人努力可以减轻疲劳，但在一些需要创新思维的情形或意外情况下，疲劳会使情境意识维持和决策更加困难。尤其在日常工作时，要考虑睡眠不足对医护人员的影响时，应该牢记这一点。这种疲劳状态确实会损害麻醉医生在夜间管理危重患者时应对复杂问题的能力。

以动态变化和时间压力为特征的高负荷事件可能会对精确情境意识的处理能力造成损害。这可以通过将任务委派给其他团队成员、增加更多的人力资源（执行简单的体力任务，如胸外按压）或增强认知支持（例如，有经验的麻醉医生或认知助手）来解决。如果可能，领导不应参与"动手"任务，这已被证明能提高团队的执行力[31]。每个团队成员都应该监控认知超载情况，并采取应对措施，比如提议不同的任务分配方式或对额外资源的补充。

培训设计

有相当多的证据表明 CRM 培训可以改善预后[32]，并且情境意识是大多数 CRM 课程的重要组成部分。

团队心理模型和团队监控

为了探索共享的心理模型对团队作用的影响，已经进行了大量的研究[33-37]。对于跨学科的团队（护士和医生、麻醉医生和外科医生）来说，心理模型指的是对任务、技术、日常和罕见事件的反应以及个体成员的角色和职责的共同理解。Burtscher 等人的研究表明[36]，在模拟麻醉诱导过程中，相似且准确的团队心理模型与良好的团队绩效相关。相似性指两个个体的概念相互匹配的程度；而准确性是指团队心理模型（所有团队成员之间共享的概念）与"金标准"的心理模型相一致的情况。因此，团队心理模型包括个体对其他团队成员情境意识需要的预期，允许每个团队成员通过调整自己的行为来有效地帮助其他人，以支持其他人完成任务[38-39]。例如，当医生气管插管时无法查看患者监护仪时，护士可以大声报告生命体征的任何相关变化。这种所谓的相互性监控是一项重要的非技术技能，也是优秀团队情境意识的组成部分[40]。

团队心理模型可以通过培训和测评进行强化[41-42]。来自其他领域的研究表明，通过位置轮换的交叉训练可以帮助加强团队心理模型，并通过允许更多的内隐协调（这需要更少的认知处理）而不是外显沟通来提高团队绩效[41, 43-46]。共享心理模型提高了应急处理能力及加强了对团体优先的理解，不需进一步的个体间协调。在危机事件期间，通过详细的基于规则沟通的 CRM 方式可以将信息丢失量降到最低[42]。

团队的自我纠正功能也可以用来培养共同的心理模式。在完成了外科手术或复苏之后，团队成员应该对进展顺利的事情进行讨论，讨论可以改进的地方以及如何改进[47]。这种方式应该在友好的环境下开展，并由经验丰富的参与者协同完成。

情境意识导向培训

在没有特意的情境意识培训的职业生涯中，临床医生的情境意识能力可能也会得到提高，然而，特定的情境意识培训项目已经在其他领域成功实施[48]，并为医疗保健领域带来了希望。课堂和计算机模拟环境训练可以很好应用于麻醉培训。Endsley 描述了一些可以通过情境意识培训得到加强的麻醉学相关技能（表 7.2）[48]。

在进行特定领域情境意识培训计划之前，应进行目标导向任务分析（GDTA），以明确所有对增强或损害准确情境意识发展的可能因素[19]。到目前为止，还没有这样的 GDTA 或培训设计[26]。因此，目前还不清楚针对麻醉人员的情境意识培训是否会比现有方法带来更多的好处。

在一项关于模拟训练、课堂训练或无训练的研究中，模拟训练组的情境意识高于课堂组或对照组。然而，任何组中都没有发现其对临床表现的影响。有几个基于模拟培训的严重脓毒症病例，其培训的重点是脓毒症的诊断和治疗，而不是非技术技能。换句话说，虽然不是为了培养情境意识能力，但这种训练似乎也促进了关于脓毒症的共享心理模型的发展，而且为参与者创造了许多原型的情境。心理模型和原型情境都显著促进了情境意识的发展，因此对 SAGAT 成绩有促进作用也就不足为奇了。也就是说，即使基于模拟的培训主要集中于疾病的诊断和治疗而不是在非技术技能，情境意识也能得到发展。

患者交接

当患者从一个单元转移到另一个治疗单元［包括 OR、PACU（麻醉复苏室）和病房单元］，或者团队从一个班次转移到另一个班次时，交接沟通的主要目的是跨团队转换情境意识。在最近一项关于交接沟通策略的研

表 7.2　通过情境意识培训后能够得到提升的技能

技　能	描　述
任务管理	能够应对任务中断、与任务相关或非相关的干扰，以及总体工作负荷的挑战，这些影响因素可能对情境意识构成了明显的威胁。
加深理解	帮助人们正确地解读信息，以评估患者的状态、任务和事件 的重要性或严重性，包括风险水平、意外事件对计划的影响、时机以及麻醉中相关的其他因素。
计划及应急计划	擅长情境意识的麻醉医生会花费相当多的时间来预测未来可能出现的情况，并制定应急计划。
信息搜索与自检	具有良好情境意识的个体积极地寻找相关信息，并善于根据自己的情况利用别人更多的信息资源来检查评估有效性。
基本及高级技能	新手往往缺乏基础的心理运动和沟通技能，需要提高情境意识，以及元认知技能，如跨多个任务或信息集的注意力共享。
团队情境意识技能培训	包括团队内部和跨团队的信息共享、跨团队共享心理模型的开发以及有效的沟通技巧。

引自：Endsley MR, Robertson MM.Training for situation awareness in individuals and teams//Endsley MR, Garland DJ, eds. Situation Awareness Analysis and Measurement. Mahwah NJ: Lawrence Erlbaum Associates, 2000.

究中，信息传输的数量或完整性对移交质量并没有影响。相反，转诊医生对患者的总体状态评估与交接质量显著相关[49]。在更高层次的理解和推测水平，情境意识的转换是必不可少的。优质的情境意识转换可以限制要传输的总信息量以及在交接过程中要处理的信息量，并使新团队能够以自上向下目标驱动的处理模式进行医护工作，这种模式要求更少的认知工作量。此外，个人在工作记忆中可以保存的数据量是有限的。从这个角度看，在交接过程中，将基本信息的传输减少到最少是明智的[50]。

信息呈现方式

　　患者监护仪和呼吸机是麻醉科和重症监护医学的主要数据来源。如前所述，这些参数大多基于 SSSI 设计（以数值表示，在某些情况下辅以图形曲线）。随着时间的推移，越来越多的 SSSIs 被创建，必须处理的信息量急剧增加。监控这些变量是一项常规却耗时耗力的任务，尤其是新手中在处理危急事件中[13]。因此，数据的增加是否对应于情境意识的加强一直受到质疑[7]。

近年来，研究人员试图通过提供图形化的数据集成来改进生理变量的表示——在理解水平上呈现信息。一些研究已经评估了新的显示方式，包括头戴式显示器或多感官输出，如听觉显示器和振动触觉带。到目前为止，研究结果还没有定论[27, 51-54]。这可能是因为参与者已经习惯使用已建立的控制系统，但对新开发的设备只接受了有限的培训，因此所产生的偏见很难消除[7]。

同样的，数字电子健康记录（electronic health records，HER）的目的是提供关于患者既往完整的治疗病历和最新的疾病信息。除了有关重要参数的数据外，医护人员可以通过计算机系统在医院每个部门都能对患者的相关信息进行访问。尽管这些系统中有许多通过商用途径已经可以获得，但当来自不同学科的不同文档系统需要集成到一个电子信息平台中时，仍然有许多问题需要解决。该系统不仅应提供实验室检查和影像学的结果，还应包括最近治疗的数据。另一个重要的关注点是HER的信息呈现方式，从简单的按时间顺序排列的数据收集到集成的显示，提供适应情境意识所需求的有关理解和推测水平的信息。未来的发展应考虑开发决策辅助系统和智能警报系统，以提示信息偏离实际情况。最近，研究证明，在经验丰富的ICU护士中，情境意识水平的提高可以缩短任务完成的时间，他们使用了一种集成了患者监护仪、呼吸机、输液泵、电子病历、液体平衡、不良反应和药物配伍等信息的新型显示装置[55]。

机构因素

对危机事件和已结案的索赔案件的分析结果表明，应通过有效途径对个人和团队中发展准确的情境意识予以支持。大量的感知问题是由于监测不足引起的。这种情况可能发生在无法进行监测时（由于仪器不可用、故障、电池问题），或者由于不方便监测，或者麻醉医生缺少对潜在问题的心理模型（例如，从OR到PACU的运输过程中缺氧）而没有进行适当的监测时。除了为运送患者提供足够监护仪和确保电池容量足够外，还要执行医院特有的规则和标准化的操作程序，以便在超出既定指导的情况下何时以及如何监测患者，可以减少信息丢失的风险

在某些情况下，麻醉医生和重要信息来源之间存在着物理障碍，例如，无菌单有可能会阻碍手术视野，或者在介入手术过程中患者监护仪可能位于

麻醉医生身后；其他障碍，如由于磁共振成像装置的电磁影响而造成显示干扰。在许多情形中，麻醉医生会在远离患者的控制室里监测患者。如果监测信号被转移到观察室，这些都是高风险的环境，因为像电路断开或血压变化这些潜在的无声信息可能会被错过，而非侵入性监测不能充分反映这些信，这就可能导致麻醉医生难以判断意外情况的发生。

另一个重要的工具是核查表的应用。2009 年，Gawande 的工作组显示，工业化国家和发展中国家所有参与调查医院的死亡率和并发症均有所下降[56]。核查表并不取决于个人偏好：麻醉医生和外科医生被要求在三个特定的时间点完成一份"手术安全核查表"。核查表的大多数项目都可以归因于感知水平，但有些项目也在更高的水平上建立情境意识，如外科医生审查关键和意外步骤、手术时间和预期失血；或者外科医生、护士和麻醉专业人员大声核查患者康复和护理的关键问题。研究结果表明，强制使用核查表是团队建立情境意识的重要工具，核查表应在理解和推测层面考虑情境意识。相同的工作组研究还显示，如果提供了核查表，在几种类型的模拟场景中，遗漏的步骤从 23% 减少到 6%。这表明，核查表至少在一定程度上弥补了缺少的心智模型、自动性、指导原则和发生罕见和意外事件时的原型情境。然而，模拟偏差的程度尚不清楚，这一概念尚未被证明对患者的预后有益。最近，在欧洲和美国麻醉学协会的支持下，David Borshoff 出版了一本旨在帮助认知的《麻醉危机管理手册》（详情请参阅：www.theacm.com.au）[57]。

在日常工作中，麻醉医生在特定的时间计划内根据自己的知识水平对患者及麻醉进程的实施管理。医院还必须提供一个功能支持系统，以确保对复杂的、非常规的病例提供体力和认知协助。对于情境意识，为了增强情境意识能力而应该减少个人工作量，应该为罕见和意外事件提供额外的人员。定期培训计划的实施也是必不可少的。虽然这种方法的好处是显而易见的，但在繁忙的工作环境下，它的实行可能加重医务人员的工作量。

从机构或制度角度来看，仅仅提供功能良好的监测设备和强制使用患者核查表是不够的。医院管理层应对提高情境意识的相关干预措施负责。机构优先考虑事项应该包括：认识和减轻繁忙工作对情境意识的影响，提供有效和安全导向的服务计划，确保面向情境意识的沟通，实施以用户为中心的信息系统（如 EHR），以及提高医疗专业人员情境意识技能。

结　论

麻醉中的情境意识描述了临床医生对患者病情的知悉程度，包括对基本数据（如重要参数）的感知、对患者状况的理解以及对病情发展的预测。因此，充分的情境意识被认为是准确决策、任务管理和团队合作的先决条件。良好的情境意识允许对特定情况做出适当的反应，并主动管理人力和物力资源。当每个团队成员对情况都有相似和准确的概念时，团队情境意识会更加强大，促使团队成员通过调整自己的行为来有效地帮助其他人处理手头的任务。通过心理模型和自动性的发展，快速准确地发展情境意识的能力也会随着经验的积累而不断地增强。此外，可以通过不同的培训方法来培养情境意识技能，包括在团队成员之间有效共享情境意识的技术。

医院管理的目标应是通过减少情境意识的障碍和加强实施情境意识的方法和技术，提供以情境意识为导向的工作环境。这包括提供准确的监测设备，使用安全清单，以及根据疲劳、工作量和专业技术对情境意识的影响设计服务计划。未来，提高情境意识的方法还将包括更多以用户为中心的信息系统设计开发方案。

（袁建虎　译；刘敬臣　审）

参考文献

[1] Spick M. The Ace Factor: Air Combat and the Role of Situational Awareness. Annapolis: US Naval Institute Press, 1988.

[2] EndsleyMR. Towardsatheoryofsituationawareness in dynamic systems. Hum Factors, 1995(37):32-64.

[3] Gaba DM, Howard SK, Small SD. Situation awareness in anesthesiology. Hum Factors, 1995(37):20-31.

[4] Fletcher G, et al. Anaesthetists' Non-Technical Skills (ANTS): evaluation of a behavioural marker system. Br J Anaesth, 2003, 90(5):580-588.

[5] Flin R, et al. Anaesthetists' non-technical skills. Br J Anaesth, 2010, 105(1):38-44.

[6] Schulz CM, et al. Situation awareness in anesthesia: concept and research. Anesthesiology, 2013, 118(3):729-742.

[7] Kiefer H, Hoeft A. Display of information in the operating room. Curr Opin Anaesthesiol, 2010, 23(6):772-777.

[8] Mathieu J, et al. The influence of shared mental models on team process and performance. J Appl Psychol, 2000, 85(2):273-283.

[9] Stefanidis D, et al. Redefining simulator proficiency using automaticity theory. Am J Surg, 2007, 193(4):502-506.

[10] Stefanidis D, et al. Simulator training to automaticity leads to improved skill transfer compared with traditional proficiency-based training: a randomized controlled trial. Ann Surg, 2012, 255(1):30-37.

[11] Endsley MR. Expertise and situation awareness//Ericsson KA, eds. The Cambridge Handbook of Expertise and Expert Performance. New York: Cambridge Universitiy Press, 2006:633-651.

[12] Endsley MR, Bolstad CA. Individual differences in pilot situation awareness. Int J Aviat Psychol, 1994, 3(4):241-264.

[13] Schulz CM, et al. Visual attention of anaesthetists during simulated critical incidents. Br J Anaesth, 2011, 106(6):807-813.

[14] Harrison Y, Horne JA. The impact of sleep deprivation on decision making: a review. J Exp Psychol Appl, 2000, 6(3):236-249.

[15] Johnson-Kozlow M, et al. Coffee consumption and cognitive function among older adults. Am J Epidemiol, 2002, 156(9):842-850.

[16] Hameleers PA, et al. Habitual caffeine consumption and its relation to memory, attention, planning capacity and psychomotor performance across multiple age groups. Hum Psychopharmacol, 2000, 15(8):573-581.

[17] Schulz CM, et al. Situation awareness errors in anesthesia and critical care in 200 cases of a critical incident reporting system. BMC Anesthesiology, 2016, 16(4).

[18] Salas E, et al. Toward an understanding of team performance and training//Swezey RW, Salas E, eds. Teams: Their Training and Peformance. Norwood NJ: Ablex, 1992:3-29.

[19] Endsley MR, Jones DG. Designing for situation awareness: An Approach to User-Centered Design. 2nd ed. London: CRC Press, 2011:147-168.

[20] Burden A, et al. Situational Awareness Errors in Malpractice Claims. ASA Abstract. New Orleans: ASA, 2014.

[21] Williamson JA, et al. The Australian Incident Monitoring Study. Human failure: an analysis of 2000 incident reports. Anaesth Intens Care, 1993, 21(5):678-683.

[22] Jones DG, Endsley MR. Sources of situation awareness errors in aviation. Aviat Space Environ Med, 1996, 67(6):507-512.

[23] Greig PR, Higham H, Nobre AC. Failure to perceive clinical events: an under-recognised source of error. Resuscitation,2014, 85(7):952-956.

[24] Endsley MR. Direct measurement of situation awareness: validity and use of SAGAT// Endsley MR, Garland DJ, eds. Situation Awareness Analysis and Measurement. Mahwah, NJ: Lawrence Erlbaum Associates, 2000.

[25] Hogan MP, et al. Use of human patient simulation and the situation awareness global assessment technique in practical trauma skills assessment. J Trauma, 2006, 61(5):1047-1052.

[26] Hansel M, et al. Impact of simulator training and crew resource management training on final-year medical students' performance in sepsis resuscitation: a randomised trial. Minerva Anesthesiol, 2012, 78(8):901-909.

[27] Zhang Y, et al. Effects of integrated graphical displays on situation awareness in anaesthesiology. Cog Tech Work, 2002(4):82-90.

[28] Endsley MR, Garland DJ, eds. Situation awareness analysis and measurement. Mahwah, NJ: Lawrence Erlbaum Associates, 2000.

[29] Endsley MR. The role of situation awareness in naturalistic decision making//Zsambok CE,

Klein G, eds. Naturalistic Decision Making. Mahwah NJ: Lawrence Erlbaum Associates, 1997:269-283.

[30] Schulz CM, et al. High-fidelity human patient simulators compared with human actors in an unannounced mass-casualty exercise. Prehosp Disaster Med, 2014, 29(2):176-182.

[31] Cooper S, Wakelam A. Leadership of resuscitation teams: "Lighthouse Leadership." Resuscitation, 1999, 42(1):27-45.

[32] Boet S, et al. Transfer of learning and patient outcome in simulated crisis resource management: a systematic review. Can J Anaesth, 2014, 61(6):571-582.

[33] Cannon-Bowers JA, Salas E, Converse SA. Shared mental mental models in expert team decision making//Castellan NJ, ed. Current Issues in Individual and Group Decision Making. Hillsdale, NJ: Lawrence Erlbaum Associates, 1993:221-246.

[34] Salas E, Sims DE, Burke CS. Is there a "big five" in the teamwork? Small Group Res, 2005, 36(5): 555-599.

[35] Smith-Jentsch KA, Mathieu JE, Kraiger K. Investigating linear and interactive effects of shared mental models on safety and efficiency in a field setting. J Appl Psychol, 2005, 90(3):523-535.

[36] Burtscher MJ, et al. Interactions of team mental models and monitoring behaviors predict team performance in simulated anesthesia inductions. J Exp Psychol Appl, 2011, 17(3):257-269.

[37] Westli HK, et al. Teamwork skills, shared mental models, and performance in simulated trauma teams: an independent group design. Scand J Trauma Resusc Emerg Med, 2010, 18:47.

[38] Kolbe M, et al. The role of coordination for preventing harm in healthcare groups: research examples from anaesthesia and an integrated model of coordination for action teams in healthcare. In Boos M, et al., eds. Coordination in Human and Primate Groups. Heidelberg: Springer, 2011:75-92.

[39] Rico R, et al. Team implicit cordination process: a team knowledge-based approach. Acad Manage Rev, 2008(33):163-184.

[40] Andersen PO, et al. Identifying non-technical skills and barriers for improvement of teamwork in cardiac arrest teams. Resuscitation, 2010, 81(6):695-702.

[41] Reynolds R, Blickensderfer E. Crew resource management and shared mental models: a proposal. J Aviat Aerospace Educ Res, 2009, 19(1):15-23.

[42] Petrosoniak A, Hicks C. Beyond crisis resource management: new frontiers in human factors training for acute care medicine. Curr Opin Anaesthesiol, 2013, 26(6):699-706.

[43] Cannon-Bowers JA, Salas E, Blickensderfer E. The impact of cross-training and workload on team functioning: a replication and extension of initial findings. Hum Factors, 1998, 40(1):92-101.

[44] Marks MA, et al. The impact of cross-training on team effectiveness. J Applied Psychol, 2002, 87(1):3-13.

[45] Volpe CE, Cannon-Bowers JA, Salas E. The impact of cross- training on team functioning: an empirical investigation. Hum Factors, 1996, 38(1):87-100.

[46] Smith-Jentsch KA, et al. Guided team self-correction: impacts on team mental models, processes, and effectiveness. Small Group Res, 2008(39):303-327.

[47] Blickensderfer E, Cannon-Bowers JA, Salas E. Fostering shared mental models through team self-correction: theoretical bases and propositions//Beyerlein M, Johnson D, Beyerlein S, eds. Advances in Interdisciplinary Studies in Work Team Series. Greenwich CT: JAI Press, 1997:249-279.

[48] Endsley MR, Robertson MM. Training for situation awareness in individuals and teams// Endsley MR, Garland DJ, eds. Situation Awareness Analysis and Measurement. Mahwah, NJ: Lawrence Erlbaum Associates, 2000.

[49] Manser T, et al. Team communication during patient handover from the operating room: more than facts and figures. Hum Factors, 2013, 55(1):138-156.

[50] Miller GA. The magical number seven, plus or minus two: some limits on our capacity for processing information. Psychol Rev, 1994, 101(2):342-352.

[51] Gorges M, Staggers N. Evaluations of physiological monitoring displays: a systematic review. J Clin Monitor Comput, 2008, 22(1):45-66.

[52] Charabati S, et al. Comparison of four different display designs of a novel anaesthetic monitoring system, the "integrated monitor of anaesthesia (IMA)." Br J Anaesth, 2009, 103(5):670-677.

[53] Liu D, et al. Monitoring with head-mounted displays in general anesthesia: a clinical evaluation in the operating room. Anesth Analg, 2010, 110(4):1032-1038.

[54] Sanderson PM, et al. Advanced auditory displays and head-mounted displays: advantages and disadvantages for monitoring by the distracted anesthesiologist. Anesth Analg, 2008, 106(6): 1787-1797.

[55] Koch SH, et al. Evaluation of the effect of information integration ion dispulays for ICU nurses on situation awareness and task completion time: a prospective randomized controlled study. Int J Med Inform, 2013, 82(8):665-675.

[56] Haynes AB, et al. A surgical checklist to reduce morbidity and mortalitiy in a global population. N Engl J Med, 2009, 360(5):491-499.

[57] Borshoff DC. The Anaesthetic Crisis Manual. 1st rev. ed. Perth, Australia: Leeuwin Press, 2013.

第 8 章

创造安全文化

THOMAS R. CHIDESTER

引　言

2012 年，我得了急性阑尾炎，经家庭医生推荐在当地一家医院接受了腹腔镜阑尾切除术。手术很顺利，术后没有发生并发症，瘢痕也非常小，我在医院过了一夜后平安出院。这一切的顺畅应该归功于谁呢？我应该称赞的是先进的手术流程吗？我可以称赞外科医生的技艺精湛，麻醉医生的保驾护航，手术室团队为我所做的感染预防工作；我也可以称赞护理团队为我提供的术后监护和疼痛管理。但除上述内容外，作为患者，我深深感受到了和治疗团队之间的互动，我将这称为以患者为核心的安全文化。在我与医护团队成员对话过程中，他们力图通过标准化流程对我提供的有关病情或状态的任何信息进行分析。他们处理问题的方式让我想起了我在飞机运营和监管机构方面的丰富经验。我感受到了尊重和认同，很明显他们都有一套标准的操作流程或核查表可以使用，以保障治疗过程无差错，患者的健康有所保障。显然一线医务工作人员是无法靠一己之力建立这些技术流程的，这样的体系需要医院和健康保健社区制定特殊的管理策略才能完成。

在此我们回顾一个飞行领域的相反案例 [1]。一架波音 757 飞机在航行过程中为了避免机尾的过度磨损，不得不在芝加哥紧急迫降。所幸无人受伤，飞机也几乎未受到损坏。而后发现造成迫降的原因是继电器发生故障，这其实很简单也可以避免。电器系统从发电机电源切换到电池后，主电池在飞行期间耗尽。随着电池电量耗尽，一些飞行仪表和通信设备无法正常运转，控制调整权限（这减少了飞行员必须对飞机控制器施加的力）、防滑制动及关闭发动机所需动力的丧失。为什么发生了这样的情况呢？是飞行员误读了操作核查表而没有尽早着陆，是机械师在飞机起飞前没有发现系统问题而进行常规断路器重设，是维保人员在维护过程中没有及时解读飞行员告知的信号或未及时告知紧急着陆，还是航线指挥人员未给予正确的飞行引导？在此次航行之前这架航班已经存在的电子问题是否得到重视与解决呢？美国国家运输安全委员会（National Transportation Safety Board, NTSB）最终认为此次事故的最可能原因是继电器因接触点受到腐蚀而无法工作，同时飞行员决定在电池供电的情况下继续飞行（共同导致的悲剧）[1]。此事件反映了在航空业内，制度法规及事故调查环境等领域存在安全风险，事故报告也对这些问题进行了分析。

安全文化是近年来出现的一个较新的理念，这个概念起源于 1986 年的切尔诺贝利核电站事故，同年美国"挑战者"号航天飞机发生了爆炸。安全文化着重于考虑安全事故的责任人是谁，是如何引发事故的，讨论的对象覆盖个体及从事一线关键工作的团队，其内容涵盖工作场所及高水平机构的重要工作内容。简单地看，Reason 认为安全文化从一个角度看是关注生产力与关注安全之间的平衡[2]。这和现实中的情况相似，一些机构为了获得更大的产量或提供更多的服务，不惜牺牲产品或服务的安全。这种效益优先的理念在不同情况下以显性或者隐性的形式告知一线工作人员，甚至有时候所做的决策是错误的也在所不惜。从生产力的角度来说，风险总是存在，无论是麻醉手术或飞行航班都是这样。若把安全放在第一位去制定工作计划，很有可能会大大降低一个机构的生产能力。从安全的角度来看，若工作量超出员工在工作时间所能负荷的极限，员工即有可能为了完成指标应付行事，而忽视了安全工作的准则。有的机构甚至在员工极度疲劳的情况下仍然分配工作。很多机构经常就经济绩效数据进行收集分析，采取改进措施；然而很少有机构对安全相关数据给予同样的重视。实际上一个机构若想要生存下来，必须对经济与安全的风险进行合理平衡。然而，实际情况比这要复杂得多。提高工作效率的手段有很多，比如，在生产过程中使用自动化工具，或是在诊疗过程中预先分装好药物。手术研究可以集中医院力量提高重要物资供应、改进日常行为或保护措施，以较低的支出维持安全生产。在这些情况下，投资基础设施可以减轻一线工作中的安全风险，而这一切的复杂程度也表明安全文化的实施是多维度的。

定　义

美国医疗保健研究与质量局（The US Agency for Health Resesrch and Quality，AHRQ）将稳固的患者安全文化定义为机构兑现其对所有级别人员的安全的承诺，包括一线员工到主管、高级执行官[3]。这个承诺对应的安全文化包含以下特点：

·机构认识到其从事活动的高风险特质，并决心实现始终如一的安全运营。

·营造一个免责的氛围，这样机构内的个人乐于上报发生的错误或接近差错，且不需要担心受到谴责或惩罚。

·鼓励不同级别、不同部门的员工进行合作，以寻求患者安全问题的解决方案。

·机构承诺给予资源上的支持，以解决安全问题。

有人认为：安全文化的改进能直接降低差错、提高服务质量。

AHRQ 对安全文化的定义仅强调持续安全文化的正面影响。对安全文化更为全面广泛的理论有很多，也不尽相同，关键在于其是由价值观驱动的还是由行为驱动的。英国健康与安全委员会（The UK Health and Safety Commission，HSC）下属的核能使用安全委员会将安全文化定义为个体及组织的价值观、观点、认知、能力与行为方式的共同产物，机构致力于保障员工健康与工作的安全，并致力于实现此承诺[4]。在此理念中，共同的价值观与理念是所有行为的驱动力，因此机构也需要注意在所有的三个层面都应该发展相应措施与互动。此外，可将安全文化定义为采取正式措施的产品，将风险降到可接受的最低水平或降至可行的水平以保证利益相关者感到机构安全有序，使用一些非正式的途径使得机构及其下属组织都能知晓机构发展的优先事项。正式措施包括行为准则、工作安全条例、对已知风险的认知、机构内的用于发现风险的上报或监测系统。非正式措施包括主管、领导者、员工对如何保证效益的同时防止意外事件及伤害的发生的看法，以及他们是否了解效益与安全平衡工作中的优先事项[5]。这样看来，安全文化很多内容都来自日常行为与工作，包括针对一线工作的制度与操作常规、工作过程中员工的看法与价值观、认知文化的建设等。同时，机构应当记录安全相关的正面与负面行为，落实行动以改进机构的安全文化，通常表现为：主管们相互交流其价值观，并努力传达其思想。同时，主管也是制度制定者，他们明确工作流程，保证实际工作落实，并追踪各项措施的结果。

起 源

Antonsen 将安全文化方法描述为在高度工业化社会中出现的、对事故调查的第三时期，也是最新阶段①[5]。事故调查最初侧重设备、地面结构和系统的技术故障。这是 20 世纪 60 年代在西方航空行业的主流调查理念，并在降低事故率上取得了很大的成功。人们此后对航班采取了多种保护系统，改进飞机功能，创造并实行了航班导航这一功能。同样的，在医疗技术领域也存在这样的改进。

在安全文化建设的第二个时期，人们着重于考察工作行为本身，在 20 世纪 70 年代与 80 年代这种理念居多，随后人们开始探索人为因素、航班机组人力管理（crew resource management，CRM）对在事故发生的影响。这一时期的飞行事故发生率进一步下降，飞行领域的 CRM 模式也被应用于医疗改革中，其受重视程度可见一斑[6-7]。安全文化建设的第三时期始于切尔诺贝利核电站事故。针对此事件有两份调查报告。第一份报告认为事故源于操作失误[8]。调查者认为，事故前核电站已经存在安全隐患，但工厂将效益凌驾于安全之上，程序性违规行为变得司空见惯，并在风险控制方面沾沾自喜，最终导致事故当天的决策失误。然而，另一份报告质疑了以上的结论[9]，认为此事故是因为核反应堆的设计本身存在问题，同时操作人员无法完全懂得设计结构，最终导致悲剧。两个观点的关注点已经超越了针对个人或是一线员工的视角。报告一相对局限地推断工厂操作人员和团队是事故的原因，而报告二从一个更广的视角审查了反应堆的设计、文书记录、操作规程。正是由于这些报告，安全文化在多个领域得到关注并被认为是意外事故的原因或相关因素，如石油、化学物质生产、医药领域等。

---

① 译者注：安全文化理念被作者分为 3 个不同时期。

观点与看法

人们对于安全文化的理解一直不尽相同，机构应该从制度性与非制度性方面给予全面考虑。Turner 使用医疗模式对事故进行分析[10]。他认为：若机构被看作生物体，事故就好比疾病或死亡，是现存疾病的最终后果，若能提早识别疾病的症状，则能更好保障机体（机构）的安全。他认为员工操作水平的偏差是机构内潜在的事故原因。这个比喻显示了管理者理念的转变，从既往的只关注眼下引起不当行为的原因，逐渐转变为现在的审视机构内优先事项、流程、操作是否存在缺陷。

Perrow 从一个更大更高的层面看待安全文化，他认为安全与风险都是由掌权者的决策导致的，因为这些人既设定优先事项、流程，又确保其实施[11]。Perrow 的观点在罗杰斯委员会①[12] 对挑战者号航天飞机事故的报告中得到体现。他们发现挑战者号的事故是由固体火箭推进器尾部一个密封接缝的 O 形环失效，导致加压的热气和火焰从紧邻的外加燃料舱的封口处喷出，造成结构损坏。事故之前的试验及事后的调查均认为泄露可能是由于低气温引发的，而挑战者号事故当日正是整个飞行项目中最冷的一天。罗杰斯委员会重点调查了同意发射的决策和过程，将其描述为如下：

沟通的失误建立在不完善与具有误导性的信息上。这一沟通失误存在于工程数据与管理层的决策冲突，以及美国国家航空航天局（NASA）的管理模式忽略了潜在的飞行安全问题。

Vaughn 对此事故持另一种看法，她认为重点不在于发射当日的问题，而在于机构对此前多次发射中发现的问题采取了什么改进措施[13]。她提供的证据显示，在此前的多次飞行中，已经发现存在固体火箭推进器的 O 形环泄漏，但是多次 O 形环泄漏并没有采取相应的措施。因此，正是由于之前多次未发生不良后果，这个原本在设计中认为是灾难性的事件，在实践中变为了可接受的情况，她将这称为"异常行为的规范化"。这一理念在交通操作以及医疗领域影响广泛。人们会因为经历过一件事情且这件事情并未造成有害影响，从而相信此事并非如想象中可怕。然而这样的教训总

---

① 译者注：为此次事故成立的调查组。

会以低概率事件的形式发生[2]，就算此前侥幸逃脱，并不能改变事件发生的可能性，也无法改变其后果的严重性。这种侥幸心理的最终的结果是产生了非制度化的捷径。因此，机构不仅要关注掌权者、管理者对于安全的正面、负面的，或是明确的、暗示的信息，也需要关注一线工作中行为操作是否规范。

Rochlin、LaPorte、Roberts 等人对一些机构进行了每日经营活动的观察，这些机构的工作内容多为高风险工作（如海军空中运输船只），但机构都使用各种方法使得事故发生率降到极低水平[14]。研究人员发现这些机构都拥有很高的信赖度，他们更注重系统上探索一套低伤害的人员与流程管理，而不是仅仅保护个体不受伤害。这三位研究人员与其他作者总结出了这类工作场所的特点。Dlugacz 与 Spath[15] 将员工与主管的认知方向归纳为如下特点：

·对风险的持续警惕，任何人都可以上报流程中的缺陷，且无需畏惧受到谴责或惩罚。

·高效、互相尊敬的团队工作，每位成员的工作贡献都同等重要。

·民主、受尊重的有效沟通。

·个体与机构对多个流程与功能领域的潜在危险均给予关注。

·持续教育与培训。

此理念体现了安全文化的更高更广的含义，一线员工与主管都应该有这样的一个价值导向。由此想到医疗服务机构应该考虑制度创建、风险评估、事件上报、团队组建以提高安全性。

越来越多的文献涉及组织机构管理风险的优先事项、政策和流程，以及对于机构内进行生产活动的多样化工作组也应该多一些理解与行为管理。

概念与维度

2010 年，我被指派协助美国联邦航空局（Federal Aviation Administration，FAA）证书管理办公室，我的工作是选择性监管航线操作以评估安全文化。在这过程中，我领导的团队研究了四种安全文化定义方法，以确定其共同与独特的要素，目标在于形成一套完整的理念或措施维度[5,16-17]。我们发现使用安全文化指标量表测量系统（Safety Culture Indicator Scale Measurement System, SCISMS）的维度可以充分描述三种确定运输中组建尺寸的方法[18]。每种方法都描述了一组与一个或多个高级和子组件类似定义的维度，并且在其安全文化的测量中都充分得以描述。SCISMS 包含 5 个层面及 14 个子内容。

1. 机构的承诺　机构在决策过程中将安全放在优先地位，根据安全管理分配资源，将安全问题排在工作效率之前。

・安全价值：在安全工作、管理、监测过程中，领导层与员工就安全理念进行沟通，并与机构的财务水平相匹配。

・安全基础：执行安全相关的工作：培训、手册、操作规程、维护、部门间协调。

・超出规定的处理：对于硬性要求的安全工作内容优先处理，如休息、工作排班、计划制定、疲劳管理、科学风险管理等。

2. 工作上的互动　对工作人员的安全与实际风险事项给予优先处理。

・主管 / 领班：对雇员、系统安全及传达安全环境均需予以事先注意。

・操作控制 / 辅助操作：能对实际操作提供支持的人应给予优先。

・培训：提供安全培训的人应当理解实际操作中的风险并能获得其数据。

3. 书面性（制度性）安全指标　有上报流程与系统用以解决工作中的安全问题。

・上报系统：员工能进入系统，熟悉并能使用安全上报系统。

・反馈：对上报的信息有合理的管理反馈，并将信息分发至相应管理人员。

・安全人员：正视员工在安全管理中的角色及能力。

4. 非书面安全指标　员工对管理公平性的看法，包括对安全行为的奖励与违反安全的惩罚。

・可靠性：指员工需对其违反安全的行为负责。

・员工主动性：员工参与安全决策，包括对低效或有害的工作环节做出建议与改造。

・专业性：员工期待其同事均能遵守工作规章制度并付诸实践。

5. 安全行为与后果　雇员对机构内安全状态的看法包括：

・对个人风险的看法：对员工行为偏离安全准则的程度的看法。

·对机构风险的看法：对机构内可能发生负面安全事件可能性的看法。

上述安全文化职责已超越了大多数医疗领域安全文化的做法，目前一些医疗领域的安全文化仅仅依靠指标的数值去判定，这个安全文化是对现有系统的优化，能更好体现目前状态与干预措施的发展情况。

测　评

每位提出建立有效安全文化对策的学者都认为，首先应该了解机构的现状。因此，在安全文化的评估方面投入了大量的研究。可以说所有概念都是通过评估来定义的；即使是"距离"这样的物理概念，也只能用经过两点之间的时间来表示才能被理解。安全文化也不能仅仅用好或坏来描述，而是需要对机构及其员工进行多个维度的测评，如安全的最高或最低容忍、计划和财务风险，严格遵守程序，乐意去做比规定要求更多的事情，愿意报告和纠正安全风险。

美国健康研究与质量机构提倡使用调查来评估安全文化[19]。他们为医院、医疗机构、疗养院和药房开展了 4 项不同的患者安全文化调查。健康研究与质量机构网站（www.ahrq.gov）也为每一类别提供了区分于其他组织的基准数据。

Sexton 等人发表了一份安全态度调查问卷（Safety Attitudes Questionnaire, SAQ），问卷是从他们在航空领域的大量工作中总结出来的[20]。设计安全态度调查问卷旨在通过调查一线员工的看法来评估安全文化的简况。这项工作由 3 个国家 200 多个机构、超过 1 万名医疗健康专业人员完成，其心理测量属性详细记录并且基准可查。它提供了 6 个维度的分数：团队合作氛围、安全环境、管理观念、工作满意度、工作状况和压力识别。

一般运输行业，特别是航空行业，提供了更先进和更详细的调查技术以及更深入和多视角的方法。SCISMS[18]只使用一种员工调查衡量技术，但它可以用于医疗保健行业，从某种程度上增加分析的深度。Patankar，Brown，Sabin 和 Bigda-Peyton[17]警告说，调查可能只衡量了安全环境，即目前和暂时的员工对安全的态度。Antonsen[5]通过对北海石油平台作业调查发现，与在重大事件后进行的结构化访谈相比，文化特征具有显著性差异，同事更有积极作用，从而提高了对单独调查的关注度。这项研究报告了调查、结构化访谈及绩效观察测量技术。该报告在北海石油生产中完成而且相当全面，但不能直接用于医药领域，它可作为模板为研究提供具体的措施。

Abbott 和 Hiles 设计了一个结构化评估表来指导联邦航空局检查员通过观察和分析现有数据来指出航空公司的优势和不足[16]。由运营组织的非成员单位进行评定观察，航空公司根据规范要求和自愿项目提供相关数据，同时这类数据应具有明确的、显而易见的安全项目特征。因此，结构化观察是安全文化形式化维度的综合考量，但不能衡量非形式化的维度（雇员和管理人员的信仰、态度、价值观和对文化的理解）；它为医疗监督组织进行结构化观察提供了有益的切入点。Abbott 和 Hiles 强调有一个可能与医学相关的组织问题：在过去的 20 年里，航空公司越来越多地使用附属的运输、维修公司和服务承包商，类似医疗组织包括雇员、独立承包商和医生。这一系统可能有助于说明附属人员和雇员对安全文化的影响。

Patankar, Brown, Sabin 和 Bigda-Peyton 设计了一个包含形式和非形式维度的综合方法[17]。这项技术采用多种措施来评估安全文化，包括对不同工作组的雇员和不同层次的管理人员进行调查和访谈、案例分析、实地观察和审查组织的"制度章程"，以及出版的材料，如程序、手册、通讯、小册子和绩效评价标准。这一技术的优势在于使用多种计量方法和定性定量分析，但是需要耗费大量的精力、时间和成本。这可能是医疗组织寻求制定全面评估策略的最佳模板。

寻求改善安全文化的医疗组织有一系列的方案来评估他们的现状。这些方案包括应用现有相应基准的调查技术，让研究组织或顾问用多种方法参与评估。在业界层面，进一步改进和更广泛应用多角度的测量技术可能对医药机构有益。对选出用于进行评估的措施进行定期检查，以评估干预措施对改善安全文化的影响。

争 论

安全文化是否可被独立衡量，甚至是否可以预防伤害事件的发生，对此文献中存在很大争议。首先，安全文化是否能脱离更广泛的组织文化而存在？Abbot 和 Hiles 认为安全是组织文化不可分割的组成部分，并且建议记录整个组织运作方式以及考虑到的安全方式[16]。试图去执行一个独立的安全文化可能导致机构组织检查受限，在这种情况下，除了直接影响安全的地方，其他地方的生产会存在未检查的情况。因此，他们测评的焦点集中在结构、政策、程序和实践。Mitchell 强调安全作为护理质量的一个组成部分，与效能、以患者为中心、及时性、功效一样重要[21]。安全的重点在于提供医护服务时可以预防伤害。Sumwalt 指出，NTSB 已经报道过许多安全事故具有"组织性"，这意味其原因或成因就包含缺乏安全的组织文化。对一些社会技术行业，低概率－严重后果事件会发生，如航空、核能、石油和天然气行业，组织文化必然是以安全为核心[22]。这些观点表明在推广安全文化时要谨慎——广泛的组织文化能增强或削弱对安全风险的关注，还会影响到如何以计划安排和财务风险换取安全性。

这就引出第二个问题。当一个组织机构规定的价值标准不同于它的奖励措施时会发生什么？当安全文化非形式化的和形式化的部分冲突时会发生什么？在组织机构按生产指标投入资源和奖励雇员的情况下，对安全有价值的正式声明不太可能推进安全文化的发展。例如，如果一家航空公司发布准则，要求飞行员放弃不稳定的航线，同时每月发布错过航线的次数以及其在额外燃料和顾客流失方面的成本，会发生什么情况？鼓励稳定的方法，接受不尝试冒险着陆的生产成本，来避免着陆事故的成本。在生命、财产、美元以及对航空公司声誉损害方面，前者胜过后者中的任何一个。航空公司在发布的信息中重视哪一个？用改善医疗环境文化的努力举例表明，如何强调在组织机构各级中的行动，一线规章和标准的改变似乎与安全结果的改善联系在一起。

由于规避风险对患者可能造成潜在伤害的第三类问题也引起了关注。Reason 提到权衡疗效与保护功能方面可能在医学上具有特殊意义[2]。在运输方面，出于安全考虑，决定延迟、改变或取消线路会给乘客带来不便，可能会导致级联反应至更大系统层面的延迟，并使顾客和机构的成本增加。这种决定很少造成伤害或丧命，除非运输易过期药品或移植器官。但在医学中，试图避免错误、并发症的风险、治疗失当或意外后果会带来不去治疗或采用一种不太有效的治疗方案可能导致比疾病或伤害的自然进程更糟糕的结果。Arnstein 在使用镇痛剂治疗老年患者慢性疼痛的情况时讨论过这个问题[23]：对老年患者使用，药物治疗疼痛的医学管理往往是次优方案。

对疼痛严重的老年患者使用镇痛药，会让老年患者处于潜在的生命危险——毒性、药物过量或药物相互作用。

仅仅关注药物的风险会使患者蒙受疼痛的折磨。同样，治疗团队在为患有多种并发症的患者选择合适的治疗方法时会陷入僵局；在治疗的同时，每种病情都继续着其自然进程。Arnstein主张在疼痛管理中平衡疗效和安全性。在讨论安全文化时，关于医护人员的安全性和有效性的讨论可能需要更加突出。无论是否做出明确的处理方案，治疗决策要在平衡治疗有效性和防范受到损害之间努力。我们对安全文化的讨论集中在防范错误和危机管理，进而通过组织机构的努力来提高患者安全，在这种情况下，一些潜在的取舍问题可能会被有效的模糊化。最佳的文化大概是采用折中方案并且是深思熟虑的。为特定疾病和病情颁布的护理标准所做的努力与专业人员和专业层面的讨论是一致的。主张对患者全面坦诚的人会向患者明确告知，已经平衡了各种治疗风险，以及每一治疗方案的潜在结果（例如，由美国医师协会讨论病情、治疗目标、替代方案和风险[24]）。

在组织层面创建安全文化

本书的许多章节描述了有助于创造一种有效安全文化的管理行为。就医院、诊所或麻醉学实践来说，追求患者的安全和质量管理职能，确立正式的措施将风险降至可接受的水平（或实际低限值），并确保利益相关者感到安全和可控。这将包括质量管理、程序标准化，通过模拟、危机资源管理、患者预后监测和系统纠正行动流程推进培训。在一定程度上，只要有一个机构施行培训、监测和提供流程反馈，就会影响到该机构及其内部关键部门对创建安全文化中优先事项的理解。

Wilson[25]建议，医疗行为想要改善安全文化应该做到：

·对这种行为做基本的文化调查；
·进行风险评估，以确定对患者和医务工作者的潜在风险；
·对这项实践委任风险管理者；
·培养有效的领导能力（即以身作则，真诚致力于安全事业）；
·鼓励团队合作：在各级部门建立患者安全的所有权，开发雇员自己拥有的独特工作知识；

　·制定安全的结构化方法；

　·确保团队和患者有效沟通；

　·从抱怨和错误中吸取教训：记住我们都会犯错误（犯错是人的本性），但关键是要从这些错误中吸取教训，并确保系统是健全的，从而减少错误发生的可能性；

　·确保员工经过培训，能够胜任分配给他们的任务。

McCarthy 和 Klein 报告说，在一个多地点医疗服务机构中实施了一项全面的安全举措，使整个系统的严重事件减少了 80%，包括误诊、药物错误、院内感染、错误部位手术以及有严重伤害的跌倒[26]。该方案包括进行基线评估，明确将安全作为核心价值，界定和加强常规安全行为，简化并提供标准程序核对表，实施事件根本原因分析，要求单位对分析建议反馈及采取公正的文化方式去调查和训练。作为常规安全做法的一部分，机构确定了"红色规则"：当使用血液、血液制品和高风险药物时，要求对患者身份进行反复核查。这种公正文化方式确保了员工不会因为发现系统性风险的诚实错误而受到纪律处分。纪律处分只用于故意不当行为、引起不可接受的风险或重复的不安全行为。最初的适度成功（尽管期望不高）为 Abbott 和 Hiles 对混合劳动力的关注提供了解决方法[16]。医院系统是由员工和具有手术特权的医生组成的，最初的工作只关注员工的表现。医生从职业和专业角度从事于被命名为"安全卫士"的工作。他们接受了相当于医院系统员工的培训，让他们参与"安全巡视"，并鼓励他们影响医生和员工团队成员。

McCarthy 和 Klein 倡议采用的数项干预措施借鉴了在大型机构中的扩展人力资源技术职能，这对于较小的机构可能是一个挑战[26]。程序制定通常是建立在专业人员良好的工作基础上，包括确定核查单中需要识别的常规安全行为和任务。任务分析描述了每个专业团队的核心活动及识别选择能力、知识和技能培训。一个小机构可能无法进行这些类型的分析，但在文献中有很好的模板。例如，Phipps、Meakin、Beatty、Nsoedo 和 Parker 在手术室麻醉创建层次任务中分析，将人为错误分类法应用于每一步流程，对可能发生的错误进行了详细说明[27]。较小的机构如果无法采用定制的综合方法，可考虑修改以前公布的任务分析、标准程序和培训模块。

通过评估，医学可能成功借鉴到交通行业文化变革的经验。从 19 世纪 30 年代以来，航空行业一直在追求标准化的程序[28]，做了大量可能有益于医学的研究。制定标准程序需要标准化流程（程序启动、配置更改和事件排序）和检查设备和接口，需要有意识地划分监督执行及检查的职责，需要向工作团队提供有条理的文件和参考材料。Degani 和 Weiner[29] 为程序研究开启了一个极好的开端，已被一些后续的医学研究人员引用。White、Trbovich、Easty 和 Savage 使用这种技术确定核查单的有效性，从而用来预防用药错误[30]。

用类似客户关系管理的方法训练护理团队会在概念和教学方法方面有所收益，具体包括病情评估、沟通、团队功能、危机和错误管理（threat and error management, TEM）[31]。例如，Endsley 认为病情评估需要了解情况或数据（如血压、脉搏、血氧饱和度），数据与目标的关系（相对于目标的高、低趋势）及其对规划治疗顺序的预计影响（如继续、停止稳定或终止手术治疗）[32]。在航空领域中的许多干预措施是从这个概念衍生而来，这些概念改造后很容易应用于麻醉学和医学的其他领域。Stiegler、Chidester 和 Ruskin 指出用 TEM 方法分析和防止麻醉中的威胁和错误[33]。Nemeth 提供了一个很好的指南将交通行业方面的进展转化为初步和持续的医疗培训[34]。

过程监控包括错误报告、抽样监察和数据流分析，该方法在运输业中取得了很大的进步。通过对致残率和死亡率的审查会议和根本原因的分析，医学建立了对事故及较小事件的调查程序。大多数航空公司制定了航空安全行动计划（Aviation Safety Action Programs, ASAP），允许大多数雇员团体报告他们所观察到的任何安全问题，不必担心受到报复，即使是他们无意造成的问题[35]。在行业层面，美国国家航空暨太空总署代表联邦航空局运作航空安全报告系统（NASA ASRS）[36]。该系统对报道的安全事件给予交易豁免权，并与退伍军人管理局合作建立了患者安全报告系统（Patient Safety Reporting System, PSRS）[37]。报告制度被认为对大多数医疗安全文化转变的干预措施同样重要，并要求对事件分析采取训练有素的方法；如根本原因分析[38]、人为因素分析和分类系统（Human Factors Analysis and Classifcation System, HFACS）[39] 或 TEM[31]。以部门为导向的安全审计（Line-Oriented Safety Audits, LOSA）[40] 通过培训一组专家评级标准的观察员完成对团队表现的抽样审计，让他们观察多个团队表现，参照基准提供未识别的、无危害的反馈。这种方法在概念上可推广到手术室。航空过程监测包括飞行数据的定期下载和分析（飞行操作质量保证，FOQA）[41]。FOQA 分析根据航空公司、其工会和联邦航空局商定的规则未被识别的数据，并寻求识别飞机在典型或期望的飞行之外的运行状况。这使得能够及早识别，否则只有在事故发生后才可能发现。大多数医疗自动化设备同样能够在手术或康复期间储存大量数据。麻醉质量研究院已经开始储存完整的麻醉记录。这可将事件和患者之间进行常规整合和分析。在此期间，尽管它利用了高阶数据，患者结局监测可能是一种合理的替代方法。

需要讨论监控在创建安全文化中的用途。尽管美国卫生研究与质量署[3]提到了免责文化，McCarthy 和 Klein 提到了责任和正义的概念[26]。这是一场跨越发展艺术和科学的辩论。爱尔兰政府患者安全和质量保障委员会[42]指出了这一问题：

虽然近年来人们对创造一种"公平和公正文化"以促进开放和诚实的需要有诸多争论，但还有一种观点支持对能力和业绩低于合理期望的人追究责任。

如果员工将披露的机会视作不遵守程序或监管规定的"免罪"证，那么这种机会就会强化不安全行为，而不是补救系统风险。报告制度的目的是收到预警，以预防今后可能发生的灾难性事件。非惩罚性办法必须在不知道潜在危险和维持专业问责制之间做到风险平衡[43]。

24h 工作制下的疲劳问题在交通和医疗行业中很常见。人是否容易犯错取决于清醒时间、工作时间和当前时间。这些风险可以用计算机系统来预测，并且可以通过组织的调度决策和一线人员的严格应用来控制。建立安全文化需要某种形式的疲劳风险管理。2011 年美国修改了飞行员航空、休息和值班时间的规定。在那个时候，联邦航空局为制定疲劳风险管理系统（Fatigue Risk Management Systems, FRMS）提供了指导[44]。地面运输部门也同样修改了工作时间的规定[45]。研究生医学教育认证委员会 2003年公布了住院医师工作时间，并在 2011 年进行了修订[46]。考虑制定相关条例和标准的困难，致力于改善安全文化的组织可以寻求建立当地的疲劳风险管理系统。参考联邦航空局的咨询通知，航空工业中使用的程序可以作为指导[47]。

航空业的安全管理体系（Safety Management Systems, SMS）的国际发展可以解释为安全文化的制度化转变。安全管理体系是以正式的、自上而下的方式去管理安全风险，这种方式是管理安全的系统方法，包括必要的组织结构、问责、政策和程序[48]。安全管理体系在运营和监管机构内建立正式结构，完善与安全相关的决策和政策要求、风险管理、担保和促进程序。较大的医疗服务机构不妨考虑这种改善文化的办法。

在一线员工层面创造安全文化

有牢固安全文化的单位对他们的一线员工有什么期望？McCarthy 和Klein 强调了安全习惯包括预防错误工具箱、红色条例、检查单以及识别和报告安全问题等形式[26]。他们在桑塔拉医疗保健所使用的工具箱被制表，见框表 8.1。

框表 8.1　Sentara 医疗保健预防错误工具箱

1. 注意细节　在启动关键任务之前，遵循"停止、思考、行动、回顾"（STAR）模式来集中注意力和思考。

2. 沟通清楚　不断重复和明确问题，以确保你理解要求。

3. 持质疑的态度　Burke 说："这并不意味着挑战一切。意思是如果我不确定你到底想让我做什么，要求说明。"如果某样东西看起来不对，这也意味着员工应该听从自己的直觉。"花点时间找出原因……然后用外部资源去验证"，不管那个资源是一个人，一本教科书，还是一个在线资源。

4. 有效使用"5P"核查单　遵循所有要素为确保成功转移，交接时应识别"5P"：患者 / 项目（patient/project）、计划（plan）、目的（purpose）、问题（problem）和预防措施（precautions）。

5. 永远不要离开你的僚机（军事术语）　这个短语来自军用航空（在当地文化中扮演着重要的角色），指的是需要酌情进行同行检查和同行辅导。

经联邦基金许可转载，©2001。

这些责任在运输业也有相似之处。虽然程序纪律对航空业务至关重要，但 20 世纪 90 年代，在发展监测和报告系统过程中出现了一些反馈循环可

查明程序的不足。McCarthy 和 Klein 呼吁对类同于危机和错误管理的心态应持质疑态度[26]。危机和错误管理提出，大多数不良事件可以描述为依据运行环境中存在的风险或挑战（征兆），和特定人员用来加强或加剧这些征兆（错误）的行为。大多数事故序列都是从操作环境中的一些挑衅开始的，而每一次飞行和每次手术都存在一些危险。只有团队认识到并减少风险才会将事故链从例行结果中分离出来。外科医生、麻醉医生、护士、助手和技术人员应该对发展中的威胁保持警惕，并且能够抓住并纠正任何错误。后者是程序和核查单的次要功能——我们执行然后我们审查。重要的是，有些风险是持续的，但许多风险取决于情况，并因活动阶段不同而有所区别[33,49]。

有个别一线工作的专业人士认为有两个额外期望应作为有效安全文化的一部分。首先是对终身技能获取和维护的保证。医学正在迅速发展；医疗服务提供者必须努力跟上创新的步伐。其次，组织层面的管理疲劳需要个别一线人员的合作。如果计划用于睡眠和恢复的时间被用于其他目的，则工作时间限制和疲劳风险管理系统将不起作用。警觉性管理必须看作是一种共同的责任。有人认为最近的进展是革命性的，它将警觉视为个人责任以外的任何东西。一个健全的安全文化期望组织和个人都可以履行其责任。

结论：进行干预以建立健全的安全文化

为了解一个机构安全文化的现状，我们必须评估机构为管理风险而设置的优先次序、流程和程序，以及执行组织生产活动的多个工作组的理解和行为。为了改善一种文化，整个机构都需要采取行动。文献表明：

- 使用基准调查来评估当前状态，然后是小组讨论、案例分析、实地观察和组织构件检查。在这些情况下，调查结果低于基准或事件历史表明了人们的担忧。

- 各级管理人员以系统和持续的方式将安全作为核心价值观进行沟通，确认需要改进的领域。

- 建立反馈系统，包括不良事件和安全问题报告、过程审计和患者预后监测。

·制定、公布、促进和监督各工作组和职责应遵守的标准化程序，并辅之以涵盖各工作组的最佳做法，如"安全工具包"。

·制定、实施和维持支持政策、程序和最佳实践的培训。

·使奖励制度与安全业绩结果一致。

·评估和报告安全，使劳动力与经济同步发展，适当关注安全和生产的重要意义。

从这个角度看，转变和保持健全的安全文化需要一个持续的过程。然而，这是一种能为患者结局带来回报的投资，它反过来又能提高医疗服务机构的生产力和盈利能力。

（陈骏萍 姚明　译；李军　审）

参考文献

[1] National Transportation Safety Board. Incident Report CHI08IA292. Washington, DC: National Transportation Safety Board, 2010.

[2] Reason J. Managing the Risks of Organizational Accidents. Aldershot, UK: Ashgate, 1997.

[3] US Agency for Health Research and Quality. Patient Safety Primers: Safety Culture.[2012-10]. http:// psnet.ahrq.gov/ primer.aspx?primerID=5.

[4] Health and Safety Commission. Third Report: Organizing for Safety: Advisory Committee on the Safety of Nuclear Installations. London: HSE Books, 1993.

[5] Antonsen S. Safety Culture: Theory, Measurement, and Improvement. Burlington, VT: Ashgate, 2009.

[6] Helmreich R. On error management: lessons from aviation. BMJ, 2000, 320(7237):781–785.

[7] Howard S, Gaba D, Fish K, et al. Anesthesia crisis resource management training: teaching anesthesiologists to handle critical incidents. Aviat Space Environ Med. 1992, 63:763-770.

[8] International Nuclear Safety Advisory Group. Summary Report on the Post-Accident Review on the Chernobyl Accident. Safety Series No. 75-INSAG-1. Vienna: International Atomic Energy Agency, 1986.

[9] InternationalAtomicEnergyAgency. The Chernobyl Accident: Updating of INSAG-1. Safety Series 75-INSAG-7. ienna: International Atomic Energy Agency, 1993.

[10] Turner B. Man-Made Disasters. London: Wykeham, 1978.

[11] Perrow C. Normal Accidents: Living with High-Risk Technologies. New York: Basic, 1984.

[12] Rogers Commission. Report of the Presidential Commission on the Space Shuttle Challenger Accident. Washington, DC: National Aeronautics and Space Administration, 1986.

[13] Vaughn D. The Challenger Launch Decision: Risky Technology, Culture, and Deviance at NASA. Chicago: University of Chicago Press, 1997.

[14] Rochlin G, LaPorte T, Roberts K. The selfdesigning high-reliability organization: aircraft carrier flight operations at sea. Naval War Coll Rev, 1987(40):76–90.

[15] Dlugacz Y, Spath P. High reliability and patient safety//Spath P, ed. Error Reduction in Healthcare: A Systems Approach to Improving Patient Safety. 2nd ed. San Francisco, CA: Jossey-Bass, 2011:35–57.

[16] Abbott K, Hiles J. Review of Corporate Culture Philosophies, Policies, Procedures and Practices. (Unpublished).

[17] Patankar M, Brown J, Sabin E, et al. Safety Culture: Building and Sustaining a Cultural Change in Aviation and Healthcare. Burlington VT: Ashgate, 2012.

[18] von Thaden T, Gibbons A. The Safety Culture Indicator Scale Measurement System (SCISMS), Technical Report HFD-08-03/ FAA-08-02. Savoy: University of Illinois, Human Factors Division, 2008.

[19] US Agency for Healthcare Research and Quality. Surveys on Patient Safety Culture. July 2012.[2012-07]. http:// www.ahrq.gov/ professionals/ qualitypatient-safety/ patientsafetyculture/.

[20] Sexton J, Helmreich R, Neilands T, et al. The Safety Attitudes Questionnaire: Psychometric properties, benchmarking data, and emerging research. BMC Health Serv Res, 2006, 6(44):1–10.

[21] Mitchell P. Defining Patient Safety and Quality Care. Retrieved from United States Agency for Health Research and Quality.[2008-03-04]. http:// www.ahrq.gov/ professionals/ cliniciansproviders/ resources/ nursing/ resources/ nurseshdbk/ MitchellP_DPSQ. pdf.

[22] Sumwalt R. The Role of Organizational Culture, Safety Culture, and Safety Climate in Aviation and Aerospace Safety. October 12, 2012. Retrieved from National Transportation Safety Board.[2012-10-12]. http:// www.ntsb.gov/ doclib/ speeches/ sumwalt/ Sumwalt_121007b.pdf.

[23] Arnstein P. Balancing analgesic efficacy with safety concerns in the older patient. Pain Manag Nurs, 2010, 11(Suppl 2):S11–S22.

[24] American College of Physicians. ACP Ethics Manual. 6th ed. January 9, 2014. Retrieved from Center for Ethics and Professionalism.[2014-01-09]. http:// www.acponline.org/ running_ practice/ ethics/ manual/manual6th.htm#informed.

[25] Wilson J. How to create a patient safety culture. Sessional GP, 2012(4):12–13.

[26] McCarthy D, Klein S. Sentara Healthcare: making patient safety an enduring organizational value. In Keeping the Commitment: Progress in Patient Saftey. Commonwealth Fund, publication 1476, 2011(8):1–19.

[27] Phipps D, Meakin G, Beatty P, Nsoedo C, Parker D. Human factors in anaesthetic practice: insights from a task analysis. Br J Anaesthesia,2008, 100(3):333–343.

[28] Schamel J. How the Pilot's Checklist Came About. Retrieved from atchistory.org.[2012-09-10]. http:// www.atchistory.org/ History/ checklst.htm.

[29] Degani A, Weiner E. Cockpit checklists: concepts, design, and use. Hum Factors, 1993(35): 345–359.

[30] White R, Trbovich P, Easty A, et al. Checking it twice: an evaluation of checklists for detecting medication errors at the bedside using a chemotherapy model. Qual Saf Health Care, 2010(19):562–567.

[31] Helmreich R. Error management as organisational strategy. Proceedings of the IATA Human Factors Seminar. Bangkok: International Air Transport Association, 1998:1–7.

[32] Endsley M. Situation awareness in aviation systems//Wise J, Hopkin V, Garland D, eds. Handbook of Aviation Human Factors. New York: Taylor & Francis, 2010(12):1–12:22.

[33] Stiegler M, Chidester T, Ruskin K. Clinical error management. Int Anesth Clin,

2013(51):22–36.

[34] Nemeth C. Improving Healthcare Team Communication: Building on Lessons from Aviation. Aldershot, UK: Ashgate, 2008.

[35] Federal Aviation Administration. Aviation Safety Action Program.[2013-04-11].http:// www. faa.gov/ about/ initiatives/ asap/.

[36] National Aeronautics and Space Administration. Aviation Safety Reporting System.[2013-10].http:// asrs.arc.nasa.gov/.

[37] National Aeronautics and Space Administration.Patient Safety Reporting System.[2013-10]. http:// psrs.arc.nasa.gov.

[38] US Agency for Health Research and Quality. Root Cause Analysis. Retrieved from Patient Safety Primers:[2012-10]. http:// psnet.ahrq. gov/ primer.aspx?primerID=10.

[39] Wiegmann DA, Shappell SA. A Human Error Approach to Aviation Accident Analysis: The Human Factors Analysis and Classification System. Burlington, VT: Ashgate, 2003.

[40] Federal Aviation Administration. Line Operations Safety Audits. AC-120-90. Washington, DC: Federal Aviation Administration.[2006]. http:// rgl.faa.gov/ Regulatory_and_Guidance_ Library/rgAdvisoryCircular.nsf/ list/ AC%20120-90/ $FILE/ AC%20120-90.pdf.

[41] Federal Aviation Administration. Flight Operational Quality Assurance (FOQA). [2013-03-19]. http:// www.faa.gov/ about/ initiatives/ atos/ air_carrier/ foqa/.

[42] Commission on Patient Safety and Quality Assurance. Building a Culture of Patient Safety. Dublin: Government of Ireland, 2008.

[43] Marx, D. Patient Safety and the "Just Culture": A Primer for Health Care Executives. April 17, 2001. Retrieved from Agency for Healthcare Research and Quality.[2001-04-17]. http:// psnet.ahrq.gov/ resource. aspx?resourceID=1582.

[44] Federal Aviation Administration. Press Release—FAA Issues Final Rule on Pilot Fatigue. [2011-12-21]. http:// www.faa.gov/ news/ press_releases/ news_story.cfm?newsId=13272.

[45] Department of Transportation. Summary of Hours-of-Service (HOS) Regulations. Retrieved from Federal Motor Carrier Safety Administration (FMCSA.DOT.GOV). [20111-12-07]. http:// www. fmcsa.dot.gov/ rules-regulations/ topics/ hos/ index. htm.

[46] Accreditation Council for Graduate Medical Education. ACGME Duty Hours. [2011-07]. http:// www.acgme.org/ acgmeweb/ tabid/ 271/ GraduateMedicalEducation/ DutyHours. aspx.

[47] Federal Aviation Administration. AC 120-103A—Fatigue Risk Management Systems for Aviation Safety.[2013-05-06]. http:// www.faa. gov/ regulations_policies/ advisory_ circulars/ index.cfm/ go/ document.information/ documentID/ 1021088

[48] Federal Aviation Administration. Safety Management System. February.Retrieved from Aviation Safety: [2010-05]. http:// www.faa.gov/ about/ initiatives/ sms/.

[49] Merritt A, Klinect J. Defensive Flying for Pilots: An Introduction to Threat and Error Management.Retrieved from FlightSafety.ORG: [2006-12-12]. http:// flightsafety.org/ files/ tem_dspt_12-6-06.pdf.

第 2 部分

临床应用

第9章

不良事件的预防和处理

RATRICK J. GUFFEY, MARTIN CULWICK

引 言

"我们无法解决自己不知道的事情"。

预防不良事件首先需要了解当前的医疗实践，然后制定相应预防策略以影响实践过程，最终产生预期的结果。通常，预防不良事件不仅需要学习以前已经发生的不良事件，而且还要对可能会发生的"未遂事件"加以重视，最后通过调整医疗系统防止不良事件的再次发生。

世界卫生组织将患者安全事件定义为：由一个事件或情况确实导致的或可能导致的对患者不必要的伤害。未遂事件是指理论上确实会对患者产生伤害[1]，但实际上这种伤害因为某种原因并没有发生[1-2]。导致大多数不良事件发生的医疗差错是多因素的，是许多单个错误因素共同作用的结果。

减少不良事件的发生和对患者的伤害有两种方法。第一种方法是被动的，事件发生之后深入剖析导致事件或伤害发生的多种因素，然后针对分析结果指定预防策略以防止相同的（或类似的）情况造成伤害再次发生。第二种方法是在不良事件及伤害发生之前主动分析医疗实践中存在的危险因素，在具体实施之前，及时改进医疗策略系统，最终减少错误发生。失效模式及影响分析（failure mode and effects analysis, FMEA）就是这种工具的一个例子。

不良事件的发生率

很难估计医疗保健中不良事件的发生率，这是由于医疗保健活动自身属性具有多样性，同时缺乏完善的不良事件报告系统。标准化不良事件的定义也很困难。根据所用的定义，不同研究对不良事件发生率的估计可能有所不同。美国卫生与公众服务部报告，在 100 万出院的医疗保险受益人中有 1/7（13.5%）发生了不良事件。一项使用 ICD-10-AM 代码作为标准的研究报告指出，约 5.3% 的离院（患者因出院、死亡或转移而离开医院）与不良事件有关 [3]，同一天离院的不良事件发生率远低于隔天离院的事件发生率（分别为 1.4%~1.8% 和 9.4%~10.7%）。急诊入院的不良事件发生率（9.1%）远高于择期入院（3.8%）。

医疗专业人员自愿通过各种干预措施来减少不良事件，包括医疗策略系统变更、新技术的实施以及将人为因素原则应用于临床实践。为了减少不良事件和提高医疗安全性，美国政府也采取了一些措施，进行监管改革（例如，2005 年美国政府颁布的《患者安全和质量改进法》）[4]。一些受到不良事件而导致伤害的个别患者可能会提起包括惩罚性赔偿在内的诉讼。然而，这些措施能在多大程度上预防不良事件的发生尚不清楚，也可能会产生与意料之外的结果，如增加医疗成本和降低自愿事件报告率。

不良事件的预防

人为错误无处不在。毫无疑问，人类会犯错，而且会经常犯错。根据美国医学研究所的报告，美国每年约有 10 万人死于可预防的医疗错误 [5]，其中许多人死于系统策略无法预防的人为错误。目前有几种基本策略可用于降低不良事件的发生概率，其中最重要的干预是建立安全文化（见第 8 章）。如果目标是创造一个医疗环境，消除导致患者死亡的可预防错误，那么答案不能是消除人为错误，而是完善我们的系统，使人为错误产生的效应无法作用于患者。

下一步是了解和学习已经发生的各种不良事件，从而进一步完善系统。为了实现这些目标，必须有一个有效的监察机制，必须对收集到的数据进行分析，然后对系统进行变更，以防止类似事件再次发生。为了确保预防机制是有效的，就需要一种客观的方法来判定预期的结果已经实现。有几种方法可以促进这项任务的完成，但其中许多方法需要提供基准测试的统计数据，并且没有有效的方法来实现改进。

预防不良事件的第一步是监察并收集数据。最初的监察通常是由参与事件的医疗专业人员进行的，或者由患者或其朋友和家人进行的。数据也可以通过注册、审计、事故监测、研究和医疗法律资源等渠道进行收集，医疗法律资源包括已结案的法律案件、法医或病理学家出具的鉴定报告。例如，截至 2011 年 6 月已结案的麻醉相关索赔数据库包含 8954 个已经取得法律和解或法院判决的相关案例 [6]。不幸的是，大部分"数据"未能有效改进结局。在某些情况下，尤其是导致轻微伤害相关的事件，数据可能会记录在患者病例中，但相关部门也不会对数据进行分析，对于未遂不良事件，医疗机构可能根本不会报告相关数据。众所周知，其他行业（如制造业）普遍接受一种企业文化，那就是对轻微不良事件的零容忍，因为容忍轻微不良事件最终可能导致重大或潜在的灾难性不良后果 [7–8]。

不良事件报告

自愿性事件报告广泛用于报告未遂事件和轻微伤害案例。自愿向中央数据存储库报告可以采取多种形式，从高度复杂的电子系统到纸质形式。最重要的一点是，系统收集到的各种伤害或未遂事故相关数据必须是令人信服的。几项研究表明，某些事件报告系统只捕获相关数据的一小部分 [9–11]。例如，Cullen 发现，在一家有 1300 个床位的三级医院中 [12]，不良药物事件的报告非常不可靠，而且是多变的。与自愿报告相关的另一个问题是，医疗专业人员以不同的比例报告事件，例如，Milch 通过对 26 家医院的 92 547 份报告分析发现，最不可能主动向上报告不良事件对患者产生的伤害的群体是医生 [13]。

尽管存在这些问题，但是通过一系列改良措施以增加系统的报告率和数据访问量是有可能的。如果根据医院内不同科室的医疗活动对系统进行专业定制，使系统更加完善，更人性化，易于使用，那么系统的使用率就会显著提高 [10,14–15]。例如，当报告系统根据两个主要学术医疗中心的麻醉医生的需求进行定制时，不良事件的报告总量比基线医院系统增加了两个数量级 [14]。框表 9.1（报告不良事件）[10–11,15–18] 和框表 9.2（成功事件报告系统的特点）说明了报告系统使用不当的一些原因，以及增加报告的方法 [15]。

框表 9.1	不良事件报告的不利因素

对事件的构成缺乏教育

关注法律或认证后果

个人羞耻心

害怕牵连他人

耗费时间的过程

难以访问的系统

缺乏匿名性

可能发现的信息

基础设施建设缓慢

界面设计不合理

缺乏反馈和跟进，感觉无价值

改编自 Leape LL, Reporting of adverse events. N Engl J Med，2002，347（20）:1633-1638.

Taylor JA, et al., Use of incident reports by physicians and nurses to document medical errors in pediatric patients. Pediatrics，2004，114（3）:729-735.

Guffey P, Culwick M, Merry A, Incident reporting at the local and national level. Int Anesthesiol Clin，2014, 52（1）.

Kaldjian LC, et al. Disclosing medical errors to patients: attitudes and practices of physicians and trainees.J Gen Intern Med，2007，22（7）:988-996.

框表 9.2	成功的事故报告系统的特点

数据安全且完整

登录时间短（不到 1min）和操作简单

系统易于访问

能够捕捉未遂事件和病人伤害事件的数据

能够匿名选择未遂事件

质量改进委员会可获取相关数据

部门和医院总结报告

经允许引自：Guffey P, Culwick M, Merry A, Incident reporting at the local and national level. Int Anesthesiol Clin, 2014,52（1）.

不良事件的分析

分析的目的是找出潜在的错误和可能导致问题重复发生的系统错误。尽管人为错误是不良事件的常见原因，但往往伴随潜在错误，从而使人为错误导致不良后果发生的概率增加。解决系统中的潜在错误比简单地解决人为错误要有效得多。

目前已经有几种工具已被用于分析和管理医疗保健中的危险和不良事件，包括根本原因分析（root cause analysis，RCA）或表观原因分析（apparent cause analysis，ACA）。美国卫生保健组织认证联合委员会要求对所有已经发生以及对患者造成需要干预、永久伤害或死亡的严重临时伤害（哨兵事件）的不良事件进行根本原因分析[19]。但是，在一个或多个 RCA 中识别的危险、障碍和事件之间的关系可能是复杂的，难以以简洁的方式表示。此外，根本原因分析可能非常耗时，并且不是对自愿登记处报告的大多数事件和未遂事件进行分析的适当方法。最重要的是，为防止事件再次发生而提出的解决方案可能不够有力，并且缺乏对解决方案的效果进行跟踪[20]。目前已经开发了许多认知辅助工具来显示事件的原因，包括使用因果树[20]。RCA 的结果最好用图表描述，以便医生更加深入地了解事故轨迹。描述事故轨迹的图表包括瑞士奶酪模型[21]、因果树[20]及最近的领结图[22-23]。

领结图及分析

James Reason[2] 首先提出了使用图表来显示事故轨迹，这些图表后来被称为"瑞士奶酪模型"[21]。瑞士奶酪模型说明了由于安全或预防性屏障的缺陷而导致潜在危险因素发展为事故的路径。例如，瑞士奶酪图可能说明由于围术期潜在诱发因素所导致术中高血压发生和发展。

图 9.1 所示为手术中高血压的瑞士奶酪图。在理想情况下，灰色切片代表是通过预防诱发高血压的相关危险因素从而避免术中高血压的发作的措施。然而，如图右侧所示，由于各种原因导致的遗漏或缺失，这些屏障中可能会出现一个或多个孔，当所有屏障都失效的时候，则很有可能会导致术中发生高血压[22]。在该模型中，奶酪层代表系统，孔代表失效模式。

图 9.2 显示了导致术中高血压的一些潜在风险，以及用于防止事件发生

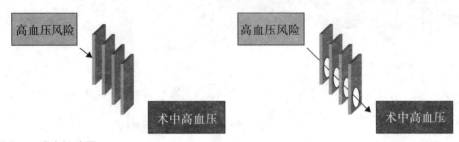

图 9.1　瑞士奶酪图

改编自：Reason J, Human Error. New York: Cambridge University Press; 1990.

经允许引自：Culwick M. Web based anaesthetic incident reporting system [WEBAIRS]: new methods to analyze and manage critical incidents（Presentation）.The Australian and New Zealand Annual Scientific Meeting, Perth, Western Australia, 2012.

的相关措施。这其中有多个潜在的并行预防措施路径，每个路径都需要自己的瑞士奶酪图。事实上，由于瑞士奶酪模型可能无法充分地分析数据并提供完备的解决方案，难以被用于指导事故管理。虽然最好是防止不良事件的发生，但不良事件发生后采取何种应对措施也十分重要，适当和及时的管理或许能避免伤害或减少不良事件的影响。

一个因果树和一个事件树可以融合在一起，形成一个领结图，从图形上看，它是一个领结的形状（图 9.3a，b）。图的左侧类似于多个瑞士奶酪路径，提供了一种简单的方法来表示潜在风险，并将这些风险与阻止发展到关键事件的屏障相关联。图中央的一个框被称为顶级事件，包含正在分析的事件的名称。右侧显示了恢复控制中的管理选项。它还显示了如果恢复控制无法阻止事件的发展，则可能发生的后果。图中的每个方框代表一个概念，并提供风险的总体情况、可能部署以避免这些风险的屏障，以及如果绕过这些屏障对顶级事件的管理。

虽然通过基于系统的变更来防止未来的危害是理想的，但这并不总是可能的。在某些情况下，预防完全或部分依赖于人类的记忆，在有压力的情况下，这既不完美又不可靠。然而，对于许多人来说，图片比方案更容易回忆，因此通过图表回忆所有概念可能会在临床护理中起到记忆触发的作用。

尽管图表中没有显示风险和管理选项的具体细节，但可以通过打印文档中的补充表或网页或电子健康记录上的弹出框来检索这些信息。

直到最近，领结图还很少用于医疗保健，尽管它们通常用于高风险行业

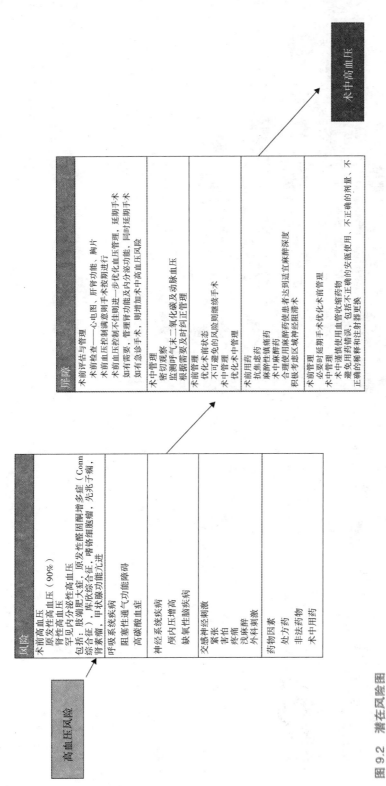

图 9.2　潜在风险图

经允许引自：Culwick M. Web based anaesthetic incident reporting system [WEBAIRS]: new methods to analyze and manage critical incidents（Presentation）. The Australian and New Zealand Annual Scientific Meeting. Perth: Western Australia, 2012.

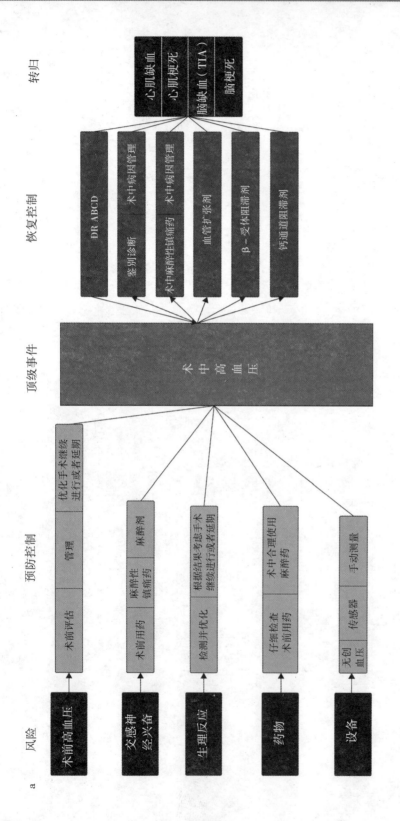

b

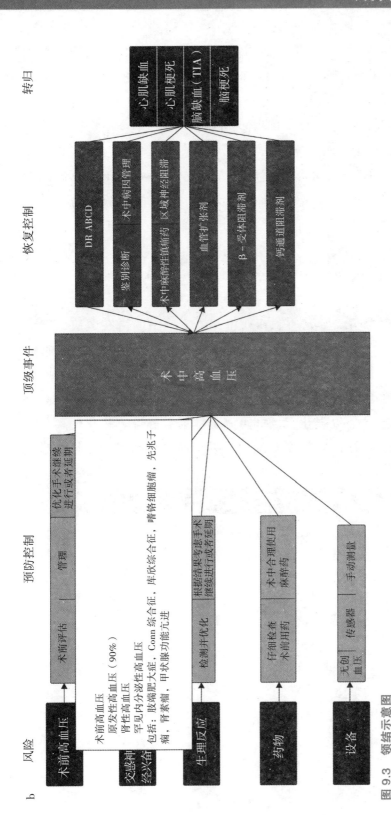

图 9.3　领结示意图

经允许引自：Culwick M. Web based anaesthetic incident reporting system [WEBAIRS]: new methods to analyze and manage critical incidents（Presentation）. The Australian and New Zealand Annual Scientific Meeting, Perth: Western Australia, 2012.

（如石油和天然气生产）以及高度可靠的行业，如核能生产。然而，这些图表可能有局限性。如果设计不好或设计中存在错误，就不能达到期望的结果。它们很容易使用，如果设计得当，就可能在医疗保健中有很大的应用潜力。在风险管理、教学和临床实践中，领结图也可用作认知工具。

2004 年，约翰霍普金斯医学院开发的"从缺陷中学习"的工具可能有助于分析、解决和跟进[24]。基于病房的综合安全计划（CUSP）缺陷学习工具包括四点：发生了什么？为什么会这样？您将如何减少这种缺陷再次发生的可能性？你怎么知道这个风险已经降低了？该工具已被纳入CUSP 工具包，可从约翰霍普金斯医学网站免费下载。Peter Pronovost 在2005 年和 2006 年发表的文章中描述了 CUSP 方法论和如何使用它，以及如何验证它[24-25]。

图 9.4 由安全药物实践研究所制作，将 9 个主题中的潜在解决方案分组[26]。最强的解决方案包括故障 – 安全、约束和强制功能（麻醉剂的最后一个具体示例包括气瓶的针索引系统和麻醉剂汽化器的联锁控制以及麻醉气体，如一氧化二氮）。这些解决方案是最可靠的，因为它们很难被击败。下一级利用了科学技术加以强化，例如可编程注射泵和计算机化的药单。这些设备和程序可以包括内置的安全检查，以帮助防止错误的剂量、错误

减少误差策略	强度（影响力）
失效安全系统和限制	高
强制功能	
自动化与计算机化	
标准化	↑
双人复核	
提醒和核查表	
规则和政策	
教育和信息	
建议更加小心谨慎	低

图 9.4　减少误差策略的等级次序

经允许引自：The Institute for Safe Medication Practices, 2006. Report medication errors or near misses to the ISMP Medication Errors Reporting Program （MERP） at 1-800-FAIL-SAF（E） or online at www.ismp.org.

的输送率或给予错误的药物。

协议的标准化、标准打包和业务流程的改进都包含在下一个级别中。批评者们认为标准化潜在阻碍了对患者进行个体化定制治疗，但事实并非如此。过程标准化可以被视为特定方法或治疗的一致交付，以便团队熟悉可能需要的设备和步骤。

理论上，安全核查表和双人核查制度是一个强大的安全系统，但要求员工在使用时要集中精力并细致认真。违规的行为也有可能会损害安全核查表和双人核查制度的有效性。

规则和政策通常被视为对组织具有保护作用，但在防止不良事件方面做得很少，因为规则或政策很少反应护理关注点的整合。医疗系统通常有大量的规则和政策。此外，普通人很难回忆起可能适用于手头任务的所有规则和政策。为了实现有效性，规则和政策应与标准化过程或计算机化系统相结合，以便在护理点对用户进行教育或通知。如果在临床上可行，那么强制功能是理想的预防不良事件的方式。

教育和信息可以帮助预防短期内的不良事件。然而，随着时间的流逝和记忆的消逝，信息可能会被遗忘，除非我们不断加强信息的记忆。

出于几个原因，简单地告诉一个人要更警惕是提高安全性最不有效的方法。这种方法假定参与事件的人没有警觉。告诉某人要更小心意味着某人应该受到责备，因此忽略了潜在因素；这与良好的安全文化背道而驰。如果一个人参与了一个不良事件，他或她很可能在未来内在地保持警惕，也可能会过于谨慎。最后，此方法不一定会通知其他不直接参与的人，并且可能会遇到与规则和策略相同的可记忆性问题。实际情况是，规则、政策和告诉人们提高警惕是最常用的方法，因为它们既便宜又易于部署。

计划是预防不良事件的下一个实际步骤，因为它有助于对可能的不良事件的预测，使从业者能够制定避免不良事件的计划。计划可能包括患者首次入院时的书面治疗计划和在手术室开始手术前的口头简述或暂停。一个计划不仅应包括所需步骤的概要，还应包括一个或多个处理可能偏离所需路线的应急计划。主要计划和意外事件通常被分别命名为计划 A、计划 B、计划 C 等。为了应对可能在高风险手术过程中发生的每一个不良事件我们应该去讨论一个计划。

管　理

不良事件的管理可分为四个阶段：减轻后果、即刻处理、疑难事件管理和跟踪随访。用于管理这四个阶段的知识和技能可以是隐性的，也可以是显性的。隐性知识被定义为难以描述或解释的东西，诸如"当氧饱和度下降时你做什么？""经验丰富的麻醉专业人员可能会根据其他因素（如手术类型、近期事件和其他异常参数）产生多种下意识反应"。以上这些可能很难描述或用规则来解释；或者可能是隐性的或熟练的技能，如喉镜检查、为静脉显露不好患者建立血管通路。显性知识被定义为易于表述或表达的知识。显性知识的例子包括管理困难气道的法则或低氧时核查表。认知辅助工具（如助记法、规范、流程表和应急手册）可用于管理危机事件，而指南可能有助于不良事件后的后续行动。

减轻后果

减轻后果是对不良事件尚未消除的管理，以防止或减少对患者的伤害。反应取决于形势的紧急程度。当危机即将来临的警告信号第一次出现时，有时可以开始缓解不利事件。由于早期缓解而避免的不良事件被定义为未遂事件。

一个好的计划可以帮助专业人员预测一个不良事件，并且使他或她能够确定是否偏离了，需要采取进一步行动的计划；这反过来又允许启动应急计划。这样，我们可以更快地识别即将发生的不利事件，并调用预先制定的应急计划来缓解事件的进一步发展。这可能无法防止不良事件的发生，但有助于减轻后果的严重程度。

例如，考虑手术过程中的意外出血。在术前讨论中，外科医生指出预期的失血量将低于500mL，因此，不需要进行血型鉴定和交叉配血。如果手术失血量超过500mL，且出血未得到控制，应送血样进行血型鉴定和交叉配血。如果失血量超过1000mL，则应交叉匹配相应的血液成分。当失血量超过2000mL或血红蛋白水平低于预定值时，可考虑输血。最后，如果失血量大于患者的循环血容量，则启动大量输血方案。应为每个患者设置精确的计划，这需要提高护理和管理水平。

减轻后果采取的措施通常包括即刻应用隐性知识，甚至在做出有效诊断之前就开始了。CAB（胸外按压、开放气道及人工呼吸）通常用于指导紧急事件的初始管理。CAB 众所周知代表循环、气道和呼吸。这包括确定心脏和灌注状态，检查气道是否畅通，处理气道阻塞，检查通气是否充分。此助记符号已扩展到包括其他步骤，成为 DRABCD。DR 的 D 代表检查和管理对反应者或患者的任何危险。R 代表临床医生检查患者的反应（即轻轻地摇晃和叫喊以查看是否有反应），DRABCD 的最后一个 D 是检查引起事件发生的药物（处方药或其他药物）。

总之，减轻后果通常包括三个步骤，即试图防止事件恶化，试图改善现状，做出诊断并针对特定原因进行进一步的管理。

即刻处理

此步骤在减轻后果措施之后开始，并根据推断的原因针对性地进行管理。之所以使用"推断"一词，是因为事件的呈现模式可能导致错误的初步诊断。这不能反映救治者的技能或决策的水平，只是承认在事件发展之前通常不可能做出正确的诊断。因此，在最初的管理过程中，必须承认最初的路径可能并不理想。在做出最终诊断之前（甚至可能是之后），救治者应意识到其他可能性，并准备改变初步诊断。

过敏反应提供了一个很好的例子，需要不断评估初步的诊断。患者最初可能出现支气管痉挛，支气管痉挛可根据具体的治疗方案进行治疗[27]，但在开始治疗时，应考虑并排除其他引起支气管痉挛的可能原因。在支气管痉挛的最初阶段，血压可能是正常的；随着病程的发展，患者的症状可能会开始逐渐加重，并出现低血压等一系列症状，此时做出过敏反应的诊断并开始治疗。然而，如果患者变得通气困难，结合患者支气管痉挛、血压下降和渐进性通气困难，则可考虑张力性气胸的最终诊断。然而，在另一种情况下，正确的诊断可能是支气管痉挛或过敏反应，这个例子强调了在即刻处理不良事件时保持开放思想的重要性。

疑难事件管理

疑难事件管理在初始治疗未能产生预期反应或未能控制不良事件进展后开始。如果还没有发出"寻求额外帮助"的呼吁，这是一个咨询或"寻求帮助"适当的或可能是强制性的阶段。管理策略或干预措施升级，同时考虑替代诊断。升级可能包括更积极地使用目前的疗法或引进更有效的疗法。考虑放置有创监测装置，并进行进一步的调查。疑难事件管理可能包括转移到重症监护室，并在几天内持续进行管理。澳大利亚和新西兰麻醉过敏组（ANZAAG）为过敏反应的疑难事件管理提供了一个很好的例子[28]。

跟踪随访

跟踪随访包括对残存的临床症状的随访和管理、从患者转归中总结经验、提高患者安全性、风险管理和医疗法律方面考量。最重要的跟踪随访任务是向事件登记处报告，因为这可能开启对此类事件预防的研究。报告可以通过事件报告、致残和死亡过程或其他方式进行，但强大的安全文化标志是能够报告事故和未遂事件并对改善情况进行评估。

结　论

在我们目前的医疗体系中，不良事件是患者在接受医护服务过程中出现的不幸事件。预防和减轻后果这些事件是质量改进的重要组成部分。首先，了解事件及其发生频率对于改进计划至关重要。事故报告系统是收集这些信息的方法。然后，对事件进行分类和分析，以便改进。领结图是用于此目的的一个工具。应选择最有效的干预措施，如强制功能和标准化。一旦事件发生，有四个阶段进行管理。对这些阶段都要有一个清晰的理解，最终得到最好的结果。在处理和解决不良事件时，应考虑医护人员和患者。

· 预防不良事件始于对当前实践的理解，然后考虑影响该实践达到预期结果的策略。

· 事件报告是跟踪随访不良事件的最常见方法。

· 预防需要对事件进行强有力的分析，并认识到潜在（系统）和人为原因。

· 干预具有不同程度的有效性，从高效的强制功能到轻微有效的鼓励性声明。

· 事件管理有四个步骤：减轻后果、即刻处理、疑难事件管理和跟踪随访。

（孙玉明　陈婧　译；闵苏　审）

参考文献

[1] Conceptual Framework for the international classi-fication for patient safety. WHO/ IER/ PSP/2010, 209(2):21-24.[2009-01-02]. http://www.who.int/pa-tientsafety/taxonomy/icps_full_report.pdf.

[2] Reason J. Human Error. New York: CambridgeUniversity Press, 1990.

[3] Australian Institute of Health and Welfare. Hospitalperformance: adverse events treated in hospitals.[2015]. http://www.aihw.gov.au/ haag11-12/adverse-events/.

[4] The Patient Safety and Quality Improvement Actof 2005. RockvilleMD: Agency for HealthcareResearch and Quality, 2008.

[5] Kohn LT, Corrigan J, Donaldson MS. To ErrIs Human: Building a Safer Health System. WashingtonDC: National Academy Press, 2000.

[6] Metzner J, et al. Closed claim's analysis. Best PractRes ClinAnaesthesiol, 2011, 25(2):263–276.

[7] Heinrich HW. Industrial Accident Prevention:A Scientific Approach. New York: McGraw-Hill, 1950.Clinical Applications 142.

[8] Bird F, Germain G. Loss Control Management:Practical Loss Control Leadrship. Det NorskeVeritas, 1996.

[9] Kaldjian LC, et al, Disclosing medical errors topatients: attitudes and practices of physicians andtrainees. J Gen Intern Med, 2007, 22(7):988–996.

[10] Leape LL. Reporting of adverse events. N Engl JMed, 2002, 347(20):1633–1638.

[11] Taylor JA, et al. Use of incident reports by phy-sicians and nurses to document medical errorsin pediatric patients. Pediatrics, 2004, 114(3):729–735.

[12] Cullen DJ, et al. The incident reporting systemdoes not detect adverse drug events: a prob-lem for quality improvement. JtComm J QualImprov, 1995, 21(10):541–548.

[13] Milch CE, et al. Voluntary electronic reportingof medical errors and adverse events: an analysisof 92547 reports from 26 acute care hospitals. JGen Intern Med, 2006, 21(2):165–170.

[14] Guffey P, et al. Design and implementation of anear-miss reporting system at a large, academicpediatric anesthesia department. PaediatrAnaesth, 2011, 21(7):810–814.

[15] Guffey P, Culwick M, Merry A. Incident report-ing at the local and national level. IntAnesthesiolClin, 2014, 52(1).

[16] Rowin EJ, et al. Does error and adverse eventreporting by physicians and nurses differ? JtComm J Qual Patient Saf, 2008, 34(9):537–545.

[17] Kaldjian LC, et al. Reporting medical errors toimprove patient safety: a survey of physiciansm in teaching hospitals. Arch Intern Med, 2008, 168(1):40–46.

[18] Kaldjian LC, et al. Disclosing medicalerrors to patients: attitudes and practices ofphysicians and trainees. J Gen Intern Med, 2007, 22(7):988–996.

[19] Williams PM. Techniques for root cause anal-ysis. Proceedings (Baylor Univ Med Center), 2001, 14(2):154–157.

[20] Wu AW, Lipshutz AK, Pronovost PJ. Effectivenessand efficiency of root cause analysis in medicine.JAMA, 2008, 13, 299(6):685–687.

[21] Reason J. Human error: models and manage-ment. BMJ, 2000, Mar 18, 320(7237):768–770.

[22] Culwick M. Web based anaesthetic incident re-porting system [WEBAIRS]: new methods to ana-lyze and manage critical incidents (Presentation).The Australian and New Zealand Annual ScientificMeeting, Perth, Western Australia, 2012.

[23] Pitblado R, Weijand P. Barrier diagram (bow tie)quality issues for operating managers. Proc SafetyProg, 2014(33):355–361. doi: 10.1002/prs.11666.

[24] Pronovost PJ, et al. A practical tool to learn fromdefects in patient care. JtComm J Qual PatientSaf, 2006, Feb, 32(2):102–108.

[25] Pronovost PJ, et al. Implementing and validat-ing a comprehensive unit-based safety program.J Patient Saf, 2005, 1(1).

[26] Institute for Safe Medication Practices.[2006]. https://www.ismp.org/newsletters/ambulatory/ar-chives/200602_4.asp.

[27] Looseley A. Management of bronchospasmduring general anesthesia. Updates Anaesth, 2011:18–21[2011]. http://e-safe anaesthesia.org/e_li-brary/14/Bronchospasm_during_anaesthesia_Update_2011.pdf.

[28] Australian and New Zealand Anaesthetic AllergyGroup (ANZAAG). Management Resources. http://www.anzaag.com/Mgmt%20Resources.aspx.

LOREN RISKIN, ALEX MACARIO

第10章 复杂系统和方法的质量改进

改变都会带来不便，哪怕是从更坏到更好。

——理查德·胡克（Richard Hooker）（1554—1600）

引 言

医生和其他围术期护理人员总是努力提供安全和高质量的护理，因此，对于临床医生而言，造成伤害或不良后果的事件往往是双重挑战。尽管每个人都充满善意，但不安全、低效和低质量的护理确实会发生[1]。医疗行业的改进已被证明是一项具有挑战性的任务，需要所有医疗从业者的反思和贡献，以及改进项目的设计和实施，以确保高质量、安全的患者护理。

本章解释了质量改进（quality improvement, QI）举措背后的科学依据。首先讨论质量改进的最终目标，然后简要介绍质量改进发展的历史、成功的质量改进项目的基本要素及系统和个体实施改进面临的障碍，最后解释了质量判定、常用的质量判定工具和麻醉特异性判定方法。

患者安全和质量改进的目标

医疗质量被定义为医疗服务增加人群与个人所期望的健康结果方面所达到的程度，以及医疗服务与现有专业知识的一致程度[2]（框表10.1）。1999年，美国医学研究院（IOM）里程碑式的报告——《人皆犯错：建立一个更安全的医疗系统》，估计每年有4.4万~9.8万名美国人死于可预防的医疗差错。最近的评估则表明，仅在美国每年就有56.4万例住院患者受害于此（占所有住院患者的1.5%[3]），其中21万到40万例差错导致患者过早死亡[4]。美国医学研究院随后的报告——《跨越质量鸿沟：面向21世纪的新的卫生保健体系》列出了以下 6 个改善医疗保健的目标[5]。照护应该是：

1.安全 除照护人员要以安全为目标外，系统设计中也必须考虑安全性，以避免本意是帮助患者却给患者带来伤害的照护行为。

2.有效 应避免照护欠缺及过度照护，而应该与现有的最先进科学知识水平相一致。

3.以患者为中心 照护应尊重和适应患者个体的文化、价值观、社会背景和特定需求。

4.及时 应当在恰当的时限内给予照护，不应该出现非预期的或对患者不利的延迟。

5.高效 医疗系统应尽量减少用品、设备、资本、理念、时间和机会的不必要浪费。

6.公平合理 照护不应因种族、民族、性别、地域和社会经济状况的差别而改变。

框表 10.1　常用术语及定义

医疗质量：医疗服务增加人群与个人所期望的健康结果方面所达到的程度，以及医疗服务与现有专业知识的一致程度。

疗效：特定药物或治疗在理想条件下的作用程度；产生预期或预期结果的能力。

效率：衡量医疗资源是否被用来获得最高经济价值的指标，是系统的投入与产出的比率。一个高效的系统或人是指相对于所消耗的投入（资源、时间、金钱）而言能实现更高水平的绩效（结果、产出）。

患者的安全：预防与患者医疗保健相关的差错和不良后果。

价值：每花费一美元取得的医疗保健成果。

引自 Porter ME, Teisberg EO. Redefining Health Care: Creating Value-Based Competition on Results. Boston: Harvard Business School Press, 2006.

因此，患者安全尽管很复杂，却只是整体医疗保健质量的单一因素。事实上，二者是密切相关的，本质上的重叠会模糊它们之间的差别。虽然

价值概念没有直接包含在美国医学研究所的改进目标中，但它是有效和高效护理的内在组成部分。价值由医疗保健质量除以护理成本而得出。如果系统的不完善增加了护理成本，那么高效的医疗保健仍只具有低价值。尽管他们的本质不同，但患者安全、质量改进、价值都是医疗保健行业内的一致目标，当改善一个目标的措施也改善了其他目标时，就会取得成功。

质量改进简史

医学专业人员一直很注重改善个体患者的生存质量，但要采取广泛、系统的变革以确保广大患者群体受益则需要较长的时间。在19世纪初，有过一些广泛医疗保健行业改革的成功案例。例如，英国护士弗洛伦斯·南丁格尔（Florence Nightingale）将伊斯坦布尔一家医院的不卫生状况与受伤士兵的死亡率联系起来，通过采取洗手、仪器消毒和定期清洗床品等措施，将死亡率从60%降低至1%。然而，直到20世纪，质量改进的正式方法才发展起来。

20世纪初马萨诸塞州总医院的外科医生，Earnest Codman博士被认为是医疗保健行业现代医疗质量改进之父。他是第一个建立定期并发症致残率和死亡率讨论会（Morbidity and mortalityconferences, MMCs）的人，他开创美国骨肿瘤登记之先河，并发起了一个由三个步骤构成的质量保证方法，称之为"医院标准化的结局系统"。Codman使用袖珍卡片追踪个体患者，评估患者、医疗保健系统或临床医生的问题，并提出预防不良后果复发的方法。他认为，医生应该对每一位患者进行足够长时间的随访，以确定治疗是否成功，然后利用这些信息来指导今后的治疗决策。1914年，他所在医院拒绝了Codman评估临床医生的计划，并终止了他的特权。同年，他创建了自己的医院。他通过出版图书发表了个人实践的成果，他坚持做透明度和成果追踪的强力支持者。

尽管，在Codman的有生之年，追踪和改善结果"给他带来了嘲笑、贫穷和责难"[6]，但他的最终诊疗结果系统被美国外科医师学会（the American College of Surgeons）采用，该学会用他的理念为医院建立了最低标准。美国现行的医院认证系统，即联合委员会（前身为医疗机构认证联合委员会 [JHACO]，成立于1951年）就是Codman工作的直接成果。虽然，Codman一生的贡献很少得到认可，但现在，他被公认为是实施医疗保健结果管理的第一人。

随后的几十年里，从行业外进一步明确了医学的质量改进。当 Codman 主要关注个体治疗的不良后果以及与标准的偏离程度时，美国工业界却认识到该制度在创造一致性质量方面的重要性。标准化和一致性开始取代价格成为销售和竞争的主要决定因素。先驱者 W.Edwards Deming 和 Walter Shewhart 均为物理学家，他们试图通过制造过程的标准化和精简、错误率的降低、数据驱动的变革以及对改进工作的承诺来提高工业效率[7]（框表 10.2）。Deming 开发了一个"渊博知识体系"，旨在帮助理解系统变革的关键点。该体系由以下 4 个方面组成：①系统的体认；②变异的知识；③心理的变化；④知识的理论。

框表 10.2	W.Edwards Deming 的 14 要点

1. 建立产品和服务改善的长期目标。

2. 接受新的思想体系。

3. 停止依赖检验保证质量。在产品设计中就保证质量，从而取消大规模检验。

4. 不要只是根据价格来做生意。要通过与单个供应商合作，建立忠诚度和信任，将总成本降到最低。

5. 持续不断地改进每一个流程或计划、生产和服务。

6. 创建岗位培训制度。

7. 建立领导力。监督的目的应该是帮助人和设备更好地完成工作。

8. 消除恐惧心理，让每个人高效地为公司工作。

9. 打破部门间的壁垒，人们才能像团队一样工作。

10. 消除要求员工零缺陷的口号、警告和指标。消除以数字目标为导向的标准（配额）和管理；替代领导。

11. 恢复计时工人被剥夺的工作自豪感。

12. 恢复人们在管理和工程中被剥夺的技艺自豪感。取消年度评级制度。

13. 制定一个强有力的教育和自我完善计划。

14. 让公司里的每个人都努力完成转变。

经 The MIT Press 允许引自：Deming WE, Out of the Crisis. © 2000 Massachusetts Institute of Technology: 23-24.

Beming 和 Shewhart 提出了持续循环改进方案，把改变与结果评估和反应联系起来。Deming 的工作因创造了日本二战后的经济繁荣和世界制造业和商业的变革而获得认可。随着医疗保健改进的需求日益明显，医疗保健行业逐渐采用了这些在其他行业中被证明是成功的系统变革的要素。

1966 年，致力于医疗保健质量研究的医生 Avedis Donabedian 博士发表了《医疗质量评估》一文 [8]。这个开创性文章描述了一个可复制的模型，它依赖于对结构、过程和结果的研究来判定所提供的护理质量。Donabedian 认为医疗质量可以通过谁提供护理（结构），提供什么护理，如何提供护理（流程），以及治疗的最终结果（结果）来衡量。质量不仅反映技术和临床技能问题，也被视为文化、团队心理和领导能力的体现。Donabedian 的模式被广泛接受，并成为后来改善护理质量的重要组成部分。

在过去的 50 年中，出现了许多影响广泛、特定领域的医疗保健机构和研究所。1970 年，美国国家科学院建立医学研究所，致力于评估和改善美国的医疗保健行业。1989 年，美国卫生和公共服务部建立卫生保健研究和质量局（the Agency for Healthcare Research and Quality, AHRQ, 前身为美国医疗政策与研究机构），研究护理不当和过度护理的趋势，并提出公平护理指南的建议。美国卫生保健研究和质量局目前在开发旨在提高医疗保健安全、可及性、有效性和适用性的项目。

美国国家质量保证委员会（National Committee for Quality Assurance, NCQA）是另一个衡量医疗保健质量的组织。NCQA 成立于 1990 年，使用围绕 Deming 理念发展来的标准来管理医生、健康计划和医疗团体认证。他们在 1993 年发布了第一份健康计划报告卡，使用的数据来源于医疗保健绩效数据信息系统。该出版物首次在健康计划层面对护理的有效性进行了比较。

过去的几十年，医疗保健行业对于质量改进和患者安全的需求越发紧迫，导致有影响的机构数量和规模显著增加。美国麻醉患者安全基金会（Anesthesia Patient Safety Foundation, APSF）成立于 1984 年，是第一个关注患者安全的医疗专业机构。它的宗旨是不让患者因麻醉而受到伤害。1996 年，美国国家患者安全基金会（The National Patient Safety Foundation, NPSF）成立，目标是与患者及其家庭合作，促进患者安全和医护人员安全，通过教育和研究支持，从而"创造一个患者和医护人员免受伤害的世界"。1991 年，美国医疗保健改善研究所（the Institute of Healthcare

Improvement，IHI）成立，通过领导培训和教育，重点培养和传播患者安全方面的理念。1999 年，美国国家质量论坛（The National Quality Forum，NQF）成立，致力于美国医疗保健质量的评估、判定和报告。国家质量论坛因 27 条"绝不事件"（例如，在错误的患者身上进行手术）和 30 条"安全操作"（例如，标准化缩写）清单而广为人知，通常用作质量和安全实践指标。

质量改进和患者安全在美国国内和国际医疗保健领域持续发挥着重要作用。尽管医疗保健行业是以带有个体实践模式指导治疗的"家庭作坊"式为开端，但它已经成长为一个高度复杂的系统，囊括了提供广泛服务的大团体。

成功的质量改进和患者安全工作要素

在讨论各种用于提高质量和安全性的技术之前，本章先讨论这些技术成功所需的首要因素。

任何质量改进项目的成功都需要对当前系统有深入的了解。主流文化、资源可获得性、组织结构及对关键个体的信任都不容忽视。一个缺乏支撑变革的文化机构不会对突然的、剧烈的改进做出回应；一个资源稀缺的机构可能无法实施大规模的变革，或利用较富裕的机构可能获得的技术优势；一个本来可能取得成功的新进程可能因为关键领袖的反对而很快失败。因此，任何医疗改进举措都必须从根本上量身制定，以适应当地需求和机构的情况。

一个成功的医疗改进项目需要团队合作。个体很难完全理解复杂的医疗保健系统，或拥有获得每个利益相关者的配合所必需的个体关系。流程改进总是发生在机构内的多个领域，影响多个部门，因此，来自所有领域的支持会增加成功的概率。理想的情况下，变革应该由各级人员和所有的利益相关者共同推动。团队合作也是必要的，因为质量改进工作需要创造性；复杂问题几乎总是有复杂的解决方案，它可能影响很多个体和工作流程。因此，通过团队合作实现变革，让熟悉环境和工作流程的人参与进来，更能获得恰当且合理的问题解决方案，同时也有利于团队成员接受和遵循变革。

有效的质量管理也需要对有待改进的流程进行持续审查以及长期跟踪、问责和数据驱动的变革。需要持续的监控和跟踪以确保变革持续进行，因为随着时间的推移，对新工作流程和程序的遵从性通常会降低[9]。持续的评估也很重要，以确保变革产生预期效果并发现预期之外的后果。管理团队最好使用数据标记和其他量化资料可靠地度量客观的改进。成功的质量改进团队要对他们所做的更改负责，并对其进行判定，直到它们成为机构的文化和工作流程的一部分。理想情况下，这些更改是改善医疗保健质量的预期需求，而不是纠正医疗缺陷的反应性、回顾性的举措。本章将涵盖用于质量改进的前瞻性和追溯性技术，这是因为识别和应对不良护理是质量管理的重要组成部分。

改善护理：质量改进与科学研究

医疗保健专业人员致力于改善护理不仅是为了单个患者，也是为了整个患者群体。这一目标传统上是科学研究的范围[10]。质量改进项目很少在机构界限之外讨论，但他们越来越被视为可发表的研究[11]。最近，报告质量改进项目结果的论文数量增加，源于医护人员发表论文的传统动机，和增加市场份额、促进认证以及获得资金的制度压力。

对于质量改进研究的日益重视已经模糊了质量改进与科学临床研究间的界限。两者均使用患者数据回答关于患者疾病状态和医疗保健流程的重要问题，分析数据的最终目标是改善患者护理状况和治疗效果。不论项目是用于研究还是质量改进，都以同样的方式获取数据。出版物有助于传播理念，降低结果的重复性，并且有利于作者专心处理他们的工作。尽管有这些相似之处，但在开始时确定一个既定项目是用于质量改进还是科学研究是非常关键的。在项目的设计阶段未能区分两者，可能最终会导致不能按预期的方式使用结果，如果未获得相应的许可，可能会妨碍发表[12]。当一个质量改进项目涉及实践的改变，对患者产生影响并需要评估其结果，采用随机或设盲试验，或使患者承受额外风险时，可以将其视为科学研究[13]。

从历史上看，质量改进与科学研究的区别在于它们背后的意图。20世纪上半叶的质量改进仅限于回顾性地尝试了解发生事故的原因，以防将来再次发生。相反，大多数研究项目采用前瞻性双盲临床试验收集数据。美国政府将研究定义为针对健康和保健的"系统性调查……旨在开发和促进可推广的知识"[14]。质量改进项目是为了改进当前的流程；他们是"由质量改进组织或为质量改进组织对患者护理问题进行的评估，旨在通过同行分析、干预、问题解决和随访来改善患者护理"[15]。质量改进项目收集证据数据用于内部审查，而研究数据是匿名的，通常发表于在科学期刊上。因此，传统上，质量改进不同于科学研究，不受监督要求的约束，并且通常无需内部审查委员会（internal review board, IRB）的批准和患者的同意（表 10.1）。

质量改进随时间而变化，不遵循固定流程，而是对获得的数据做出的反应。质量改进项目根据所在机构需要设计，并作为医疗机构内医疗流程的一个基本组成部分，而科学研究却不是必须的。尽管存在这些差异，也很难在科学研究和质量改进之间划出清晰界限。两者均使特定患者群体做出选择性改变，目标是改善整体健康状况。虽然没有全球公认的标准来划分质量改进

表 10.1　传统质量改进与传统研究（随机临床试验）的比较

标准研究	质量改进
治疗方案随机分配给患者	医生－患者护理团队选择治疗方案以获得最佳结果
设立对照组来确定疗效	无对照组、安慰剂组，可进行回顾性分析以确定基线变化的益处或控制基线变化
参与者与护理人员对患者接受的治疗设盲	参与者和护理人员了解个体的治疗方案及其可能的影响和副作用
必须获得知情同意书和内部审查委员会的批准	通常无需知情同意书和内部审查委员会的批准
盲法分析结果	在已知治疗方案的情况下评估结果
数据常来源于多个组织	数据来源于特定组织
目的是提升科学知识并拓展到更大的患者群体	通过局部流程改进降低特定范围内局部问题造成的不良后果
在国家内部或全球科学界推广	在单位或机构层面的推广
开发新的干预措施	将干预措施应用于实践
不是医疗保健系统存在的必需条件，仅限于研究机构	每一个医疗保健机构护理的关键组成部分

项目与科学研究，但确实存在一些相应的指南[16-17]，对此 IRB 和伦理门槛应该放低。

医疗变革面临的问题

无论是医疗系统机构还是个人，进行有意义的变革都存在着巨大问题。改变组织行为一直是一项艰巨的任务，由于系统的复杂性以及利益相关者的数量和教育水平，在医疗保健领域尤其具有挑战性。为了成功实施质量改进项目，首先应确定要改进的问题（框表 10.3）。

框表 10.3　机构改进面临的问题
缺乏资源（如质量改进人员、设备、资金），或资源利用不足 缺乏当地领导部门强有力的支持 低估质量和安全作为核心价值的重要性 文化自满，缺乏改变动力 来自员工或领导层的质疑 对质量改进措施的重要性不重视 员工超负荷工作 改进和安全项目中的角色或结构不确定，缺乏责任人 缺乏沟通或无法传达期望 缺乏评估医疗过程安全性和效率的机构 缺乏发现不足的意识 无法系统地收集和分析数据

质量改进必须被纳入医疗系统文化中。一个不把质量和安全作为其核心价值观的机构，无论其中个别工作人员的奉献精神如何，都不可能形成积极改进的环境。医疗机构对持续质量改进和患者安全的关注及投入创造了一种有意义的改进文化。医疗机构必须建立适当的架构，以评估医疗流程的安全性和效率，并推动高效的资源分配和医疗管理。数据的系统收集及分析对于消除质量改进项目实施问题和评估改进的有效性至关重要。医

疗机构投入的资源本身不足以创造质量，但没有人员和资金投入将无法成功实施质量改进。同样，没有强有力的行政支持、明确支持者及长期随访，质量改进项目也不会成功。此外，大多数人发现改进很难在个人层面上成功。例如，多数减肥计划都失败了，许多改善计划也失败了。传统激励医疗人员行为改变的方法（如要求提高警惕或遵守新的医疗流程）在很大程度上也已经失败[18]。目前旨在提高医疗质量和安全性的新治疗建议已有成千上万条，但很少数据支持这些发表在同行评审的期刊上的建议确实改进了实际流程。医疗人员不会自动发起或维持质量改进项目，除非他们能克服个人障碍；在能够有效地消除这些问题之前，首先必须明确这些具体问题。

个人质量改进的问题包括：

· 缺乏指导思想或明确的期望；

· 缺乏动力；

· 缺乏个人责任感；

· 缺乏可用的数据或证据表明新的改进将是积极的；

· 缺乏足够的技能；

· 缺乏资源，包括时间及精力。

每个利益相关者都必须明白需要改进什么及为什么要改进；在不了解相关缺陷的情况下，很难维持质量改进。克服对质量改进的抗拒需要客观的数据或当前流程存在缺陷的证据。激励因素可能来源于个人内部，如提供优质医疗的动力和愿望；也可能是外部的，通过使用奖惩制度来激励个人达到某标准。每个人必须相信质量改进将创造价值及利益，并且必须提供一种方法，使个人能够成功地根据自身能力改进其实践及工作流程。同时来自同行或拥护者的支持通常是必要的。

质量改进中的问题可采用多种方法确定并解决，这个过程充满不确定及不可预测的结果[19]。头脑风暴可以用来确定潜在的问题，而真实可感知的问题可以通过观察、调查、访谈和审计发现。然后可以直接针对具体问题采取措施，例如，如果对指南了解不足，则可以提供进一步教育及培训；如果缺乏模范效应，则可以树立一个优秀的榜样。

检查及降低风险工具

医疗机构和各个部门可以使用多种工具来发现和降低患者受到伤害的风险。具体方法要基于具体情况，包括访问数据的能力、采用回顾性或前瞻性方法、资源的可用性以及人员对所选技术的熟悉程度。

非正式方法

一直以来质量改进过程以一种特殊的方式进行，即不使用常规科学方法作为医疗机构和专业人员质量改进的一部分。试验纠错、采用其他医疗专业人员或机构的成功经验以及自上而下的行政授权管理是质量改进最常用的三种非正式方法。

正如医疗寻求的是基于数据和证据的治疗，而不是试验纠错的治疗方法，试验纠错也已经不再被视为一种质量改进方法。试验纠错方法有几个优点：其非正式性使质量改进更快速、灵活，并且一线医疗人员熟悉该方法。然而，通过试验纠错方法制定的质量改进并没有经过系统评估，可能会阻碍医疗机构对改进中的正反经验的学习。通过试验纠错方法实施的质量改进并不强调对系统知识的了解，而这反过来又降低了对质量改进的评估和从错误中学习的能力。

采用其他医疗人员或机构成功的质量改进措施在整个医疗行业都很常见。以往医学培训一直采用学徒制，临床医生通过观察和模仿高年资医生来学习治疗。因此，许多医院通过引进其他医院行之有效的技术和方法来提高医疗质量，这种做法并不令人意外。这种方法或许有效，但也可能忽略了其他医院质量改进成功的基础。例如，某医院通过在合适的地方放置消毒凝胶提高了手卫生率，如果其他医院仅模仿这种做法可能并不一定会增加洗手率。实际上质量改进成功的医院可能拥有更少的洗手水槽，而其他医院则是由于没有对医务人员进行手卫生教育，或者缺乏医疗安全文化而未获成功。有效应对质量缺陷的前提是对问题的根本原因进行个性化分析，这有助于采取有针对性的干预。

卫生管理机构和国家的政策是患者安全和质量改进实施的基础。由管理人员制定和推行的行政指令在实践中不足以促进质量改进的持续推进。行政指令具有广泛性，但如果制定过程中没有质量改进负责人的适当参与和对质量改进问题的理解，就不太可能有效。例如，手部卫生一直是许多行政医疗指令的重点，每个医疗人员都知道洗手可以预防感染，但总体遵守率并没有达到目标。在不确定质量改进问题的情况下制定和实施的新方针或政策不太可能成功促成长期的质量改进及安全改善。

近年来，医疗质量改进"普遍强调首先识别医疗流程中的不良事件，评估产生该结果的原因并通过仔细分析提出一种新改进方法，然后将改进方法引入到医疗流程中，最后重新评估改进的有效性"[20]。随着质量改进方法逐步由保证质量转变为向科学质量提升，目前出现了更科学的质量改进评估及实施方法。常见质量改进方法包括，Deming 质控理论及质量改进、精益法、六西格玛法、医疗失误模型及效应分析及根因分析。

Deming 渊博知识体系及质量改进模型

质量改进科学奠基人之一 Deming 描述了一个复杂的质量改进体系，为质量改进奠定了理论基础[21]。质量改进理论包括系统的体认、变异的知识、知识的理论和心理学。

·系统的体认需要将系统作为一个涉及多利益相关者相互关联的整体进行全面了解，而不是独立的个体或松散的结构。系统作为有共同目标的整体运作。

·变异的知识是了解流程中发生变异的范围和原因。变异产生的原因可能是系统内部常规固有因素，也可能是外部无法控制的特殊因素。了解是常规原因还是特殊原因导致了改变，使得质量改进领导者制定更具针对性的措施。

·知识的理论要求质量改进领导者对其理论和假设进行验证，以更好地了解系统。当领导者对质量改进的领域有经验和认识时，改进更有可能成功。

·心理学要求质量改进人员理解人性，以及人类心理如何对质量改进产生积极或消极的影响。质量改进领导者应该了解参与人员，包括他们如何应对或抵制改进，并利用个体差异来优化他们的方法。戴明质控体系在很大程度上反对常规激励措施，如奖金和绩效评估，而是专注于内在激励因素，包括对高质量业绩和团队合作的自豪感。

Deming 创立"渊博知识体系"借鉴了同事 Walter Shewhart 的研究成果，他还开发了"计划 – 执行 – 研究 – 行动"循环（Plan-Do-Study-Act cycle,PDSA）[22]，知名流程公司将其纳入质量改进模型中[23]。

质量改进模型（图 10.1）具有简单直观的特点，并已成功应用于医疗质量改进 [24]。主要包括两部分，第一部分提出了三个基本问题：

1. 目标——我们要达到什么目标？

目标陈述应该是具体的，并要明确改进幅度，改进时间，以及参与改进人员。例如，"降低中心静脉置管感染率"不如"8 周内将心脏重症监护病房内中心静脉置管相关血液感染（central line-associated bloodstream infection, CLABSI）率降低 90%"有效。

2. 衡量措施——如何将改变定义为改进？

衡量措施作为质量改进的关键步骤，其确定了发生的改变达到了既定的目标。改进项目依赖于以下方面三种类型检查方法：结果检查，直接表示被检流程的质量；过程检查，质量的替代指标；平衡检查，表明变化正在产生意想不到的后果。从上面的例子中，CLABSI 发生率作为结果检查，每日中心静脉导管状况记录或中心静脉带管总天数可作为过程检查，中心静脉导管插入时间或需要更换导管的患者人数可作为平衡检查。

3. 改变——哪些改变将产生质量改进？

团队开发的项目更容易成功。确定改变内容的方法包括：头脑风暴、批

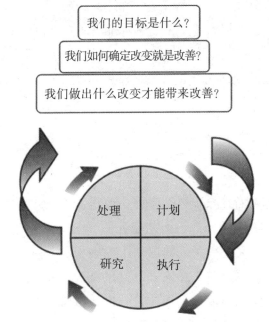

图 10.1 **质量改进模型** 定义质量改进的目标和流程的三个关键问题，可按任意顺序回答。

判性思维和概述当前系统等技术；通过基准测试将当前实践与"最佳实践"进行比较；利用新技术，选取新的或外部的视角。医疗质量改进研究所提供了一个包含 72 个改变概念的列表 [25]，可以激发特定的、适用于各种情况的改变内容的方法 [26]。

这三个问题虽然可用任意顺序来回答，但是对于定义改进质量的目标和过程是至关重要的。

在第二阶段，质量改进团队使用计划 – 执行 – 研究 – 处理（PDSA）循环将第一阶段产生的想法转化为行动。质量改进团队在质量改进之前，进行测试并预测改进结果，然后对数据进行研究，并与实际改进结果进行比较，以评估质量改进是否达到预期效果。接下来，这些新信息将用于开发下一个测试。如果质量改进被证明无效，团队则可以扩大积极干预的范围和规模，或采取新的干预措施。质量改进应首先小规模实施和测试，在完成几个 PDSA 周期后才可以广泛实施。

六西格玛法与精益法

尽管 Deming 质量改进模型已经被成千上万的医疗机构使用，但其只是几个有效模型之一。六西格玛法中的 DMAIC（定义、测量、分析、改进、控制）和精益法（又称精益企业或丰田生产系统）也被广泛用于质量改进。

六西格玛法是二战后日本制造业发展起来的一种质量改进模型。该模型最初是由摩托罗拉公司的 Robert Galvin 应用的，基于减少变异和缺品率，从而重新定义了"可接受质量"的概念。σ 是希腊字母，表示标准差，六西格玛表示每 100 万个机会中有 3.4 个缺陷。因此，六西格玛过程只允许 0.000 3% 的缺陷。DMAIC 包括以下 5 个步骤：

1. 定义　清晰地概述流程，确定利益相关者及其需求、流程性能和项目目标。

2. 测量　量化缺陷并收集数据来评估改进工作。

3. 分析　使用帕累托分析、工艺流程图、鱼骨图、流程测量和其他分析工具对导致缺陷的情况进行深入的评估（框表 10.4）。

4. 改进　分配资源来定义和测试改进以减少缺陷。

5. 控制　仔细监测新流程确保质量改进得以维持。

以上步骤可在必要时重复，以提高医疗质量。六西格玛法以数据为导向，注重测量和分析而不是直觉 *。六西格玛法可减少缺陷、提升客户满意度和提高盈利能力，已在包括通用电气（General Electric）、德州仪器（Texas Instruments）和波音飞机（Boeing Aircraft）在内的主要公司中得到广泛应用。

精益法最初用于丰田汽车生产，与六西格玛法有一些重叠，但不同的是精益法是由消费者（患者）需求驱动的 [27]，并寻求通过消除不必要的浪费来提高价值。精益方法使用负面事件的根本原因分析来提高质量和防止类似的错误，同时检查工作流程使效率和价值最大化。精益法在医疗应用中，需要从患者角度理解优质医疗和良好预后的概念，或从医疗专业人员角度理解工作满意度。然后，价值流概述了医疗涉及的典型步骤，并检查哪些步骤可以提高质量且不降低效率。精益方法还可以将理想状态映射到当前状态并与当前状态进行比较，努力改进流程、提高效率和价值。

医疗失效模式及效应分析

失效模式和效应分析（failure modes and effects analysis, FMEA）是对系统中潜在的失效或不良后果进行前瞻性、形式化的评估。FMEA 用于消除系统、设计、流程或服务中出现的已知或潜在错误 [28]。FMEA 最初用于美国军方，美国国家航空航天局（NASA）也大量使用 FMEA。该技术试图识别给定流程可能失败的每一种方式，估计每次失败的概率和后果，然后采取行动防止此类失败。退伍美国军人事务部（VA）国家患者安全中心（National Center for Patient Safety）采用了这一方法用于医疗。医疗模式和效应分析

　＊　目前，麻醉学是唯一将严重并发症发生率降低到接近 1/3 400 000 的专业。在 20 世纪 70 年代，麻醉相关死亡率为 1/20 000~1/10 000，每百万病例中有 25~50 人死亡（Ross AF, Tinker JH. Anesthesia risk//Miller RD, ed. Anesthesia. 4th ed. New York: Churchill-Livingston, 1994.）。经过几十年的不断实践改进，通过增强监护、引入新技术，广泛推广临床指南，增加安全意识和其他系统减少并发症的方法，麻醉学最终达到了 6σ。引自：Lunn JN, Devlin HB. Lessons from the confdential enquiry into perioperative deaths in three NHS regions. Lancet. Dec 12, 1987, 330(8572):1384-1387.

（Healthcare failure modes and effects analysis, HFMEA）使用多学科团队以相似的方式评估医疗过程，以改进风险评估和减轻风险[29]。

框表 10.4　七项质量改进基本工具（适用于对统计学要求不高的用户）

因果图也称为鱼骨图或石川图：可视化展示导致不良结果的因素，各促成因素在图中辐条上列出。该图详解了（在连续分层中）可能导致特定结果的根本原因（图 10.2）。

调查表：在表格中整理收集的数据，提供了一种结构化的方法来收集与质量相关的数据，既可以作为粗略地评估流程的方法，也可以作为后续分析的准备。

控制图也称休哈特图或过程－行为图：通常用于时间序列数据，该图直观地显示趋势及过程是否受控制或是否应该对质量问题进行正式检查。随时间绘制数据图表并计算平均值，在平均值处画一条横贯时间的水平线。上限和下限是基于阈值创建的，在阈值处或目标值输出端的流程变化不太可能是自然产生的。

直方图：通过数值数据的分布来表示给定值的概率，描述了发生在一个范围内的观测频率。

帕累托图：包含条形图和折线图的图表，其中单个值按降序由条形表示，总值由上弓线表示。多用于观测常见组成部分或促成结果的因素。

散点图：一种用于识别两个变量之间线性或非线性关系的辅助工具，其中数据显示为沿笛卡尔坐标的点。

流程图或运行图：表示工作流程、计算过程的可视化辅助工具或图表。步骤显示在方框中，变量沿着将方框链接在一起的箭头编写，用来说明操作步骤或事件。

HFMEA 包括以下 5 个步骤：

1. 明确分析主题。

2. 组建专业领域人员参与的多学科团队。

3. 开始绘制流程，对医疗流程中的每个步骤及其子步骤进行说明和编号。

4. 进行危害分析，包括确定潜在故障原因，使用危险评分矩阵对每种故障模式进行评分，并通过决策树分析列出所有可能的失败，并根据发生的可能性和结果的严重程度进行评分，这样质量改进团队就可以根据应该处理的失效模式做出针对性决策。质量改进目标应该是将不良后果的可能性和严重性降到最低。

5. 制定和实施行动，纠正失误并跟踪结果措施，以评估其有效性。

根因分析

根因分析（Root cause analysis, RCA）又称系统分析，是一种研究已经发生的问题的技术，了解问题如何发生，并防止将来再次发生。RCA 最初是为分析工程事故而开发的，是一种形式化的调查，用于识别趋势并评估公开或潜在的风险和漏洞。RCA 用于医疗环境中，通常是在确定了单一的不良结果或低质量医疗之后（例如，手术部位错误、残留异物及未认识到的高级医疗需求）。不良结果很少是由单一人员或孤立的错误流程造成的。RCA 可用于检查复杂系统中多个原本无害的失误如何同时发生并造成危害。RCA 假定个体很少出错，着眼于寻求发现潜在的系统漏洞，而不是归咎于特定的个人。RCA 检查系统漏洞，避免理性人员做出看似合理的决定，最终却得到不期望的结果。多种因素会影响临床实践，增加医疗失误的可能性，任何时候都可能涉及几个方面，包括医院背景、组织和管理因素、工作环境、团队因素、个人员工、任务因素和患者特征[30]。

RCA 首先创建一个多学科团队，其中包括在 RCA 受过培训的人员。在一些医院还包括参与的医疗人员和患者。团队确定应该发生什么，然后确定实际发生了什么，最后确定导致消极结果的因素。鱼骨图有时称为"石川图"或"因果图"，其中因果关系被可视化地显示出来（图 10.2）。通常，图中的"脊柱"是指向消极结果的箭头，而从脊柱分出的"肋骨"是促成因素。重要的是评估在医疗过程早期发生的事件，然后写出因果关系陈述，将确定的原因与其影响联系起来，然后再将其与消极结果联系起来。通过反思为什么会发生负面事件，可以阐明无效的安全流程及安全医疗方面的漏洞。

一旦检查发现不良结果的原因，RCA 团队就会提出确切简明的建议，以防再发。建议的范围可以是多种多样的，并应明确针对诱发因素。改进措施

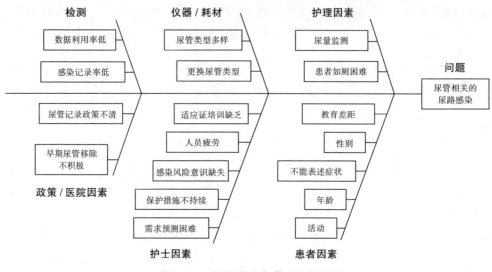

图 10.2　因果图（鱼骨图）图例

应该针对所有根本原因，并且为了降低不良事件再发的风险，改进措施需要具体、效果可控、可实现、实际且及时 [31]。调查结果必须与相关领导和改进团队分享，做出必要的改进以防止进一步的伤害，并且必须监测质量改进计划的有效性。

RCA 分析也可以像在 VA 医疗系统中一样进行汇总，将类似的事件分组到同时进行的 RCA 中以评估趋势 [32]。分组分析可以有效利用资源，也可以评估机构之间的共同弱点。联合委员会要求一个机构在所有前哨事件之后执行一项根本原因分析然后制订和执行计划以减少今后发生类似事件的风险 [33]。与所有改进方法一样，RCA 的成功取决于团队成员及其努力。

多种选择和改进措施适用于追求质量的医疗机构。选择框架可以基于许多指标，包括对需要改进的确切流程的适用性和用户熟悉程度。研究表明，医疗机构对标准框架的使用比所使用的具体类型更为重要 [34]。不论使用何种工具，下列因素始终是成功的必要因素：培养和维持质量改进与安全的文化，明确具体问题——包括关键利益相关者、测试质量改进策略、持续的性能监控和结果报告 [35]。

结　论

提高医疗质量和保障患者安全是一个复杂的过程，而当前医疗体系固有的复杂性更是加剧了这一过程。20 世纪是这一关键领域的兴起与巨大发展的时期。医疗质量改进领导者和机构已经出现，并引入许多技术和方法。提高医疗人员和医院对质量改进科学的认识对减少医疗失误至关重要。

（王志涛 郭晓光　译；张卫　审）

参考文献

[1] Institute of Medicine. Kohn LT, Corrigan JM, Donaldson MS, eds. To Err Is Human: Building a Safer Health System. Vol. 627. Washington, DC: National Academies Press, 1999.

[2] Lohr KN, Schroeder SA. A strategy for quality assurance in Medicare. N Engl J Med, 1990(322):1161-1171 [p. 1161].

[3] Van Den Bos J, Rustagi K, Gray T, et al. The $17.1 billion problem: the annual cost of measurable medical errors. Health Aff, 2011,30(4):596-603.

[4] James JT. A new, evidence-based estimate of patient harms associated with hospital care. J Patient Safety, 2013,9(3):122-128.

[5] Institute of Medicine. Crossing the Quality Chasm: A New Health System for the 21st Century. Washington. DC: National Academies Press, 2001.

[6] Mallon B. Ernest Amory Codman: The End Result of a Life in Medicine. Philadelphia: W. B. Saunders, 1999.

[7] Luce JM, Bindman AB, Lee PR. A brief history of health care quality assessment and improvement in the United States. West J Med, 1994(160):263-268.

[8] Donabedian A. Evaluating the quality of medical care. Milbank Mem Fund Q. 1966,44(Suppl):166-206.

[9] Institute for Healthcare Improvement (in collaboration with Richard Scoville, IHI Improvement Advisor), Cambridge MA.[2016-02-02]. http:// www.ihi.org/ resources/ Pages/ Tools/ ImprovementProject-Roadmap.aspx.

[10] Jennings B, Bailey MA, Bottrell M, et al. Health Care Quality Improvement: Ethical and Regulatory Issues. Garisson NY: Hastings Center, 2007.

[11] Reinhardt AC, Ray LN. Differentiating quality improvement from research. Appl Nurs Res, 2003,16(1):2-8.

[12] Morris PE, Dracup K. Quality improvement or research? The ethics of hospital project oversight. Am J Crit Care, 2007,16(5):424-426.

[13] Shortell SM, Bennet CL, Byck GR. Assessing the impact of continuous quality improvement on clinical practice: what it will take to accelerate progress. Milbank Q, 1998,76(4):593-624.

[14] US Code of Federal Regulations, 45 CFR.46.102 (d).

[15] Centers for Medicare & Medicaid Services. Quality Improvement Organization Manual. Chapter 16, Health care quality improvement program.[2014-10-25]. http:// www.cms.hhs. gov/ manuals/ downloads/ qio110c16.pdf.

[16] Lynn J, Baily MA, Bottrell M, et al. The ethics of using quality improvement methods in health care. Ann Intern Med, 2007,146(9):666-673.

[17] Newhouse RP, Pettit JC, Poe S, et al. The slippery slope: differentiating between quality improvement and research. J Nurs Adm, 2006, 36(4):211-219.

[18] Grol R, Grimshaw J. From best evidence to best practice: effective implementation of change in

patients' care. Lancet, 2003,362(9391):1225-1230.

[19] Baker R, Camosso-Stefinovic J, Gillies C, et al. Tailored interventions to overcome identified barriers to change: effects on professional practice and health care outcomes. Cochrane Database Syst Rev. 2005,3(3).[2016-04-04]. http:// onlinelibrary.wiley.com. laneproxy.stanford. edu/ doi/ 10.1002/ 14651858.CD005470.pub3/ epdf.

[20] Shojania KG, McDonald KM, Wachter RM, et al. Closing the Quality Gap: A Critical Analysis of Quality Improvement Strategies. Vol. 1: Series Overview and Methodology. Rockville, MD. Agency for Healthcare Research and Quality, [S.L.]AHRO Publication, 2004.

[21] Deming WE. Out of the Crisis. Cambridge, MA: MIT Press, 1986.

[22] Deming WE. The New Economics for Industry, Government, Education. 2nd ed. MA: MIT Press, 2000.

[23] Langley GJ, Nolan KM, Nolan TW. The Foundation of Improvement. Silver Spring. MD: API Publishing, 1992.

[24] Langley, Nolan KM, Nolan K, et al. The improvement guide: A practical guide to enhancing organizational performance. San Francisco: CA, 1996.

[25] Institute for Healthcare Improvement. Using Change Concepts for Improvement. [2014-10-20].http:// www. ihi.org/ knowledge/ Pages/ Changes/ UsingChange-ConceptsforImprovement.aspx.

[26] Nolan TW et al. Reducing Delays and Waiting Times Throughout the Healthcare System. 1st ed. Boston: Institute for Healthcare Improvement, 1996.

[27] Sahney VK. Generating management research on improving quality. Health Care Manage Rev, 2003,28(4):335-347.

[28] Croteau RJ, Schyve PM. Proactively errorproofing health care processes//Spath PL, ed. Error Reduction in Health Care: A Systems Approach to Improving Patient Safety. Chicago IL: AHA Press, 2000:179-198.

[29] DeRosier J, Stalhandske E, Bagin JP, et al. Using health care failure mode and effect analysis: the VA National Center for Patient Safety's Prospective Risk Analysis System. J Qual Improv, 2002,28(5): 248-267.

[30] Vincent CA, Taylor-Adams S, Stanhope N. Framework for analyzing risk and safety in clinical medicine. BMJ, 1998:316:1154-1157.

[31] NHS National Reporting and Learning Service. RCA investigation tools: guide to investigation report writing. September 2008.[2014-10-20]. http:// www. nrls.npsa.nhs.uk/ resources/? entryid45=59847. Accessed October 20, 2014.

[32] Joint Commission. Using aggregate root cause analysis to improve patient safety. Jt Comm J Qual Patient Saf, 2003,29(8):434-439.

[33] Joint Commission. 2003 Hospital Accreditation Standards. OakbrookTerrace IL: JointCommission Resources, 2003.

[34] Boaden R, Harvey G, Moxham C, et al. Quality Improvement: Theory and Practice in Health Care. University of Warwick Campus, Coventry. UK: NHS Institute for Innovation and Improvement, 2008.

[35] Barton, A. Patient safety and quality: an evidence-based handbook for nurses. AORN Journal, 2009,90(4):601-602.

第 11 章

麻醉实践中的危机资源管理与患者安全

AMANDA R. BURDEN, JEFFREY B. COOPER, DAVID M. GABA

引 言

尽管有关人员一直在努力保障患者的安全,但是医疗错误仍然存在。1999 年,美国医学研究所估计,每年有 44 000 至 98 000 人死于医疗失误[1]。最近的研究估计,由于可防范因素造成患者过早死亡的真实数字要大得多,每年可能超过 40 万[2]。其中有许多不是由于医疗知识和技能的不足,而是由沟通、管理情况和团队的问题导致的[1-6]。手术室是一个动态、复杂的环境,突发事件常常在没有预警的情况下发生。当这些事件发生时,麻醉医生必须领导一个跨学科团队,其成员在治疗危重患者的同时接受不同程度的训练[5-9]。患者合并症、救治过程或设备的挑战等一个或多个因素复合在一起,随时可能导致威胁患者健康或生命的危机。麻醉医生经常需要在信息不完整的前提下领导团队快速应对患者状态的变化。他们经常被要求在病情快速变化状态下迅速、准确地做出决定[5-6,8-9]。危机资源管理(CRM)提供了帮助麻醉医生和团队管理危急情况的工具[5-6,8,10]。

危机资源管理的历史

航 空

机组资源管理(原为驾驶舱资源管理)这一模型最初设计旨在通过帮助机组人员在飞行中有所准备和减少危机事件的发生从而提高航空安全[11]。机组资源管理培训源于美国国家航空航天局(NASA)为审议国家运输安全委员会(NTSB)提供资料而举办的研讨会,NTSB 确认人为错误、沟通的失败、决策及领导是航空运输事故的主要原因[4,11]。机组资源管理特别注重在驾驶舱内的人际沟通、领导和决策，目的是培养一种不那么专制的氛围，虽然保留了飞行员对团队的指挥和领导，但鼓励副机师（即副驾驶）和飞行工程师（一名专门负责监测和控制飞机系统的机组人员）对机长（飞行员）就管理状况提出疑问并给出建议 [11-12]。NTSB 于 1979 年首次建议对飞行人员进行机组资源管理培训 [13-14]。1982 年，联合航空公司是第一家为其驾驶舱机组人员提供这种培训的航空公司；到了 20 世纪 90 年代，它已成为全球标准 [12]。虽然最初培训只涉及飞行人员，但后来发展到包括其他机组人员 [4,11]。在过去 30 年中，这些培训理念已被采纳并应用于广泛的活动领域，如核能、消防和医疗保健等，其中的全体人员必须在有限的时间内做出关键决定的 [15-17]。

医疗保健：领先的麻醉学

1978 年 Cooper 等人首先描述了麻醉相关的医疗错误发生的原因和对患者造成伤害 [3]。对过错和人为因素的早期研究有助于促进全美的患者安全运动 [10]。Cooper 的研究是促使麻醉患者安全基金会（APSF）成立的因素之一，该基金会资助了模拟研究，特别是患者生理学模拟器的发明 [16,18]。在 Cooper 研究的启发和 APSF 的资助下，斯坦福大学的 David Gaba 和同事们最先认识到麻醉学领域就像航空和核能等领域一样，也是一个复杂而动态的环境 [5-9]。部分来源于 *Normal Accident*（《正常事故》）一书的启发 [19]，Gaba 开始研究在患者紧急情况下医生做的决策 [7,9]。他将机组人力资源管理应用于麻醉环境，并称其为麻醉危机资源管理（ACRM），与"机组"管理相比麻醉专业人士的工作更能理解危机管理的理念 [5-6,8-9]。

CRM 技能很难融入临床实践。要纳入这些行为，必须在接近实际状况的条件下反复实践 CRM。从 1990 年秋季开始，Gaba 和他的团队创建了基于模拟的技能课程并教授给麻醉学员和有经验的麻醉医生 [17,20]。他们认为最好是通过创造情景条件来学习，因此他们竭尽所能创造了接近现实而且合理可行的情景条件。在过去的 25 年里，这个团队在斯坦福大学的几个模拟中心连续举办了各种 CRM 课程。最终，与其他人一道，他们将这一学科调整为适应其他医疗保健领域的危机资源管理（CRM）课程 [5-6,8-9,17,20]。

1994 年 2 月，与哈佛医学院（Harvard MedicalSchool, HMS）附属医院合作的波士顿麻醉模拟中心（Boston Anesthesia Simulation Center, BASC）成为第一个专门教授 CRM 的中心。HMS 的 Jeffrey Cooper 和斯坦福的 Gaba 及其同事之间合作后复制了 CRM 原则和情景方案 [21]。BASC 已发展成为医学模拟中心，并继续进行 ACRM 项目，为了大幅减少医疗事故保险费和满足医院认证的要求，所有哈佛麻醉教员每两年参加一次为期一天的课程 [22]。

危机资源管理的原则

CRM 旨在通过减少不良事件的原因和改善对状况改变的应对措施，将个人和整个团队的的注意力集中在提高患者安全性的因素上。特别是在危机事件中，虽然医学知识和技术技能是救治患者的重要组成部分，但领导能力、沟通能力和情境意识等非技术能力对患者的安全救治同样至关重要 [5,6,23]。要有效地管理危机，麻醉医生必须管理好全局。Gaba 描述了组成有效 CRM 的一系列原则和操作（图 11.1）。这些原则由行动组成，这些行动将团队的重点放在所有活动的有效协调上，以应对状况改变。希望这些原则中的大部分（如有效的沟通）能延续到日常活动中，进而尽量避免不良事件的发生。Gaba 最近描述的一系列 CRM 原则将在后续章节中进行总结。

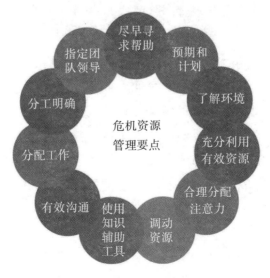

图 11.1　麻醉危机资源管理要点

了解环境

危机资源管理的先决条件之一是了解可用的资源，包括人员、设备和可获得的帮助。知道不同时间点可以向谁求助以及在危机发生之前如何快速调动这些帮助是至关重要的。同样重要的是要知道有哪些设备，在哪里，以及如何操作这些设备。特别是当设备很少使用时，必须保持其处于正常工作状态，团队成员必须熟悉其操作。了解这些资源的效能和运作方式，更有可能获得理想的结果，也有助于减轻救治团队面临的危机压力。

预期与计划

警觉是麻醉学实践的一个基本原则，预测和计划是实践的关键要素。团队应事先规划和考虑预期过程的需要。如果紧急事件出现时，成熟的麻醉计划有助于避免出现问题并指导管理。团队的目标是探讨潜在的危机及其管理方法，以避免出现那些可预测的危机。

在整个过程中，必须保持对环境中发生的每一个变化的认识[23-26]。这被称为情境意识，在第7章中进行了讨论。如果环境形势迅速变化，情境意识很容易落在后面。如果患者病情恶化很快，一些措施就必须跟上，可能要求外科医生暂停手术，直到帮助到来和问题得到解决为止。通过提前计划，可以找出潜在的帮手，并与外科小组一起讨论病例；如果发生了紧急事件，将使其更易于处理，并有助于维持团队镇静的氛围。

尽早寻求帮助

求助是一个资深和称职的麻醉专业人员的标志。为了改变患者救治的结果，在出现问题的早期尽早求助是非常重要，特别是在紧急情况下，或者患者的病情恶化且干预措施无效时。旁观者或许会看到可能被忽略的方面，也可以提供额外的物质资源来完成重要的工作[27-28]。向能够协助诊断和提供治疗方案、药品管理或者进行紧急干预措施（例如，做心脏按压或建立血管通路）的人寻求帮助是非常有必要的。对许多专业人士来说，尽早寻求帮助是一种挑战，因为可能被理解为优柔寡断或能力欠佳的表现，但这却是决定不良事件成功解决与否的关键因素。

指定团队领导

在紧急事件中，对于一个运转良好的团队来说，一个有能力的领导者是必不可少的。领导者的职责是指挥团队，协调事件的整体管理，组织讨论患者的病情，分配工作。要履行这些领导职能，麻醉医生必须有良好的技术知识和技能，必须保持冷静，做事有条理性。领导的一个重要部分是阐明整个计划，这样团队就可以对患者的情况和治疗计划有一个共同的概念，并且能够遵循计划。虽然团队领导者要负责做最终决定，但团队中其他成员有可能发现重要信息，领导者应该尽可能征求并接受他们的建议。领导者不可能发现或了解病例中发生的一切，团队成员可能掌握对患者好的转归至关重要的建议。开明地接受来自团队其他成员的信息将有助于确保所有与病例有关的可用信息都能被纳入治疗计划中。关于最佳救治方法的分歧不应该在于谁是正确的，而在于对"患者"来说"什么"是正确的。

依从性

团队的其他成员必须留心团队合作的各个阶段，倾听领导者和其他成员的交流，并完成团队分配的任务。团队成员也必须密切关注病情变化，当领导者可能遗漏重要信息或做出错误的决定时，必须做出分辨。患者的安全在于所有人共同努力以获取准确的诊断和治疗计划。虽然协调患者救治是领导者的职责，但团队中的每个人都应该对患者的安全负责。

充分利用有效资源

在紧急事件中必须理解和整合的信息很多，这大大增加了麻醉救治的复杂性。为了解患者的状态并且做出正确的诊断，必须从各种不同的来源收集与患者的生命体征和临床诊断相关联的医学信息。同样重要的是，要认真寻找不符合患者最初状况的信息，以避免专注于错误的诊断。

分工明确

在需要成立团队之前就要有创建一个高效团队的想法，这是一项艰苦的工作，需要所有团队成员充分参与。领导者应该理智的评价团队能为他或她做什么，并且应该计划在团队成员到达的时候向他们进行简述。角色不明确是团队压力的来源之一。因此，角色清晰（每个人都知道自己的角色和职责）

是团队高效的先决条件。了解团队计划及自身角色的成员更可能有效发挥作用，团队协调也更为容易。在危机期间，团队成员通常会感到紧张，对患者的情况和治疗计划进行有效、定期的通报可以使他们集中注意力并冷静下来。危机情况解决后，分析总结危机和团队的合作情况是一个学习的机会。尊重团队成员，明确需要做什么和需要谁去做有助于提高团队的效能，使患者获得良好的预后。

合理分配注意力

注意力是有限的，在任何时候对麻醉患者的情况保持警觉是很重要的，特别是在危机事件期间。在危机期间，必须随着患者病情的发展调整工作的主次顺序。在关注细节和关注大局之间进行交替也是很重要的。在某些地方，某一特定问题的细节需要密切关注（例如插管困难），但解决之后人们应该将注意力重新集中在大局上，并重新评估患者的整体状况。至少应指派一名麻醉专业人员持续监测患者病情。如果危机加重，工作可能变得更加复杂，可能需要调动更多的资源来完成救治。

分配工作

在危机期间，只要有可能，团队领导者就应该分派任务或明确具体的责任，以避免专注于患者管理的某一个方面[29]。

领导应明确任务，确认任务是否被正确执行，并检查患者情况的变化。如果可能的话，为了方便观察、收集信息和分派任务，领导者应该脱离具体的工作。在一个高效的团队中，领导者不需要指挥每一个团队成员的行动，但是团队成员应该在自发执行任务之前，向领导告知并确认工作计划。在危机期间，少数人工作负担过重而其他人什么也不做是很常见的。对于缺乏经验的人员来说，在危机时尝试完成重要的操作技能不是好的时机，应该让有经验的人执行最重要的工作。领导者应该根据成员的经验和技能分配具体的任务。理想情况下，组长尽可能应避免执行具体工作，以便能够观察不断变化的患者情况并指导团队。

调动资源

调动资源需要时间和规划。因此，团队负责人必须要求人员和资源在危机演变时能够尽早提供帮助。手术室的 "资源"，如人员、设备和认知辅助工具 （如应急手册或清单），都应该用来确保患者的安全。知识和技能，以及领导者对自己的强项和弱项的了解是最重要的资源。任何有用的资源都应当被利用起来，当有人可以提供帮助时，就不应该独自处理危机情况。

有效沟通

在危机情况下，清晰、闭环式的沟通至关重要。良好的团队合作依赖于充分的沟通和共享的思维模式，这便于每个团队成员了解正在发生的事情及应对计划。有效的沟通有助于确保团队中的每个人都知道患者的情况，明确需要做什么以及已经做了什么。在危机发生期间，沟通可能变得特别困难，且只有在收到信息时才能进行沟通（图 11.2）。因此，团队成员之间直接对话变得十分重要，确保听到了信息，当任务完成时通过闭环沟通进行确认。

闭环沟通（closed-loop communication, CLC）是危机资源管理的重要组成部分 [30-31]。闭环沟通是一种信息传递模型，其中口头反馈至关重要，有助于确保团队成员理解并根据信息采取行动。闭环沟通包括三个步骤： ①发送方发送消息；②接收方接受消息并确认；③发送方确认信息已正确接收和理解（循环结束）[30,32]。在其他高危险行业（如航空业），任何包含关键信息的通信都需要闭环沟通，如请求进入有效跑道的许可。可惜的是，在手术室环境中它的使用是变化的。培训和强调闭环沟通使之常规化是具有挑战性的，但它对不良事件恢复至关重要 [33]。使沟通尽可能完整和清晰，并传递所有相关信息同样重要，同时应避免可能导致混淆的不必要细节。应留出足够的时间让团队成员提问，并且尽可能完整地回答这些问题。

使用认知辅助工具

有多种形式的认知辅助工具或应急手册 （emergency manuals, EM）。这些应急手册对于必须按特定顺序进行操作的情况尤其重要，如果跳过一个步骤可能导致灾难性的结果（如在治疗恶性高热患者时忽略了丹曲林）。应使用应急手册确保关键步骤没有遗漏。使用应急手册在其他行业也很常见，它可能有助于团队完成诊断和治疗的每一个重要步骤。利用这些应急

尽早寻求帮助
· 尽早寻求帮助以改变现状
· 多寻求帮助，减少错误
· 如有需要，早期调动具备特殊技能的人员

指定团队领导
· 确立清晰的领导
· 告知团队成员负责人是谁
· "团队成员"应该主动询问谁是负责人

预期和计划
· 在低工作强度阶段对高工作强度阶段做好计划和准备
· 明确在危机期间有没有提前制定后续计划

了解环境
· 保持情境意识
· 知道设备是如何运作的，在哪里
· 了解环境的优缺点

分工明确
· 明确各自该做什么
· 分配与掌握的知识、技能和所受培训相应的职责
· 积极的成员可以扮演特定的角色

充分利用有效资源
· 监控大量信息和数据库
· 核对和交叉核对信息

分配工作
· 根据他们的能力将特定任务分配给团队成员
· 任务过重或不能完成需要重新分配

合理分配注意力
· 消除或减少干扰
· 监控任务饱和和数据过载
· 避免只关注一点
· 寻求其他人协助

调动资源
· 激活所有有用的资源，包括设备和其他人员

有效沟通
· 有清晰的命令和请求
· 对需求进行确认（闭环沟通）
· 避免无中生有的描述
· 促进团队成员信息互通

使用知识辅助工具
· 熟悉帮助工具的内容、格式和位置
· 支持有效使用认知辅助工具

图 11.2　危机资源管理要点

手册来确保在危机处理中的正确剂量和步骤是出于对患者负责，而不是缺乏相关知识。应急手册在麻醉和围术期医学中的应用越来越广泛[34]。目前已颁布多种形式的紧急情况清单[35-37]。

建立情境意识与共享心理模型

麻醉是一个动态的过程，在危机发生期间尤其如此。现在正确的东西可能在下一分钟就是错误的，每一条信息都可能改变一种情况，一些参数也可能随时间推移出现缓慢变化。细微的变化是难以察觉的，有时这些线索几乎不超过感知阈值[25]。随着患者的病情不断重新评估，情境意识变得至关重要（见第 7 章）。反之，患者病情的变化可能需要一些替代措施。应持续关注以确保准确判断患者的主要问题和最可能造成伤害的因素。人们必须对诊断持怀疑态度，定期重新评估其他选择，以便重新检查这种情况的心理模式。在重新评估情况之后，可能有必要确定新的优先事项和目标，适应不断变化的环境和新的情况。新情况应传达给团队，同时征求团队成员的意见。

危机资源管理技能的教与学

危机资源管理的元素看起来似乎很明显，但应用起来却不是这样的。必须让参与者有机会学习和刻意练习危机资源管理技能，以便在真正的患者危机中有效地实施这些技能[5-6]。未能成功执行危机资源管理关键行为通常被证明是导致严重不良结果的重要因素[1-2,5-8,38]。这些遗漏在前哨事件中被认为是造成医疗差错、患者致残率和死亡的主要原因[39]。

为了提高危机资源管理的能力，反思这些原则很重要，必要时可以通过训练来提高能力。在处理突发事件后，花几分钟的时间来回顾处理危机资源管理时的表现是有好处的[5,6]。

现在已经有越来越多的模拟中心[40]可以为麻醉医生提供危机资源管理的课程，提供在模拟危机中练习危机资源管理关键点的机会[5-6,9,16,21,41,42-47]。这些模拟课程是实践技能评估和改进的一个组成部分，由美国麻醉学委员会授权并认证（见 MOCA® 第 4 章，MOCA 为美国麻醉医师健康教育认证），用以讲授危机资源管理的原则[48-50]。课程的参与者在高度逼真的环境中进行医疗技术行为的实施和决策并开展危机资源管理的实践工作。在视频辅助汇报过程中，将重点放在使用危机资源管理原则来提高患者的安全性[48-50]。所有麻醉医生都可以参加这些课程。对不常遇到此类事件的参与者而言，这些课程为做好管理危机事件的准备提供了绝佳机会。

危机资源管理教学

团队培训对于在事情不顺利的情况下提高沟通和合作能力至关重要。对于麻醉和一般的医疗保健来说，现在已经创建了许多不同的危机资源管理或团队培训模式。麻醉危机资源管理模式已经被世界各地的教学团队广泛地遵循、调整和改编。

在美国，也有其他一些标准化团队培训课程采用类似（如果不完全相同的话）的方法，特别是在过去的 10 年里，其中包括（但不限于）MedTeams（采用美国陆军旋翼机安全经验）[51-52]、TeamStepps（由国防部主导、医疗保健研究和质量局配合实施的患者安全计划发展而来）[53]以及美国退伍军人事务部医疗队培训计划 [54]。

危机资源管理和患者安全

虽然医疗差错已被确定为致残率和死亡率的重要构成原因 [1-2]，但尚无针对医疗人员的正规培训以提高其危机资源管理技能。危机资源管理还不是医疗培训的标准组成部分。虽然只有很少的证据表明危机资源管理培训可以改善患者的预后 [55-56]，但在紧急情况下的实践确实具有很强的表面效度，这种有效性已经足够激发航空和核动力领域的培训需求。在这些领域，如同在医疗保健领域，也没有 1 级或 2 级证据（随机试验）[57]证明危机资源管理培训可预防事故或挽救生命，也永远无法证明，因为飞行员和电厂操作员出于生命的考虑，不太可能自愿加入对照组。正如 Gaba 在早些时候的评论："任何一个操作员熟练程度关乎生命的行业，都不会等待明确的证据来证明模拟的好处之后才涉足其中……麻醉学也不应该如此。"[58]对于危机资源管理培训来说，也是这样。

（杨正波 刘贺 译；张加强 审）

参考文献

[1] Kohn LT, Corrigan J, Donaldson MS. To Err Is Human: Building a Safer Health System. Washington DC: National Academy Press, 1999.

[2] James, JT. A new, evidence-based estimate of patient harms associated with hospital care. J Patient Safety, 2013, 9(3):122-128.

[3] Cooper JB, Newbower RS, Long CD, et al. Preventable anesthesia mishaps: a study of

human factors. Anesthesiology, 1978, 49(6), 399-406.

[4] Helmreich RL, Merritt AC, Wilhelm JA. The evolution of crew resource management training in commercial aviation. Int Journ Aviat Psych, 2013, 9(1):19-32.

[5] Gaba DM, Fish KJ, Howard SK. Crisis Management in Anesthesiology. New York: Churchill Livingstone, 1994

[6] Gaba DM, Fish KJ, Howard SK, et al. Crisis Management in Anesthesiology. 2nd ed. Philadelphia: Elsevier, 2014.

[7] Gaba D, Evans D, Patel V: Dynamic decisionmaking in anesthesiology: cognitive models and training approaches//Evans, David A. and Patel, Vimla L, eds. Advanced Models of Cognition for Medical Training and Practice. Berlin: Springer-Verlag, 1992:122.

[8] Gaba DM, Howard SK, Fish K, et al. Simulationbased training in anesthesia crisis resource management (ACRM): a decade of experience. Simul Gaming, 2001, 32:175-193.

[9] Howard SK, Gaba DM, Fish KJ, et al. Anesthesia Crisis Resource Management Training: teaching anesthesiologists to handle critical incidents. Aviat Space Environ Med, 1992, 63:763-770.

[10] Cooper JB. Towards patient safety in anaesthesia. Ann Acad Med, 1994(23):552-557.

[11] Cooper GE, White MD, Lauber JK. Resource Management on the Flightdeck: Proceedings of a NASA/ Industry Workshop. NASA CP-2120 1980. Moffett Field, CA: NASA-Ames Research Center.

[12] United Air Lines, Inc. McDonnell-Douglas DC-8-61, N8082U, Portland, Oregon: December 28, 1978. National Transportation Safety Board. December 28, 1978. 9 (15/ 64).

[13] National Transportation Safety Board.[2015-04-27]. http:// www.ntsb.gov/ safety/ mwl/ Pages/ was2.aspx.

[14] Woods D, Johannesen L, Cook R, et al. Behind Human Error: Cognitive System, Computers, and Hindsight. Wright Patterson Air Force Base, Crew Systems Ergonomics Information Analysis Center, 1994.

[15] Diehl, Alan. Crew resource management ... it's not just for fliers anymore. Flying Safety. USAF Safety Agency, 1991: 73-79.

[16] CooperJB, Taqueti VR. A brief history of the development of mannequin simulators for clinical education and training. Qual Saf Health Care, 2004, 13(Suppl 1):i11-i18.

[17] Gaba D. Anaesthesiology as a model for patient safety in healthcare. Br Med J, 2000, (320):785-788.

[18] Anesthesia Patient Safety Foundation.[2015-03-18] www. apsf.org.

[19] Perrow C. Normal Accidents: Living with High-Risk Technologies. Princeton NJ: Princeton University Press, 1984.

[20] Gaba DM. The future vision of simulation in health care. Qual Saf Health Care, 2004，13(Suppl 1):i2-10.

[21] Cooper JB. Patient safety and biomedical engineering//Kitz RJ, ed. This Is No Humbug: Reminiscences of the Department of Anesthesia at the Massachusetts General Hospital. Boston: Department of Anesthesia and Critical Care, Massachusetts General Hospital, 2002:377-420.

[22] Hanscom R. Medical simulation from an insurer's perspective. Acad Emerg Med, 2008，15:984-987.

[23] Gaba DM, Howard SK, Small SD. Situation awareness in anesthesiology. Hum Factors, 1995，37(1): 20-31.

[24] Manser T. Teamwork and patient safety in dynamic domains of healthcare: a review of the literature. Acta Anaesth Scand, 2009，53(2): 143-151.

[25] Endsley MR. Design and evaluation for situation awareness enhancement//Proceedings of the Human Factors Society, 32nd Annual Meeting, Santa Monica. October 24-28, 1988:97-101.

[26] Schulz CM, Endsley MR, Kochs EF, et al. Situation awareness in anesthesia: concept and research. Anesthesiology, 2013, 118 (3):729-742.

[27] Sutcliffe KM, Lewton E, Rosenthal MM. Communication failures: an insidious contributor to medical mishaps. Acad Med, 2004, 79(2):186-194.

[28] Larsen MP, Eisenberg MS, Cummins RO, et al. Predicting survival from out-ofhospital cardiac arrest: a graphic model. Ann Emerg Med, 1993, 22(11):1652-1658.

[29] DeKeyser V, Woods D, Masson M, et al. Fixation errors in dynamic and complex systems: descriptive forms, psychological mechanisms, potential countermeasures. Technical Report for NATO Division of Scientific Affairs, 1988.

[30] Burke CS, Salas E, Wilson-Donnelly K, et al. How to turn a team of experts into an expert medical team: guidance from the aviation and military communities. Qual Saf Health Care, 2004(13):96-104.

[31] Salas E, Wilson KA, Murphy CE, et al. Communicating, coordinating, and cooperating when lives depend on it: tips for teamwork. Jt Comm J Qual Patient Saf, 2008(34):333-341.

[32] Wilson KA, Salas E, Priest HA, et al. Errors in the heat of battle: taking a closer look at shared cognition breakdowns through teamwork. Hum Factors, 2007(49):243-56.

[33] Prabhakar H, Cooper JB, Sabel A, et al. Introducing standardized "readbacks" to improve patient safety in surgery: a prospective survey in 92 providers at a public safety-net hospital. BMC Surgery, 2012, 12(1):8.

[34] Goldhaber-Fiebert SN, Howard SK. Implementing emergency manuals: can cognitive aids help translate best practices for patient care during acute events? Anesth Analg, 2013, 117(5):1149. 1161.

[35] Emergency Manuals Implementation Collaborative.[2015-03-23]. http:// www. emergencymanuals.org/ freetools.

[36] Stanford Anesthesia Cognitive Aid Group.[2015-03-23]. http:// emergencymanual. stanford.edu/.

[37] Project Check Ariadne Labs: A Joint Center at Brigham and Women's Hospital & the Harvard School of Public Health.[2015-03-23]. http:// www.projectcheck. org/ crisis. html. Accessed May 23, 2015.

[38] Lingard L, Espin S, Whyte S, et al. Communication failures in the operating room: an observational classification of recurrent types and effects. Qual Safe Health Care, 2004, 13(5):330. 334.

[39] Joint Commission on Accreditation of Healthcare Organizations. Joint Commission International Center for Patient Safety. Communication: a critical component in delivering quality care.[2015-04-24]. http:// www.jointcommission.org/ topics/ patient_ safety.aspx.

[40] Rall M, Van Gessel E, Staender S. Education, teaching and training in patient safety. Best Pract Res Clin Anaesth, 2011, 25(2):251. 262.

[41] Blum RH, Raemer DB, Carroll JS, et al. Crisis resource management training for an anaesthesia faculty: a new approach to continuing education. Med Educ, 2004, 38(1):45. 55.

[42] American Society of Anesthesiologists Simulation Education Network.[2015-05-25]. http:// education.asahq.org/ Simulation-Education.

[43] CRICO.RMF. High risk areas: obstetrics.[2015-05-25]. http:// www.rmf.harvard.edu/ high-risk-areas/ obstetrics/ index.aspx.

[44] The Doctors' Company.[2015-05-25]. http:// www.thedoctors. com.

[45] Orasanu J, Connolly T, Klein G, et al. The reinvention of decision making//Klein G, Orasanu J,

Calderwood R, et al. Decision Making in Action: Models and Methods. Norwood NJ: Ablex, 1993:3.

[46] Manser T. Teamwork and patient safety in dynamic domains of healthcare: a review of the literature. Acta Anaesth Scand, 2009(53): 143-51.

[47] Salas E, Rosen MA, King H. Managing teams managing crises: principles of teamwork to improve patient safety in the emergency room and beyond. Theor Issues Ergon Sci, 2007(8):381-394.

[48] McIvor W, Burden AR, Weinger MB, et al. Simulation for maintenance of certification in anesthesiology: the first two years. J Contin Educ Health Prof, 2012, 32(4):236-242.

[49] Weinger MB, Burden AR, Steadman RH, et al. This is not a test!: misconceptions surrounding the maintenance of certification in anesthesiology simulation course. Anesthesiology, 2014(121):655-659.

[50] Steadman RH, Burden AR, Huang YM, et al. Practice improvements based on participation in simulation for the maintenance of certification in anesthesiology program. Anesthesiology, 2015, 122(5):1154-1169.

[51] Small SD, Wuerz RC, Simon R, et al. Demonstration of high fidelity simulation team training for emergency medicine. Acad Emerg Med, 1999（6）:312-323.

[52] Morey JC, Simon R, Jay GD, et al. Error reduction and performance improvement in the emergency department through formal teamwork training: evaluation results of the MedTeams project. Health Serv Res, 2002(37):1553-1581.

[53] Clancy CM, Tornberg DN. TeamSTEPPS: assuring optimal teamwork in clinical settings. Am J Med Qual, 2007(22): 214-217.

[54] Dunn EJ, Mills PD, Neily J, et al. Medical team training: applying crew resource management in the Veterans Health Administration. Jt Comm J Qual Patient Saf, 2007(33):317-325.

[55] Wayne DB, Didwania A, Feinglass J, et al. Simulation-based education improves quality of care during cardiac arrest team responses at an academic teaching hospital: a case-control study. Chest Journal, 2008, 133(1):56-61.

[56] Andreatta P, Saxton E, Thompson M, et al. Simulation-based mock codes significantly correlate with improved pediatric patient cardiopulmonary arrest survival rates. Pediatr Crit Care Med, 2011, 12(1):33-38.

[57] OCEBM Levels of Evidence Working Group. The Oxford 2011 Levels of Evidence. Oxford Centre for Evidence-Based Medicine.[2011]. http:// www.cebm. net/ index. aspx?o=5653.

[58] Gaba DM. Improving anesthesiologists' performance by simulating reality. Anesthesiology, 1992, 76(4):491-494.

医学教育质量

VIJI KURUP

引 言

接受继续医学教育目前被普遍认为是临床医生的优秀标准之一。然而，几乎没有可以指导医学教育项目的标准，而且对教学和学习产生有效影响的技术没有被广泛理解并整合到医学教育中。一个可能的原因是，教育研究很少发表在医学刊物上，大部分发表在以教育学或心理学为主题的期刊上。此外，人们仍认为只要具备医学方面的专业知识就足以成为一名优秀的教师。虽然少数有天赋的教育工作者能够激发学生的积极性，但许多教师对教育理论并没有深刻的理解，很难维持学生的积极性。

最近发表的几篇综述研究了医学教育艺术的现状[1]，然而，教育研究中的证据质量却受到质疑[2]。本章就已有文献，探讨教师、学生和教育过程的质量；主要关注互动学习模式，尤其是模拟教学方面。最后，我们将举例说明如何将循证教育纳入住院医师培训课程。

教 师

虽然很难描述好教师的特征，但大多数学生都能在接触后识别出好教师。有趣的是，一项研究认为教师和住院医生对好老师基本属性的定义是不同的[3]。在对家庭医生和住院医生进行的评价调查中，教师和住院医生都认为热情是重要的。然而，住院医生更重视教师的非主观性和临床能力，很少将学术活动和感知能力优秀者视为榜样，而教师们认为"榜样作用"很重要。此外，住院医生认为，"尊重他们的自主性"是一个好的临床教师的重要特质，然而教师最不重视这一特质。这个问题是普遍存在的，不同文化背景的研究都显示出相似的结果。南非的一项定性研究总结了优秀

教师的以下特征 [4]：

1. 熟悉学科知识；

2. 谈吐清晰；

3. 与学生有眼神交流；

4. 即使在课堂之外也是平易近人的；

5. 鼓励提出问题以阐明知识；

6. 在课程开始前与学生分享学习成果。

对临床教师来说，对学生监督是一项重要的任务。文献中普遍认为监督应包括教育、支持和指导。监督有助于学生更快地获得技能，并能更快地引导行为变化，但师生关系的好坏也决定了监督的效果 [5-6]。Kilminster 将监督定义为对学生的个性、专业水平和教育发展进行监督、指导和反馈 [7]。他强调，有益的监督行为包括对临床工作的直接指导、理论与实践的结合、共同解决问题以及对学生的反馈和肯定。Genniss VM 与 Genniss MA 在一家诊所进行的研究发现，教师们经常认为，当他们自己诊治患者时，患者的病情比住院医生的评估更严重，这导致在诊断和管理方面经常发生变化 [8]。多项研究表明，教师能力以及教师和学生间关系，对学生未来作为团队成员和护理人员的工作方式有重要影响 [9]。因此，问题在于寻找一种方法来确定"优秀教师"的特征，并确定这些特征是否可以被教师们所学习。Menachery 等人总结了学生心目中优秀教师型医生的八个特征 [10]：

1. 专业的授课 / 演讲水平；

2. 帮助学生识别资源以满足其需求；

3. 善于获取学生的反馈；

4. 经常试图发现和讨论学生的情绪反应；

5. 经常反思学生反馈的有效性；

6. 发现教师学习需要的可用资源；

7. 曾在国家 / 区域会议上发表教育相关演讲；

8. 让学生知道不同教学环境对教师的影响。

研究人员还对教师的自我评价进行了研究，发现对学科知识、专业认同、动机、热情和沟通技巧的了解都是优秀教师的重要特征 [11-12]。

很少有研究探讨好教师是可以塑造的还是来自先天才能。Branch 等人实施了一项纵向的教师发展计划，旨在加强五所医学院校的人文教学。他们将这些教师所教授学生的反馈，与对照组关于人文主义教学实践[13]的10项问卷调查的结果进行了比较，发现了这些学生与对照组在统计学上存在显著差异。学习计划包括体验式方法，如角色扮演、实践和反馈。这项研究表明，师资队伍的发展能够在提高教学质量方面发挥作用。

过　程

现代医疗保健是一个复杂的系统，由多个机构、大量专业人员以及可能相互矛盾的护理规章组成。即使是对常规患者的管理，也需要医生具备多种技能来协调。医疗保健系统的快速发展要求学习者更新其医学知识，并发展一套特殊的认知技能，以成为"前瞻性思考者"。参加培训的医生必须做到：了解基本的医学概念，并用于临床管理；紧跟该领域的最新发展，向患者、同事和前辈阐明临床管理计划；具备在毕业后继续自学的技能和工具。

在过去的20年中，培训模式从以教师为中心转变为以学生为中心，而技术工具的整合导致了混合学习在麻醉教育中的应用[14]（图 12.1）。在引入新的教学和学习方法的同时，要求对教案进行评估和个性化调整，以适应不同的学习风格。学习方式的变化，还因为工作时间限制了目前的住院医生用于教育活动的时间[15]。因此，许多住院医师培训项目正转向"翻转课堂模式"，以便更有效地利用住院医生与教师的互动时间[16-17]，即利用在线形式来呈现与记忆和理解有关的基本知识，学生与教师面对面互动的时间被用于分析和综合信息。Prunuske 等人的研究表明，观看在线讲座的学生在解决低级认知技能的问题时比未观看者表现得更好，而在与高级认知技能相关的问题上，两组学生没有差异[18]。而当面对面教学时，学生能够更好地理解与高级认知

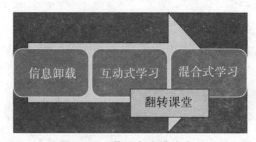

图 12.1　学习方式的演变

技能相关的素材。基于这一证据，笔者将灵活课堂教学模式应用于麻醉住院
医生的教学中，在上课前以多种形式向熟悉基础知识的学习者提供关于某一
主题的基本信息，课堂教学设计围绕具有交互性的团队学习，促进了学生参
与到学习中（图 12.2）。

大多数的不良事件集中在学年开始时[19]。例如，Haller 等人调查了涉及
93 名学生的超过 19 000 例麻醉事件，发现在学年第 1 个月，不良事件的发
生率高于该学年的其他月份。这种风险随时间逐渐减少，并在第 4 个月后消失。
由于麻醉学涉及大量技术和技能，因此可以在培训开始时通过模拟教学来进
行教授。在培训住院医生、特别是在教授技术技能方面，模拟教学的使用越
来越多。这种方式提供了一种可以连续反复练习一项技能，即使犯错误也不
会伤害患者的环境。

那么，在模拟中练习的技能能否转化到临床中？Hall 等人在一项研究
中招募了 36 名没有气管插管经验的护理学生，随机分成两组，分别对插管
模拟器和手术室内患者进行插管。随后评估了他们在手术室进行 15 次插管
时的插管成功率和并发症发生率，发现两组在初次插管成功率以及并发症
方面没有差异[20]。这表明，在遇到患者之前让住院医生在人体模型上练习
技术技能时，模拟练习至少可以克服技术性程序错误所造成的不良事件。
鉴于目前强调公众监督、对医疗错误的零容忍以及部分患者抵触初学者护
理的情况，模拟可能有助于弥合差距。技术技能的学习是从认知阶段到整
合阶段，最后到自动化阶段的过程，在自动化阶段，实施技能就不再需要
思考具体步骤了[21]。因此有人提议，在遇到真实患者之前，使用模拟方法

图 12.2　翻转课堂模式图解

使学习者成为"受过训练的新手"[22]。耶鲁大学提出了一项建议，即在定向实习时，先使用模拟技术使学生学会外周静脉置管、动脉置管、中心静脉置管，然后再接触患者。

模拟方法也被应用于教授经食管超声心动图 (TEE)，传统方法需要在心血管外科手术的高危患者上进行。一项研究将培训第一年的麻醉住院医师随机分配到 TEE 模拟器上接受培训，培训结束后进行测试评分，发现研究组的评分高于美国超声心动图学会 / 心血管麻醉学会的指南和其他常规标准[23]。

除了反复练习外，还需要反馈和鼓励来提高学习成效[24]。在维持技能方面，多次短时间学习比一次长时间学习效果要好[25]。使用模拟方法进行形成性和最终评估仍然是颇有争议的话题，但它作为认知引入工具用于危机管理已经得到了广泛的认同[26]。很多研究旨在评估模拟器对麻醉住院医生的辅助认知作用[27-28]。理想情况下，认知辅助设备应该可随时用于在床旁，且具有良好的设计，在临床医生处理紧急情况时提供一系列易于理解和遵循、有助于诊断疾病或解决问题的步骤。认知辅助工具应当为使用者所熟悉，应该被纳入训练中。在大多数研究中，认知辅助手段的使用提高了学习者的技术，然而，在危机情况下对同样重要的团队合作和人际沟通的影响则不那么明显[29]。模拟器缺乏统一的标准也是推进共同培训目标的一个问题[30]。

尽管模拟环境中的仿真度不断提高，但住院医师培训期间更多的是在手术室、重症监护病房和其他麻醉场所（如内窥镜检查室）学习。在这种环境下教学的缺点包括：协调患者的安全和自主性；佩戴口罩导致非语言交流不够充分，在危机时刻需要快速行动，很少或根本没有解释机会。在这种环境中促使学习者获得的技能包括角色扮演和在管理危机时的自主思考。在危机事件发生后立即汇报可以帮助学习者理解思维过程和所采取的一系列行动。例如，耶鲁大学的课程对米勒金字塔的每一级都采用不同的学习方法（图 12.3）[31]。

1. 了解　这一级别指的是保留事实信息，并在翻转课堂模型中使用播客进行教学。这些播客作为工作坊的课前作业，在结束时通过多选题进行评估。

2. 了解如何操作　知识的解释和综合。这将在翻转课堂的互动环节，在病例为中心的讨论及问题为中心的讨论中得以体现。

3. 示范如何操作　即学习演示。在教学课程之后的模拟课程，旨在促进这一水平的学习。

4. 操作　在临床实践中运用信息和知识。该水平是在手术室进行评估的。理想情况下，在教学环节中讨论的主题将被纳入患者护理策略。

学习者

学习者的参与度是衡量课程有效性的一个指标，这取决于教师的表达技巧以及学习者对课程内容的价值感知。学习者的参与是所有教育课程和教学计划的目标，哪些特定因素可以增加他们的参与度？能否利用对教师和学习者皆有利的因素？

测量学习者参与度的调查工具包括美国的"全国性学生参与调查"（National Survey of Student Engagement, NSSE）和"大学生体验问卷"（College Student Experiences Questionnaire, CSEQ），它们都可用于测试学生在学校的表现。尽管"参与"一词本身是模糊的，但 NSSE 将其定义为学生行为的一部分，因此是可以观察到的。参与涉及三个层面：行为、情感和认知。Axelson 将"学生参与度"定义为"在学习 Y 的过程或背景中，使 X 学生（从认知、行为和情感方面）有效参与，从而获得 Z 知识、技能或倾向"[32]。学习者和机构都与"学生参与度"有关。各机构必须创造一个有吸引力的学习环境，而学习者应该表现出强烈的学习意愿，并努力利用手头的资源。

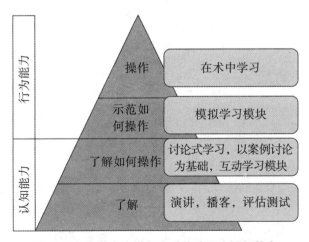

图 12.3　米勒金字塔与麻醉住院医生课程整合

近年来，基于学生的接受反馈的元认知在学习者属性方面受到了广泛的关注。Douglas Stone 和 Sheila Heen 在他们的书《感谢反馈：接受反馈的科学与艺术》中描述了元认知在接受反馈时的重要性。他们确定了一些阻碍学习者建设性地利用反馈的因素。这些因素包括真相触发（由反馈的内容触发）、关系触发（由反馈的人触发）和身份触发（反馈威胁到我们自己的形象的触发因素）[33]。识别这些触发因素将使学习者摆脱情绪障碍，提高学习成绩。

结　论

在医学教育中实施循证实践是可能的，但面临的问题与临床实践中遇到的困难是一样的。必须及时了解最新的教育科学出版物，不断评估培训方案，并根据需要做出必要的改变，以确保有效"学习"。必须将教育作为住院医师培训的优先事项，鼓励教育模式创新。只有这样，才有可能实现对社会的承诺，即"培养下一代医生"，以期他们能够以我们未曾设想的模式提供医疗保健服务，并适应无法预知的情况。

（侯　炯　译；赵国庆　审）

参考文献

[1] Bould MD, Naik VN, Hamstra SJ. Review article: new directions in medical education related to anesthesiology and perioperative medicine. Can J Anaesth, 2012, 59(2):136-150. doi: 10.1007/s12630-011-9633-0. PubMed PMID: 22161241.

[2] Kirkpatrick DL, Kirkpatrick JD. Evaluating Training Programs. 3rd ed. San Francisco: Berrett-Koehler, 1998.

[3] Buchel TL, Edwards FD. Characteristics of effective clinical teachers. Fam Med, 2005, 37(1):30-PubMed PMID: 15619153.

[4] McMillanWJ."Thenyougetateacher": guidelinesfor excellence in teaching. Med Teach, 2007, 29(8):e209-218. doi: 10.1080/ 01421590701478264. PubMed PMID: 18236265.

[5] Kilminster S, Jolly B, van der Vleuten CP. A framework for effective training for supervisors. Med Teach, 2002, 24(4):385-389. Epub 2002/ 08/[24] doi: 10.1080/ 0142159021000000834. PubMed PMID: 12193321.

[6] Cottrell D, Kilminster S, Jolly B, et al. What is effective supervision and how does it happen? A critical incident study. Med Educ, 2002, 36(11):1042-1049. Epub 2002/ 10/ 31. PubMed PMID: 12406264.

[7] Kilminster S, Cottrell D, Grant J, et al. AMEE Guide No. 27: Effective educational and clinical

supervision. Med Teach, 2007, 29(1):2-19. Epub 2007/ 06/ 01. doi: 10.1080/ 01421590701210907. PubMed PMID: 17538823.

[8] Gennis VM, Gennis MA. Supervision in the outpatient clinic: effects on teaching and patient care. J Gen Intern Med, 1993, 8(7):378-380. Epub 1993/ 07/ 01. PubMed PMID: 8192744.

[9] Roff S, McAleer S. What is educational climate? Med Teach, 2001, 23(4):333-334. doi: 10.1080/ 01421590120063312. PubMed PMID: 12098377.

[10] Menachery EP, Wright SM, Howell EE, et al. Physician-teacher characteristics associated with learner-centered teaching skills. Med Teach, 2008, 30(5):e137-144. doi: 10.1080/ 01421590801942094. PubMed PMID: 18576184.

[11] Singh S, Pai DR, Sinha NK, et al. Qualities of an effective teacher: what do medical teachers think? BMC Med Educ, 2013, 13:128. doi: 10.1186/ 1472-6920-13-128. PubMed PMID: 24044727. PubMed Central PMCID: PMCPMC3848658.

[12] van Roermund TC, Tromp F, Scherpbier AJ, et al. Teachers' ideas versus experts' descriptions of "the good teacher" in postgraduate medical education: implications for implementation. A qualitative study. BMC Med Educ, 2011, 11:42. doi: 10.1186/ 1472-6920-11-[42] PubMed PMID: 21711507.PubMed Central PMCID: PMCPMC3163623.

[13] Branch WT, Frankel R, Gracey CF, et al. A good clinician and a caring person: longitudinal faculty development and the enhancement of the human dimensions of care. Acad Med, 2009, 84(1):117-125. doi: 10.1097/ ACM.0b013e3181900f8a. PubMed PMID: 19116489.

[14] Kannan J, Kurup V. Blended learning in anesthesia education: current state and future model. Curr Opin Anaesthesiol, 2012, 25(6):692-698. doi: 10.1097/ ACO.0b013e32835a1c2a. PubMed PMID: 23147669.

[15] Nasca TJ, Day SH, Amis ES, et al. The new recommendations on duty hours from the ACGME Task Force. N Engl J Med, 2010, 363(2):e3. doi: NEJMsb1005800 \[pii\] 10.1056/ NEJMsb1005800. PubMed PMID: 20573917.

[16] Kurup V, Hersey D. The changing landscape of anesthesia education: is Flipped Classroom the answer? Curr Opin Anaesthesiol, 2013, 26(6):726-731. Epub 2013/ 10/ 16. doi: 10.1097/ aco.0000000000000004. PubMed PMID: 24126692.

[17] Prober CG, Khan S. Medical education reimagined: a call to action. Acad Med, 2013, 88(10):1407-1410. doi: 10.1097/ ACM.0b013e3182a368bd. PubMed PMID: 23969367.

[18] Prunuske AJ, Batzli J, Howell E, et al. Using online lectures to make time for active learning. Genetics, 2012, 192(1):67-72. quiz 1Sl-3SL. Epub 2012/ 06/ 21. doi: 10.1534/ genetics.112.141754. PubMed PMID: 22714412.PubMed Central PMCID: PMCPmc-3430546.

[19] Haller G, Myles PS, Taffé P, et al. Rate of undesirable events at beginning of academic year: retrospective cohort study. BMJ, 2009, 339:b3974. PubMed PMID: 19826176.PubMed Central PMCID: PMCPMC2762036.

[20] Hall RE, Plant JR, Bands CJ, et al. Human patient simulation is effective for teaching paramedic students endotracheal intubation. Acad Emerg Med, 2005, 12(9):850-855. doi: 10.1197/ j.aem.2005.04.007. PubMed PMID: 16141019.

[21] Reznick RK, MacRae H. Teaching surgical skills: changes in the wind. N Engl J Med, 2006, 355(25):2664-2669. doi: 10.1056/ NEJMra-054785. PubMed PMID: 17182991.

[22] Castanelli DJ. The rise of simulation in technical skills teaching and the implications for training novices in anaesthesia. Anaesth Intens Care, 2009, 37(6):903-910. PubMed PMID: 20014595.

[23] Bose RR, Matyal R, Warraich HJ, et al. Utility of a transesophageal echocardiographic simulator as a teaching tool. J Cardiothorac Vasc Anesth, 2011, 25(2):212-215. Epub 2010/

10/ 27. doi: 10.1053/ j.jvca.2010.08.014. PubMed PMID: 20974542.

[24] Ericsson KA. Deliberate practice and the acquisition and maintenance of expert performance in medicine and related domains. Acad Med, 2004, 79(10 Suppl):S70-81. PubMed PMID: 15383395.

[25] Gallagher AG, Ritter EM, Champion H, et al. Virtual reality simulation for the operating room: proficiencybased training as a paradigm shift in surgical skills training. Ann Surg, 2005, 241(2):364-372. PubMed PMID: 15650649.PubMed Central PMCID: PMCPMC1356924.

[26] Arriaga AF, Bader AM, Wong JM, et al. Simulationbased trial of surgical-crisis checklists. N Engl J Med, 2013, 368(3):246-253. Epub 2013/ 01/[18] doi: 10.1056/ NEJMsa1204720. PubMed PMID: 23323901.

[27] Gaba DM. Perioperative cognitive aids in anesthesia: what, who, how, and why bother? Anesth Analg, 2013, （117）:1033-1036.

[28] Goldhaber-Fiebert SN, Howard SK. Implementing emergency manuals: can cognitive aids help translate best practices for patient care during acute events? Anesth Analg, 2013, 117(5):1149-1161. Epub 2013/ 10/ 11. doi: 10.1213/ ANE.0b013e318298867a. PubMed PMID: 24108251.

[29] Marshall S. The use of cognitive aids during emergencies in anesthesia: a review of the literature. Anesth Analg, 2013, 117(5):1162-1171. Epub 2013/ 09/ 14. doi: 10.1213/ ANE.0b013e31829c397b. PubMed PMID: 24029855.

[30] Cumin D, Weller JM, Henderson K, et al. Standards for simulation in anaesthesia: creating confidence in the tools. BJ Anaesth, 2010, 105(1):45-51. doi: 10.1093/ bja/ aeq095.

[31] Miller GE. The assessment of clinical skills/ competence/ performance. Acad Med, 1990, 65(9 Suppl):S63-67. PubMed PMID: 2400509.

[32] Axelson R. Defining student engagement. Change (New Rochelle, NY), 2011, 43(1):38-43.

[33] Stone D, Heen. Thanks for the Feedback: The Science and Art of Receiving Feedback Well. New York: Penguin Group, 2014.

质量调控

ROBERT S. LAGASSE

背　景

　　医疗保健行业是美国自由市场经济的一部分，因此也受供求规律的制约。由于社会对医疗保健服务的需求持续高涨，而且随着科技进步使得一些新的医疗服务成为可能，医疗保健服务的需求也在不断上升，因此医部保健价格的上涨与通货膨胀的比例不相称。2013 年，美国医疗保健支出达到 2.9 万亿美元，人均 9255 美元，占国内生产总值（GDP）的 17.4%[1]。一直以来，美国的医疗保险为与医疗相关的巨额花费提供了财政保障，从而使得消费者对医疗服务的价格并不敏感。这项费用通常由雇主承担，雇主通常为雇员提供医疗保险并将其作为薪酬的一部分。政府是美国第二大医疗支出方，联邦、州和地方政府通过医疗保险、医疗补助、儿童医疗保险计划和其他项目花费了近一半国家医疗保健经费。

　　2009 年，美国总统经济顾问委员会（President's Council of Economic Advisers, CEA）执行办公室概述了美国医疗保健对经济的影响[2]。CEA 认为，如果医疗保健支出继续以目前的历史级别速度增长，到 2040 年，其占 GDP 的比例将达到 34%。对于由雇主支出医疗保险的家庭，由于医疗保险的保费增长速度高于员工薪酬增长速度，这就意味着这类员工"可带回家"的薪酬将越来越少，员工薪酬将以更高比例医疗保险的形式呈现。从 1996 年到 2006 年，每个家庭通过雇主获得的平均年度保费从 6462 美元增长到 11 941 美元[2]。医疗成本的上升也可能降低了美国许多行业的盈利能力和竞争力。2004 年，通用汽车公司在员工健康福利上花费了 52 亿美元[3]，这超过了他们每年购买钢铁的支出。最有说服力的证据或许来自 2009 年的 CEA 报告，该报告预测：按照当前的医疗保险和医疗补助支出趋势，最终将导致联邦赤字增长到无法维持的程度。这种影响在州一级政府更为严重，因为低收入人群不断上升的医疗补助成本，会与平衡州预算的立法要求相矛盾。

另外，CEA 也指出：未投保的消费者用于医疗保健的花费高得令人无法接受。2007 年，有 4570 万美国人没有医疗保险[4]。随着医疗费用和相关保险费用的增加，越来越多的雇主拒绝将医疗保险作为工人薪酬的一部分，而自付的保险费通常高到难以承担。没有保险的美国人越来越多，导致医疗费用拖欠增加，这其中包括医院和医生提供的慈善医疗所产生的费用，以及必须注销的坏账。联邦政府和州政府用于医疗支出的款项都来自税收收入，通过医院超份额支付（Disproportionate Share Hospital, DSH）、社区卫生中心补助金和其他机制，向医疗保健机构支付一部分未支付费用。2008 年，政府用于偿还医疗机构的未支付医疗费用的总支出，大约为 429 亿美元[5]。

尽管美国医疗保健占 GDP 份额比其他发达国家要大得多，却并没有取得更好的医疗效果[6]。根据经济合作与发展组织（Organization for Economic Co-operation and Development, OECD）的数据，2013 年美国在医疗保健方面的支出占 GDP 的 16.9%；其次是法国，占 11.6%，而许多高收入国家的该类支出低于 10%[6]。尽管医疗支出水平如此之高，美国却是发达国家中人口预期寿命最低的国家之一。2010 年，美国所有活产婴儿的预期寿命为 78.6 岁，低于其他 22 个发达国家。事实上，18 个国家的人口预期寿命超过 80 岁[6]。美国的婴儿死亡率也大大高于其他发达国家。2010 年，美国每 1000 名活产婴儿中有 6.1 人死亡，高于其他 25 个发达国家。在排名靠前的国家，如芬兰和日本，婴儿死亡率不到美国的一半，每 1000 名活产婴儿中仅有 2.3 人死亡[7]。尽管除医疗费用外，许多因素影响到人口预期寿命和婴儿死亡率，但自 1970 年以来，当美国的医疗成本接近其他高收入国家时，美国的预期寿命增长亦低于其他国家[8]。这些数据强烈表明，当前的美国医疗体系存在效率低下的问题。

美国的医疗质量不是最佳，这种观点并不新奇。20 世纪 70 年代末以来，John Wennberg 撰写了多篇与临床实践改变相关的文章[9~22]。他研究了手术率、药物的使用、实验室检验顺序等因素，结果显示这些因素在工业化国家之间存在显著差异。在进行临床实践对比时，他证实了这些差异也同样存在，州与州之间、镇与镇之间，甚至同一个镇的相邻医院之间也存在差异性。最近，Wennberg 和他的同事通过与"达特茅斯医疗卫生地图集（Dartmouth Atlas of Health Care）"项目的合作发现：美国不同地理区域，人均医疗保险支出差异巨大，甚至可以达到两倍之多。而且，多数情况下这些差异与人群健康预后没有任何

实质性关联 [23]。与独立国家相比，对美国各州的研究潜在混杂因素少，因此，相较于 OECD 提供的针对全球国家间比较得出的结论，该论点更具说服力。

　　1999 年，美国国家医学研究院（IOM）通过"美国医疗保健质量项目（Quality of Healthcare in America Project）"发布了一份紧急报告，题目是《人皆犯错：建立一个更安全的医疗系统》。报告指出，每年有 4.4 万～9.8 万名美国人死于医疗事故。即使保守估计，由医疗差错引起的死亡人数也超过了当时美国第八大死亡原因导致的死亡人数。根据 IOM 的数据：在一些年份中，医疗差错导致的死亡人数要高于机动车事故（43 458 人）、乳腺癌（42 297 人）或艾滋病（16 516 人）。单是用药错误，不管是发生在医院内还是医院外，每年估计导致 7000 人死亡，大大超过了每年死于工伤的美国人（约 6000 人）。根据 IOM 的估算，若将可预防的不良后果转化为经济成本来衡量，相当于每年增加了 170 亿～200 亿美元的医疗支出 [24]。这促使 IOM 在"美国医疗保健质量项目"第二份报告的产生，该报告的题目为《跨越质量鸿沟：21 世纪新的医疗系统》。在这份报告中，建议重新设计美国的医疗保健系统。根据该报告，医疗保健体系应侧重于将证据应用到医疗保健服务、引入信息技术、使支付政策与质量改进保持一致以及做好为提升医务人员服务能力而进行必要改进的准备 [25]。

　　近年来，人们对提高医疗质量的同时又能降低花费的兴趣显著增加，事实上这一观念已经存在了几十年。例如，1983 年，以一系列诊断相关分组（DRGs）为基础的统一定价方案，使医疗保险的支付方式从以实际花费为基础的后支付方式变为以病种为基础的预付方式。依据 DRGs，对于具体疾病，无论治疗时间多长或花费了多少，医疗保险系统将支付给医院固定的金额。这项新的预付系统减少了患者的住院日，因为更长的住院时间不会带来更多的医保支付。DRGs 使得美国各地医院住院时间和医疗服务时间缩短（图 13.1）[26]。然而，不幸的是，整体医疗支出并未受到显著影响，因为大部分患者的就医行为仅仅是从住院部转到了门诊。尽管如此，医疗保健财政改革的早期实践证明了支付激励可以改变医疗保健机构的行为。

　　医疗保健和医疗保险覆盖范围受到越来越多法规的制约，这些法规是在几个监管机构的授权下制定的。卫生和公众服务部（Health and Human Services, HHS）是美国政府的主要医疗保健监管机构，负责几乎四分之一的联邦支出。HHS 管理的补助金比所有其他联邦机构管理的总和还要多。HHS 通过各种项目和措施行使其职能，并且涵盖了在生命各个阶段与医疗保健相关的各种活

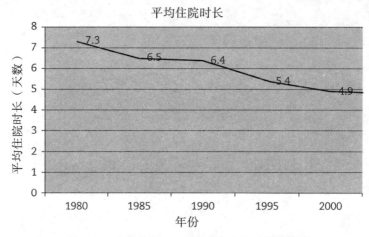

图 13.1　实施 DRGs 后对平均住院时间的影响

动。共有 11 个业务部门负责管理 HHS 的项目，包括美国公共卫生的 8 个代理机构和 3 个公共服务机构。1993 年的《政府绩效与效果法案》（GPRA）[27]和 2010 年的《政府绩效与效果现代化法案》[28]要求 HHS 每 4 年更新一次战略计划。战略计划规定了 HHS 的使命、目标以及在 4 年时间内解决特定医疗问题进度的评估方法。《HHS2014—2018 年战略计划》[29]描述了 HHS 的4 大战略目标：①加强医疗保健；②提高科学知识和创新；③促进健康、安全和美国人民的福祉；④确保 HHS 项目的效率、透明度、责任制和有效性。HHS 内的多个机构，以及一些备受关注的法规，都服务于上述战略目标。

　　《患者保护与平价医疗法案》和《医疗保健和教育和解法案》统称为《平价医疗法案》（ACA），于 2010 年签署生效[30]。为了使人们就医更容易，ACA降低了医疗保险门槛，提高医疗保险的赔付额并鼓励各州扩大医疗保险的可获得性，而这些措施主要通过联邦补贴得以实现。ACA 要求美国的每位公民都应有医疗保险，并通过税收抵免、成本分担削减、防止医疗破产以及对歧视患病医保者的保险从业人员进行惩罚等措施来提供财政支持。由 ACA（又称为医疗保险交易）创建的医疗保险市场允许消费者根据价格、福利和质量来进行保险选择。ACA 还致力于通过提高效率、明确责任以及通过重视预防和医疗安全等措施来提高医疗质量，构建高价值的医疗保险体系。HHS 负责具体实施《平价医疗法案》中的诸多内容，作为实现第一战略目标的手段。HHS 的许多机构致力于提高医疗保险的价值，医疗保险和医疗补助服务中心（CMS）就是其中之一[31]。CMS 监管医疗保险、医疗补助、儿童医疗保险计划（Children's

Health Insurance Program, CHIP）、健康保险流通与责任法案（the Health Insurance Portability and Accountability Act, HIPAA）、医疗信息技术促进经济和临床健康法案（the Health Information Technology for Economic and Clinical Health, HITECH）[32] 和临床实验室改进法案修正案（Clinical Laboratory Improvement Amendments, CLIA）等服务，这些都对麻醉和围术期护理有一定的监管作用。

针对第二个战略目标，HHS 正在采取更加科学的手段处理，诸如如何提高医疗保健、公共卫生、民众服务、生物医学研究以及安全医疗和食品产品供应等问题。HHS 把重点放在了通过技术促进合作，监管审批流程现代化，扩大行为学研究等方面，采用以社区为基础切入点以及与私营行业进行合作的方式来促进服务的整合与输出。在 HHS 中，致力于提高科技和创新的机构有：美国卫生保健研究和质量所（the Agency for Healthcare Research and Quality, AHRQ）[33]、疾病控制和预防中心（CDC）[34]、国家卫生研究院（the National Institutes of Health, NIH）[35]。所有这些机构都会影响到麻醉学的科学基础，以及围术期护理的提供方式。

为了实现第三个目标，HHS 通过协调内部项目、政策制定、促进循证实践和研究来满足弱势群体的特殊需求。对人类健康的威胁包括：贫穷、家庭问题、药物滥用、精神疾病、缺乏健康素养、暴力、创伤、人口老龄化以及自然的和人为的灾难。保护美国的公众健康还需要国际合作，其目的在于提高进口医疗产品的安全，减少全球性疾病暴发所带来的影响。AHRQ、CMS、疾病控制和预防中心、食品药品管理局 [36]、卫生资源和服务管理局（HRSA）[37]、印第安人卫生服务局（Indian Health Service, IHS）[38]、国家卫生研究院在 HHS 的支持下开展工作，并与其他联邦部门合作以改善民众健康、提高安全感和幸福感。为了实现这一目标，美国的麻醉医生也要通过满足 CMS 准入条件（COP）的方式接受监管，这些条例规定了需要向老年人和贫困患者提供的医疗保健服务。此外，一些权威的私人认证机构（如联合委员会 [39] 和其他机构 [40-44]）开发的医疗标准，也被 HHS 作为条例和法规以外的补充。此外，如果一个机构从事人体方面的课题研究，它必须遵守 HHS 关于保护人体的规定。

第四个目标是努力确保 HHS 的效率、透明度、责任性和有效性。为了保证这个超过 9000 亿美元的公共投资得以有效管理和执行，HHS 继续加强和优化了财务、执行和风险管理系统。HHS 的风险管理工作重点是防止欺诈、浪费和滥用。《平价医疗法案》和《不当付款消除和收回法案》[27]采用了最先进的欺诈检测手段，以防止、减少和收回医疗保险和医疗补助计划中的不当付款。为了提高政府透明度，HHS 通过网络工具如 Health Data.gov[36]、CMS 数据导航器[45]、卫生信息技术仪表盘[46]和 FDA- 快速通道（FDA-TRACK）[47]使得在线访问信息更加便捷，还通过创建美国政府补助的跟踪问责系统（TAGGS）来提高财务数据的透明度[48]；并规定对一些涉及敏感信息（如个人识别信息、专有信息和机密国家安全信息）的信息技术系统在制度上加以保护。对于麻醉医生来说，可识别个人健康信息的 HIPAA 标准（隐私规则）和 CMS 准入条件[31]对他们的临床实践的影响最大，因其不但可以规范收费，还能防止医疗保险和医疗补助计划中的欺诈性索赔。

许多旨在实现 HHS 战略目标的法规，都会影响麻醉医生和其他围术期医疗专业人员的日常工作流程。本章的其余部分着重于规范围术期医疗质量的具体措施，包括由 CMS 授权的私人机构发布的条款。

《患者保护和平价医疗法案》

2010 年 3 月 23 日，《患者保护和平价医疗法案》（ACA）被签署生效[49]。ACA 可能是当代最具争议的医疗法案，对医疗保健模式产生了巨大的影响。除了制订质量改进和基于价值的采购举措外，ACA 还强制所有美国人购买医疗保险，否则将被处以罚金。个人强制保险是使所有美国人更容易获得医疗保险的必要措施。ACA 通过"强制项目"和"社区评级"使医疗保险变得更容易获得。前者防止医保对已有健康问题的人拒保，后者防止对已存在的健康问题额外收取费用。如果没有个人强制保险，人们将只在需要时才会购买医疗保险，保险公司就无法将经济风险分散到大量的被保险人中，其中包括不使用大量医疗资源的健康人，使之最终成为"逆向选择"现象的受害者。因此，"强制保险项目"和"社区评级规定"与个人授权相互依存。

ACA 的主要目标之一是使收入处于美国联邦贫困水平 133% 之下的个人能够获得医疗保险。这个目标通过一个新的医疗补助得以实现，该补助的覆盖范围预计将增加 1120 万美国成年人。增加的医疗补助大部分由联邦补贴支付，州平均支出预计将增加不到 3%，而联邦医疗补助支出将增加 26%[50]。自 ACA 颁布以来，接受医疗补助患者在麻醉和疼痛临床中的比例一直在增加，而较低的医疗补助报销率在医疗市场上也越来越普遍。

　　一些研究表明，新投保的个体通常对医疗服务有着更多的需求。例如，马萨诸塞州在 2006 年开始实施医疗改革，到 2009 年几乎实现了全民医保。在 2006 年改革前和 2009 年改革后，随着投保人数的增加，医疗保健支出增长了 30%，即 4180 亿美元[51-52]。非产科住院手术在医保改革后出现了较大增长。新投保的人可能会比原先参保者消耗更多的医疗资源，此外，对外科服务的新需求可能引发对麻醉专业人员和围术期医疗需求显著增加。

基于价值的采购

　　ACA 旨在通过奖励高质量医疗而不是医疗数量的增加来控制联邦医疗保健支出。要求 HHS 对医生和医院的医疗保险报销摆脱传统的服务收费制度，转向基于价值的支付方式。2013 年，约有 8.5 亿美元被分配到约 3200 家医院，用于支付 2012 年 10 月 1 日及之后的医疗费用，这些款项面向可以提高医疗质量和患者满意度的临床措施。对医院绩效的评估既包括医疗服务临床过程（70%），又包括患者医疗体验（30%），完全由消费者对医生和医疗系统的评价（HCAHPS）来确定。医院在这两个层面中的每一项措施都会获得表现分和改进分。这些因提高质量而获得的奖励资金来自将所有参与医院的 DRG 付款总额扣除 1% 的那部分。随着时间的推移，该基金的规模将逐步增加，通过有计划地减少 DRG，基于数量的支付方式转变为基于绩效的支付方式。

　　目前，医疗服务临床过程层面有 12 个指标，患者医疗体验层面有 8 个 HCAHP 维度，而且这些指标和维度还在不断更新中。医疗服务临床过程层面中有几项是需要麻醉从业人员承担或分担的责任，这部分内容在框表 13.1 中用星号做了标记。对于患者医疗体验的各个维度，每位麻醉医生的表现都与医院最后的总分相关。

　　基于价值的医院采购方案（HVBP）采用的是医院质量数据报告中所提供的信息。该报告是为住院患者质量报告（IQR）计划而制定的，而这个计划其实是《医疗保险处方药、改进和现代化法案》的（2003 年）一部分。参与 HVBP 计划的医院会依据其在 2011 年 7 月 1 日至 2012 年 3 月 31 日期间的表现于 2012 年 10 月 1 日后获得因提供高质量医疗或改善医疗的奖励金。想要获得奖励资格的医院必须在绩效期间报告至少 4 项 HVBP 措施，每项措施至少有 10 个病例（框表 13.1）。CMS 选择这个数字也是经过考虑过的：因其既兼顾了统计学必要的可信度需求，又尽可能将更多的医院纳入 HVBP。据 RAND 公司估计，一家医院至少需要报告 100 项 HCAHPS 调查数据，才能够满足患者医疗体验层面的资格要求。关于数据以及数据收集方式的列表，医院管理人员可以访问 Hospital Compare 网站的"For Professionals"栏目[48]。

框表 13.1　医疗服务临床过程层面

医疗服务临床过程衡量

- AMI-7a　入院后 30 min 内接受纤溶治疗
- AMI-8　入院后 90 min 内接受初级经皮冠状动脉介入治疗（PCI）
- HF-1　出院说明
- PN-3b　入院后在初次使用抗生素前，在急诊室进行血液培养
- PN-6　免疫活性的患者中为社区获得性肺炎 (CAP) 进行初始抗生素的选择
- SCIP-Inf-1　手术切皮前 1h 内预防性使用抗生素*
- SCIP-Inf-2　手术患者预防性使用抗生素的选择
- SCIP-Inf-3　手术后 24h 内停用预防性抗生素
- SIP-FIN-4　心脏手术患者术后早晨 6 点控制血糖*
- SCIP-Card-2　在住院前接受 β - 受体阻滞剂治疗*的患者围术期接受 β - 受体阻滞剂治疗
- SCIP-VTE-1　有的预防静脉血栓栓塞的医嘱并被手术患者接受
- SCIP-VTE-2　手术患者 24h 内接受适当的静脉血栓栓塞预防*

患者医疗体验维度*

- 护士沟通
- 医生沟通
- 医院员工的反应能力
- 疼痛管理
- 医学交流
- 医院清洁和安静
- 出院信息
- 医院整体评分

*麻醉专业人员可以承担或分担的责任

基于价值的调节工具

ACA 还规定，到 2015 年，CMS 将在医生医保收费表（MPFS）中引入基于价值的调整工具。付给医生的款项不仅包括医疗花费，医疗质量数据也将被计算在内。2015 年起，对包含 100 名或 100 名以上有资质的专业人员（EPs）的医疗组织，将根据其在 2013 年度的表现以单一税号（TIN）向医疗保险公司提交索赔申请，并接受基于医疗服务价值的评估。对在单一纳税人识别号下参与服务费医疗保险的 10 名或 10 名以上的执业医生团体，根据其在 2014 年度的表现，从 2016 年开始接受基于医疗服务价值的评估。在 2015 年和 2016 年，基于价值的调节工具不适用于参与医疗保险共享储蓄计划、先锋 ACOs 或综合初级保健倡议的医生群体，如以下章节所述。从 2017 年开始，这一基于价值的调节工具对所有参与医疗保险收费服务的医生都产生了影响[30]。

医疗保险共享储蓄计划

由 ACA 创建的医疗保险共享储蓄计划还设立了责任关怀组织（ACO），该组织负责至少 5000 名医疗保险服务费受益人的医疗质量、成本和整体医疗不低于 3 年。医疗保险服务费受益人根据他们的初级保健医生被分配至医疗保险公司，这就是"医疗之家"模式。因为系统设计的原因，初级保健医生只与一个 ACO 相关联，但是，由于对参与受益者负有责任，他们将在各自的 ACO 中产生重大影响。相比之下，麻醉医生比其他专业医生具有更大的灵活性，可以属于多个 ACO，但是在单个 ACO 中的麻醉医生的影响力较小。美国麻醉医师协会（American Society of Aneshesiologists）提出了一个"围术期外科之家"，由麻醉医生决定受益人是否参与其中，但这种模式尚未获得 CMS 认可。

符合 HHS 制定的具体质量绩效标准的 ACO 有资格获得医疗保险共享储蓄，并将其分配给参与的医疗保健提供者。共享储蓄支付是对其他可用医疗保险补偿的补充。ACO 医生和其他参与的专业人员将继续根据医疗保险收费服务计划的 A 部分和 B 部分收取费用，如果达到质量基准，ACO 就不需要接受罚款处理。但是，HHS 将有权力撤销不符合此类质量标准的 ACO。它禁止 ACO 对可能产生负面影响的高危人群采取回避措施。为此还要求每个

ACO 都要创建一个技术基础设施，包括能够维护、检索和共享相关数据的电子健康记录（EHR）用于提交评估其医疗质量所需的信息。

医疗保险和医疗补助创新中心

此外，为了保障法规的顺利实施，ACA 专门设立了一套机制，即创建了医疗保险和医疗补助创新中心，用来研究、开发、测试和推广新型支付方式和交付模式。到 2020 年，ACA 将向该中心投资 100 亿美元。它针对医疗保险、医疗补助和 CHIP 受益人的三个重点领域，包括：①通过探索一些特殊的新方法来提高医疗水平，例如使用捆绑支付代替一次一付的服务收费；②开发一些新的模式，使不同医疗单元的医生能够协同工作；③对一些特别强调预防的医学行为，要对其医疗和支付模式加以验证，缓解诸如吸烟和肥胖等公共卫生问题。此外，ACA 成立了独立支付咨询委员会（IPAB）研究并对私营机构的医疗支出和医疗保险提出建议。IPAB 需要向国会提交年度报告，阐述当医疗保险支出增长快于消费者物价指数和整体医疗价格增长时，减少医疗保险支出的方法。如果国会不接受这些建议，那么它必须颁布实现同等成本削减的政策[40]。虽然 IPAB 计划到 2019 年减少近 240 亿美元的医疗保险花费，但由于预计的 5 年人均医疗保险增长率没有超过消费者物价指数设定的人均医疗保险目标增长率，故未设定 2015 年医疗保险储蓄目标[53]。

先锋型 ACO 模式是另一种 CMS 创新中心计划，旨在评价不同支付模式对 ACO 提供优质医疗和降低医疗保险成本的影响。此模式允许有协同诊疗经验的医疗机构更快地从共享储蓄支付模式转移到基于人群的支付模式。起初，这些先锋型 ACO 使用共享储蓄支付模式，在两年内，共享储蓄和风险的水平通常会高于目前应用的医疗保险共享储蓄计划水平，在第三年，已经证实特定储蓄水平的先锋型 ACO 将能够大规模采用基于人口的支付模式。尽管该模式与医疗保险共享服务计划相似、旨在通过 ACO 提高医疗质量和改善医疗结局，但除此之外，它还是为了能与个人支付者相配合而设计[1]。

综合初级保健（CPC）计划是一项额外的 CMS 创新中心计划，旨在加强初级保健的作用。自 2012 年 10 月以来，CMS 与美国 7 个地区的商业和州医疗保险计划合作，提供基于人口的医疗管理费用和共享储蓄机会，参与初级医疗活动，对其核心的五项初级医疗功能予以支持。这五项"综合"功能包括：①风险分层医疗管理；②准入和连续性；③慢性病和预防医疗的计划医疗；④患者和医护人员的参与；⑤整个医疗社区的医疗协调。与先锋型 ACO 一样，这项计划的目的是明确多元医保付款人支付改革、数据驱动的绩效改进以及"有效地使用"健康信息技术能否改善医疗保健并降低成本 [1]。

健康信息技术：有效的使用

医疗保险和医疗补助电子健康记录（EHR）激励计划是为鼓励有资质的专业人员和医院采用、执行、升级或有效地使用 (MU) 经认证的 EHR 技术。麻醉医生可以依据供应商注册链和所有权系统（PECOS）的特别指定而自主选择是否参与。值得注意的是，这项豁免不适用于以疼痛医学专业代码注册 PECOS 的麻醉医生，除非他们所在医院要求如此。如果非豁免医生无法在三个阶段中的每一个阶段都达到 MU 的目标，则 2015 年医疗保险医生收费表中涵盖的专业服务的补偿费用将减少 1%，2016 年和 2017 年这项罚款将分别增加到 2% 和 3%。阶段之间的差异在于 MU 目标 [31] 的数量和必须报告的临床质量指标数量 [31]。

《健康保险流通和责任法案》

1996 年《健康保险流通与责任法案》（HIPAA）[54] 要求 HHS 对电子医疗交易和代码集、特有健康标识和安全性采用国家标准，以提高医疗保健系统的效率和有效性。根据 HIPAA 的行政简化条款，要求电子索赔包括麻醉和止痛痛药服务在内的所有受保实体，并使用一套通用的标准。电子数据交换（EDI）是一种电子通信系统，它提供了通过电子手段交换数据的标准。与此同时，国会认识到电子技术的进步可能威胁到健康信息的隐私，于是引入了联邦隐私保护规则，并将对个人健康信息的隐私保护作为 HIPAA 的关键部分。最终版的《HIPAA 违规通知条例》规定了有责任对 "受保护的健康信息"（PHI）加以保护，以及因未保护 PHI 而导致的隐私违规加以经济处罚。自 2005 年 4 月 20 日起，要求遵守安全准则。《医疗信息技术促进经济和临床健康法》（HITECH）[55] 为 HHS 开发全国性医疗信息技术基础设施提供了授权。HITECH 还出台了专门的激励措施，旨在加速医疗机构采用 EHR，扩大 HIPAA 的范围，同时增加潜在的法律责任和违规处罚。

人体研究保护

若某机构的受试对象是人体，则该医疗机构必须成立一个机构审查委员会（IRB），以确保该研究遵守了 HHS 有关保护受试者规定。这些规定自 1991 年起就已经启用，通常被称为"共同规则"。2011 年，HHS 对与人体研究的伦理、安全和监督有关的法规进行了重大修改[54]，具体包括以下内容：

1. 对需要 IRB 审查研究的特定数据进行安全保护；

2. 使用没有标识的现有生物物种进行研究需要经过许可（如，通过预实验）；

3. 扩大法规的适用范围——所有接受联邦政府资助的人类课题研究的美国机构都必须遵守这些法规；

4. 研究相关的不良事件需要向中央数据库报告；

5. 对知情同意要求有更强的针对性，特别是关键要素；

6. 对在美国多地进行研究的单个 IRB 记录提出要求，尽管多个 IRB 可能会对其进行重复审查；

7. 使用"共同规则"对联邦机构的条例进行统一解释；

8. IRB 应该对高风险研究进行高级别审查；

9. 研究干预完成后无需进行年度审查，因为风险仅限于隐私和保密问题，可以通过新的统一保护措施处理；

10. 应当根据恰当的数据而不是 HHS 秘书处的批准清单，来评估各种研究带来的风险；

11. 不再需要对快速审查批准了的低风险研究进行持续审查，除非审查员在初次审查时发现风险水平可能会发生变化；

12. 限制对 HHS 已批准名单中的研究进行快速审查的行为，使风险最小化；

13. 允许快速审查和全面 IRB 审查采用不同通过标准；

14. 要求对研究对象进行合理的数据安全保护；

15. 确定审查豁免的具体标准；

16. 在决定豁免某研究之前不再需要进行行政审查；

17. 即使课题信息被准确记录，只要研究数据是安全的，就应当允许其豁免审查。

医疗保险以及医疗补助服务中心

想要获得医疗保险和医疗补助受益人支付的钱款，医疗机构必须满足CMS制定的参与条件（CoPs）。2011年1月14日，美国医疗保险和医疗补助服务中心（CMS）发布了《CoPs解释指南》（IGs）（修订版），该指南更改了对提供麻醉（不论何种麻醉）服务的医院的要求[56]。指南规定，麻醉服务包括全身麻醉、区域麻醉、深度镇静或镇痛、监护麻醉，但不包括局部或表面麻醉、浅镇静和中度镇静或镇痛（清醒镇静）。此处定义的麻醉服务只能由具备资质的麻醉专业人员进行，包括麻醉医生、非麻醉医生的内科医生、牙医、口腔外科医生或根据州法律取得资格的足科医生。麻醉护士（CRNAs）和助理麻醉医生（AAs）也被认为是合格的麻醉专业人员，除非州法律禁止，否则他们可以在手术医生或麻醉医生的监督下工作。

CoPs要求医院提供的所有麻醉服务必须在有资质医生的指导下进行，并依照州法律和医院的管理规章进行管理。麻醉科主任必须负责规划、指导和监督医院的所有麻醉工作，包括所有提供麻醉服务的部门和任何进行麻醉的场所[56]。麻醉科主任还对纳入全院质量保证和绩效改进计划的麻醉医疗质量负有监督责任。麻醉服务工作的开展和人员配备必须以保障所有患者安全为原则。

各医院必须根据国家认可的指南制定政策和措施，以确定特定临床情况是否需要实施麻醉以及实施的方式。这些政策必须至少包括麻醉知情同意书、感染控制措施、所有麻醉区域的安全规范、紧急生命支持方案、上报要求、文书要求、设备要求以及对所有麻醉从业人员的资格、责任和监督等方面的要求。有资质的麻醉实施者必须在住院或门诊手术前48h内进行麻醉前评估，必须包括风险评估、药物过敏史、可预期的潜在问题以及麻醉诱导前患者的状况。麻醉专业人员必须保存一份术中麻醉记录，包括患者标识、麻醉实施者、所用药物和麻醉剂、静脉输液情况、血液或血液制品（如使用）、氧气流速以及血压、心率和呼吸频率的连续记录，麻醉期间发生的任何情况以及患者对治疗的反应必须包括在内。麻醉后随访必须在手术后 48h 内书写完成，须由符合国家法律和医院政策的有麻醉资质的人员进行。随访报告至少应包括心肺状态、意识水平、所需的随访医疗以及麻醉后恢复期间发生的任何并发症。为了确保患者从麻醉中恢复，类似的麻醉后评估必须按照相应的政策和程序记录在门诊患者的医疗记录中，并由医疗组批准进行。

　　CoPs 的目标是提高医疗质量，但 CMS 也受到旨在控制成本的法规的管制。可持续增长率（Sustainable Growth Rate, SGR）[57] 是 CMS 控制医生服务成本的一种方法，它根据 1997 年的平衡预算法案建立，目的在于确保每个医疗保险受益人每年成本的增加不超过 GDP 的年度增长。CMS 每年都会为医生费用设置一个换算系数，以便与目标支出相匹配。如果上一年的支出超过了目标支出，通过换算系数就会减少来年的支付金额。如果支出低于预期，换算系数会增加对医生的支付。为了满足目标 SGR，医生收费计划会经常更新。国会可以暂停或调整执行这类操作，这种操作在过去十年非常普遍。2015 年 4 月，国会通过了《2015 年医疗保险准入和 CHIP 再授权法案》（MACRA），这是一项取代 SGR 公式的两党法案。这项立法规定医生将在法律的最初 5 年内获得更新金额的 0.5%，同时还制订了一个新的制度，即基于绩效的奖励支付制度（Merit-Based Incentive Payment System, MIPS）[58]。

　　有意参与 MIPS 的麻醉医生、认证麻醉医生助理和麻醉护士将收到依据积极或消极绩效调整后的付款。这些薪酬调整将取代以往通过医生质量报告系统（Physicians Quality Reporting System, PQRS）、价值调节器和有效的使用而提供给他们的激励措施。MIPS 将在四个类别中测量 EP 绩效，获得"MIPS 得分"（0 到 100），这可以显著改变 EP 在每个支付年度的医疗保险付款。绩效分类如下：医生质量报告系统测量质量（最多 30 分）、基于价值的调整（value-based modifier, VBM）测量资源使用（30 分）、有效的使用（25 分），以及一个名为临床实践改进活动（Clinical Practice Improvement Activities, CPIA）的新的类别（15 分）。MIPS 得分对付款的最大负面作用由 2019 付款年的 –4% 增加到 2022 年及以后付款年的 –9%。此外，MIPS 得分将在美国在线医生评分系统"Physician Compare"（www.medicare.gov/physiciancompare/search.html）上公布，同时公布的还有比较范围和基准[58]。

　　《医疗保险准入和 CHIP 再授权法案》（The Medicare Access and CHIP

Reauthorization Act, MACRA）向参与替代支付模式（APMs）的医生提供奖金，并允许他们免于参与 MIPS。有资格从 APMs 获得部分收入的专业人员将一次性获得相当于其 2019 年到 2024 年医疗保险医生费用总额的 5% 的年度付款。合格的 APMs，如医疗保险共享储蓄计划责任医疗机构或医疗保健质量示范计划，必须要求参与者使用经认证的 EHR 技术，根据与 MIPS 质量类别中相似的质量指标进行支付，并将重大财务风险置于 EPs 上。

认证机构

CoPs 是提高医疗质量和保障医疗保险受益人健康和安全的基础。因此，CMS 要求认证机构的标准符合或超过 CoPs 规定的医疗保险标准，该标准由 CMS 通过一个被称为："确定"的过程来认定。根据《社会保障法》，如果国家认证机构证明其健康和安全标准、调查和监督程序达到或超过 CoPs 的标准，CMS 可以承认其拥有权威；换而言之，"认为"被这些机构认可的医院满足了 CoPs 关于参与医疗保险规定的大部分要求。1965 年，通过《社会保障法》授予联合委员会认证授权 [59]。允许其他组织也可申请认证授权，美国骨科病协会自 1966 年起通过其医疗设施认证计划（Health Facilities Accreditation Program, HFAP）申请认证授权 [41]。2010 年取消了《社会保障法》规定的认证授权，所以联合委员会现在申请联邦政府授予的授权，就像所有其他认证程序一样。挪威船级社（Det Norske Veritas, DNV）[40] 和医疗质量提高中心（Healthcare Quality, CIHQ）[42] 分别于 2008 年和 2013 年获得了医院认证。

医院认证虽然是自愿的，但除了认证地位外，还有其他一些优势。一些保险公司和第三方支付机构为了加入管理医疗计划或投标合同而对信用有一定要求，部分责任保险公司也会向获得认证的机构提供折扣。认证也可以满足某些州特定法规的要求。例如，在乔治亚州，医疗机构必须经过认证才能被认定为癌症治疗中心；在阿拉巴马州，认证医院可能不需要接受州级许可证调查；在俄亥俄州，认证可能有助于防止贸然的认证诉讼。尽管联合委员会具有自愿性质，但是据估计，美国 88% 的医院已经获得了认证或正在寻求认证 [60]。由于联合委员会拥有法定的认定权限，且 40 多年来几乎没有与之竞争的机构，因此，美国 80% 以上的医院通过它进行了认证。

由于需要达到或超过 CoPs 的要求方可获得认证授权，因此，这些认证机构的认证要求类似于 CoPs，但存在细微的差异。例如，联合委员会与医疗专业人员、公众和其他主要利益相关者合作制定了额外的医疗标准、紧急事件警报和国家患者安全目标；HFAP 标准包括其他国家认可的标准，以及来自诸如 AHRQ 和医疗保健促进研究所等组织的、基于证据的最佳实践和选定的患者安全倡议；国家医疗保健组织综合认证（the National Integrated Accreditation for Healthcare Organizations, NIAHO）[61] 是挪威船级社的医院认证计划；NIAHO 标准将基于 CMS CoPs 的要求与国际公认的 ISO 9001 标准（一种质量管理体系，能让组织在过程中达到最大的效能和效率，从而在临床和经济上改善结果）相结合 [61]。CIHQ 的一些标准弥补了 CoPs 在患者安全和质量医疗方面的差距（如临时特权、公平听证程序、医生健康和远程医疗）[62]。与 CoPs 一样，这些额外的认证要求是基于临床应用医疗设施患者人数和服务水平。

结　论

我们的自由市场经济对医疗保健需求非常高，医疗花费超过了美国国内生产总值的 17%，到 2040 年这一数字可能翻一番。由于联邦、州和地方政府承担了美国近一半医疗保健成本，政府监管部门多次尝试通过降低成本和提高质量来提高医疗保健的价值。在 20 世纪 80 年代，采取了基于 DRGs 的单位定价形式，将医疗保险医院付款从回顾性的、基于成本的体系转换成前瞻性的、基于条件的体系，该体系向医院支付与特定疾病相关的固定住院金额，而不考虑治疗这些疾病所耗费的资源。最近，ACA 制订了基于价值的购买计划，强制所有美国人购买医疗保险或支付罚款。基于价值的购买计划通过逐步减少 DRG 付款来拨款，这导致了从基于数量的付款转向基于绩效的付款。目前，医院绩效通过医疗服务、临床过程和患者医疗体验来衡量。ACA 还通过医疗保险共享储蓄计划建立了 ACOs。每个 ACO 必须负责至少5000 位收费服务医保受益人的质量、成本和整体医疗，医疗保险受益人则是按照他们的初级保健医生在"医疗之家"模式下分配至 ACO。虽然美国麻醉医师协会提出了一个"围术期手术患者之家"模式，由麻醉医师作为决定受益人是否参与，但 CMS 尚未接受该模式。在医生方面，美国国会于 2015 年4 月通过了一项法案，取代了可持续增长率公式，并制订了一项新的制度，即医生的基于绩效的奖励支付制度（MIPS），但是细节仍不确定。这项立法还规定了医生参与替代支付模式，如共享储蓄计划。医院认证开始要求使用其他行业已经在使用的质量管理系统，如 ISO 9001，通过强调流程的有效性和效率来改善结果。医疗保健成本和质量监管的效果可能不确定，但进一步的监管变革似乎是不可避免的。

（徐艳冰 于松阳 译；类维富 审）

参考文献

[1] Centers for Medicare and Medicaid Services.[2015-06]. http:// innovation.cms.gov/ initiatives/ Pioneer-ACO-Model/.

[2] Council of Economic Advisors. The economic case for health care reform, 2009[2015-06]. https:// www. whitehouse.gov/ administration/ eop/ cea/ TheEconomicCaseforHealthCareReform/.

[3] Hirsh S. GM plant a sign of decline. The Baltimore Sun. May 9, 2005[2016-04]. http:// articles.baltimoresun. com/ 2005-05-09/ news/ 0505090070_ 1_ general-motors-gm-baltimore-workers.

[4] DeNavas-WaltC, ProctorBD, SmithJC. Income, poverty, and health insurance coverage in the United States: 2007. US Census Bureau. Washington, DC: US Government Printing Office, 2008.

[5] Hadley J, Holahan J, Coughlin T, et al. Covering the uninsured in 2008: current costs, sources of payment, and incremental costs. Health Aff (Millwood), 2008,27(5):399-415.

[6] Organisation for Economic Co-operation and Development.[2015-06]. https:// data.oecd.org/ searchresults/ ?hf=20&b=0&r=%2Bf%2Fdata_portal_v2_topics_ en%2Fhealth&l=en&s=score.

[7] Rettner R. US ranks behind 25 other countries in infant mortality. Accessed June, 2015.

[8] Garber AM, Skinner J. Is American health care uniquely inefficient? J Econ Perspect. Fall, 2008,22(4):27-50.

[9] McPherson K, Wennberg JE, Hovind OB, et al. Small-area variations in the use of common surgical procedures: an international comparison of New England, England, and Norway. N Engl J Med. Nov 18, 1982,307(21):1310-1314.

[10] Wennberg J, Gittelsohn. Small area variations in health care delivery. Science. Dec 14,1973,182(4117):1102-1108.

[11] Wennberg J, Gittelsohn A. Variations in medical care among small areas. Scientific American. Apr, 1982,246(4):120. 134.

[12] Wennberg JE. Dealing with medical practice variations: a proposal for action. Health Aff (Millwood). Summer, 1984,3(2):6. 32.

[13] Wennberg JE. Variations in medical practice and hospital costs. Conn Med. Jul, 1985,49(7):444. 453.

[14] Wennberg JE. Practice variations: why all the fuss? Internist, 1985, 26(4):6. 8.

[15] Wennberg JE. Unwanted variations in the rules of practice. JAMA, 1991, 265(10):1306. 1307.

[16] Wennberg JE. Future directions for small area variations. Med Care. May, 1993, 31(5 Suppl):YS75. 80.

[17] Wennberg JE. Practice variations and the challenge to leadership. Spine (Phila Pa 1976), Jun 1996, 21(12):1472. 1478.

[18] Wennberg JE. On the appropriateness of smallarea analysis for cost containment. Health Aff (Millwood). Winter, 1996, 15(4):164. 167.

[19] Wennberg JE. Understanding geographic variations in health care delivery. N Engl J Med, 1999, 340(1):52. 53.

[20] Wennberg JE. Unwarranted variations in healthcare delivery: implications for academic medical centres. BMJ, 2002, 325(7370):961. 964.

[21] Wennberg JE. Practice variation: implications for our health care system. Managed care, 2004, 13(9 Suppl):3. 7.

[22] Wennberg JE. Practice variations and health care reform: connecting the dots. Health Aff (Millwood), 2004,Suppl Variation:VAR140. 144.

[23] Wennberg JE, Fisher ES, Skinner JS. Geography and the debate over Medicare reform. Health Aff (Millwood). Jul, 2002, Suppl Web Exclusives:W96. 114.

[24] Kohn L, Corrigan J M D, eds. To Err Is Human: Building a Safer Health Care System. Washington DC: National Academy Press, 1999.

[25] Committee on Quality Health Care in America. Crossing the Quality Chasm: A New Health System for the 21st Century. Washington DC, 2001.

[26] Kozak LJ, DeFrances CJ, Hall MJ. National hospital discharge survey: 2004 annual summary with detailed diagnosis and procedure data. Vital and Health Statistics. Series 13, Data from the National Health Survey, 2006(162): 1, 209.

[27] The White House PBO. [2015-03]. https:// www.whitehouse. gov/omb/ mgmt-gpra/ gplaw2m.

[28] GPRA Modernization Act of 2010, 2010.

[29] US Department of Health and Human Services. OIG Strategic Plan, 2014,2018, 2013.

[30] The Patient Protection and Affordable Care Act, 2010.

[31] Centers for Medicare and Medicaid Services. [2015-03]. http:// www.cms.gov/ Regulations-and-Guidance/ Legislation/ EHRIncentivePrograms/ Meaningful_ Use.html.

[32] Office of the National Coordinator for Health Information Technology. [2015-03]. http:// www. healthit. gov/ policy-researchers-implementers/ health-it-legislation-and-regulations

[33] Agency for Healthcare Research and Quality. [2015-03]. http:// www.ahrq.gov/ .

[34] Centers for Disease Control. [2015-03]. http:// www.cdc.gov/ .

[35] National Institute of Health. [2015-03]. http:// nih.gov/ .

[36] Food and Drug Administration. [2015-03]. http:// www.fda. gov/ .

[37] Health Resources and Services Administration. [2015-03]. http:// www.hrsa.gov/ index.html.

[38] Indian Health Services. [2015-03]. http:// www.ihs.gov/ .

[39] The Joint Commission. [2015-03]. http:// www.jointcommission. org.

[40] Det Norske Veritas. [2015-03]. http:// dnvglhealthcare.com/ .

[41] Health Facilities Accreditation Program. [2015-03]. http:// www.hfap.org/ .

[42] Center for Improvement in Healthcare Quality. [2015-03]. http:// www.cihq.org/

[43] Acrreditation Association for Ambulatory Health Care. [2015-03]. http:// www.aaahc.org/ .

[44] American Association for Accreditation of Ambulatory Surgical Facilities. [2015-03]. http:// www. aaaasf.org/.

[45] Centers for Medicare and Medicaid Services. [2015-03]. http:// dnav.cms.gov.

[46] Office of the National Coordinator for Health Information Technology. [2015-03]. http:// dashboard. healthit. gov/ index.php.

[47] Food and Drug Administration. [2015-06]. http:// www. fda.gov/ AboutFDA/ Transparency/ track/ default. htm.

[48] Health and Human Services. [2015-03]. http:// www.hospitalcompare. hhs.gov/ staticpages/

for-professionals/ poc/ data-collection.aspx/.

[49] Mira T. [2015-03]. http:// www.beckersasc.com/ anesthesia/ the-affordable-care-act-the-supreme-courtand-anesthesiologists-just-the-facts-please. html.

[50] Kaiser Family Foundation. [2015-03]. http:// kff.org/ medicaid/ press-release/ report-finds-state-costs-ofimplementing-the/ .

[51] Long SK, Stockley K. The impacts of state health reform initiatives on adults in New York and Massachusetts. Health Serv Res, 2011,46(1 Pt 2): 365-387.

[52] Kolstad JT, Kowalski AE. The impact of health care reform on hospital and preventive care: evidence from Massachusetts. J Public Econ, 2012，96(11-12):909-929.

[53] Kliff S. As health-care costs slow, IPAB's launch is delayed. [2015-03]. http:// www.washingtonpost. com/ blogs/ wonkblog/ wp/ 2013/ 05/ 03/ as-health-care-costsslow-ipabs-launch-is-delayed/ .

[54] Health and Human Services. [2015-06]. http:// www.hhs. gov/ ocr/ privacy/ hipaa/ administrative/ index. html.

[55] Office of the National Coordinator for Health Information Technology. [2015-06]. http:// www.healthit. gov/ policy-researchers-implementers/ selectportions-hitech-act-and-relationship-onc-work. Accessed June, 2015.

[56] CMS Manual System. Department of Health & Human Services (DHHS) Pub. 100-07 State Operations Provider Certification Centers for Medicare & Medicaid Services (CMS). December 2, 2011, Transmittal 74:1-11.

[57] American College of Physicians. [2015-06]. http:// www. acponline.org/ advocacy/ state_ health_ policy/ hottopics/ sgr.pdf. Accessed June, 2015.

[58] Medicare Access and CHIP Reauthorization Act of 2015. H.R. 22015.

[59] Association SS. Compilation of the Social Security Laws. [2015-06]. http:// www.ssa.gov/ OP_ Home/ ssact/ title18/ 1865.htm. Accessed June, 2015.

[60] The Joint Commission. [2015-06]. http:// www.jointcommission. org/ facts_ about_ hospital_ accreditation/.

[61] Det Norske Veritas. [2015-06]. http:// www.dnvusa.com/ Binaries/ NIAHO. Accreditation Requirements-Rev 307-8 0_ tcm153-347543.pdf.

[62] Center for Improvement in Healthcare Quality. [2015-04]. http:// cihq.org/ hospital_ accreditation_ division. asp.

创建质量管理程序

RICHARD P. DUTTON

引　言

所有麻醉科和麻醉实施过程都需要一套强有力的质量管理（quality management，QM）程序支持。QM 程序能实现手术室的良好管理，对患者和医生的意见进行反馈，还能为美国医疗保险和医疗补助服务中心（Centers for Medicare and Medicaid Services，CMS）提供公共绩效评估。强有力的 QM 程序可帮助麻醉医生不断提升患者诊疗过程中的安全性和有效性。QM 程序为整个麻醉团队和每名麻醉医生都提供了有助于更好完成麻醉工作的参考标准。不良事件的收集和分析使专业人员可以从其他人的经历中学习经验，并通过兼容并包的"安全文化"和坦诚的交流来改善医疗服务系统，且无须担心法律纠纷或不良的公众影响。

本章回顾了创建和支持麻醉科 QM 程序的步骤，包括与数据收集、事故报告和事故分析相关的建议。QM 程序旨在使科室内的成员将持续质量改进作为一项值得预期且有价值的活动参与其中[1]。

制度上的支持

QM 程序的实施需要高层领导团队对此有坚定的支持。在当前时代，医疗机构需要质量和绩效数据以满足内部管理的需求，而 QM 程序部门恰恰能够提供这种竞争优势，了解自身绩效的团队能够更好地自我定位并改进，从而开发并维系他们的客户。部门领导和医疗管理委员会比过去几年更加倾向对 QM 程序进行必要的投资，然而仅有金钱和时间的投入是远远不够的。高层领导团队必须通过自身言行与态度明确参与 QM 活动的必要性。领导者必须愿意承认自身的错误及其不良后果，并以身作则，尊重医疗行为的变更及变更程序。医院会议或不良事件审查并不是需要所有人都从临床工作中抽空参加，但参会者必须是科室中有威望的人，且每个科室成员必须认识到 QM 活动对医疗实践取得成功的贡献。

领导和组织

成功的 QM 程序往往由临床医生作为部门 QM 主管，虽然通常情况下会任用中高年资的麻醉医生，但实际上，对工作的热情和积极性较资历更重要。QM 主管需要得到高层领导团队的支持，并从初始阶段就确立职权。尽管 QM 程序的实际影响更多依赖于说服而非强制，但实践中的每个成员和所有外部利益相关者都应该知道谁是 QM 主管以及他的职能。

QM 主管是部门中所有成员关于安全或质量问题的联络中心，也是部门在机构 QM 程序中的主要代表，其职责是从临床领域各方面收集、整合数据，并向所有利益相关者汇报。QM 主管需要对本部门的数据收集、分析和报告作出规定，并协同医院其他部门和科室的同事，改进跨学科流程。QM 主管向科室主任负责，协助其了解团队的工作绩效，这种绩效体现在结构化指标中，也体现在对患者和其他利益相关人的投诉所做出的反应中。

仅凭一己之力是无法架构一个好的 QM 程序的。QM 主管的首先应该组织一个 QM 团队，该团队要确立绩效指标，启动重点审查，形成针对不良事件和突发事件的第一层同行审查。临床观点的多样性是成立 QM 委员会最重要的标准：由于监管要求和计费合规性之间存在重叠，该管理者可以从高级合作伙伴和新的人员中招募代表，人员类型可以包括医生、麻醉护士、麻醉助理、护士和受训人员，甚至需要医疗业务经理人参与其中。委员会和 QM 主管应该获得部门和机构内信息技术人员的支持。

自上而下的绩效评估

麻醉科质量管理可以被认定为两种相互关联的机制：自上而下的常规数据汇总和自下而上的突发事件和异常情况分析。QM 主管必须建立基础架构来实现这些目标。自上而下的绩效评估通常被认为是一项艰巨的任务，需要超负荷工作下的临床医生记录大量信息，但实际上并不必如此。在信息时代，医院和麻醉工作可以获取到广泛的数字数据。QM 主管可采用获取 – 整合 – 创建三步法高效地获取信息。

获取、整合和创建

自上而下的数据收集始于麻醉实践中已有的数据列表，数据主要是以数字形式存在，易于复制和传输。所有麻醉账单信息均具有上述特点，因为在美国大多数麻醉付款都需要向保险公司传输电子病例数据。只有如国防部和退伍军人管理局等政府项目和纯粹的健康维护组织（Health Maintenance Organizations，HMOs），如美国凯撒医疗集团（Kaiser Permanente）中存在一些例外情况。但即使在这些没有对麻醉服务进行独立计费的情况下，内部成本核算也需要类似的数字记录。除此之外，计费数据都是绩效评估链中的第一个关键环节。

账单记录了科室的每一项活动和每一名患者，并包括了关于外科手术和麻醉过程的信息：日期、时间和地点，参与人员，患者的年龄、性别以及 ASA 分级[2]。尽管这些数据由于很少包括关于手术结果的信息，并不作为质量管理的主要目标，但它们对明确具体的临床工作是必不可少的。特别是程序代码为 QM 程序定义的结果测量指标提供了标准。麻醉和手术程序使用美国医学协会的现行程序术语（Current Procedural Terminology™，CPT）或国际疾病分类（International Classification of Diseases，ICD）系统进行编码。QM 主管应该对每个系统及其交互方式有一定的了解。程序可以在任何一个系统中进行编码，并应用到其他系统中，诊断代码仅能在 ICD 中找到（比如说手术治疗所针对的疾病和患者的合并症）。另外还有"入院时不存在"疾病的 ICD 代码，一般表示治疗过程中产生的并发症。

QM 程序可"获取"的其他可用数据还包括质量管理部门收集的医院绩效指标、外科或手术的注册信息以及用于财务管理的报告。通过管理部门进行快速浏览将会发现各项要素产生的大量信息，其中大部分能够反映麻醉科的工作。通常如果礼貌地询问医院管理人员，包括质量管理护士，特别是当工作人员本着改善患者健康为目的去要求使用这些数据时，他们会很愿意分享长期报告的副本。医院和外科中心都需要收集绩效指标并向州和联邦机构报告。这些报告中有许多与手术相关的内容,这些内容可以用于麻醉QM程序。机构的绩效指标在不断发展变化, 比如外科治疗改进计划（Surgical Care Improvement Project, SCIP）[3] 的绩效指标和医院比较项目中患者满意度评估系统（Consumer Assessment of Healthcare Providers and Systems, CAHPS）[4],在经历变革的绩效指标中, 并非所有措施都适用于麻醉医生, 但是质量管理者对于这些报告内容的了解还是十分重要的, 这样可以避免管理者在发现问题时思想僵化。

大多数大型医疗机构参与多个国家注册和基准测试项目, 包括美国大学医院联合会（the University Hospital Consortium）[5]、美国国家创伤数据库（the National Trauma Data Bank）[6]、美国国家心血管数据注册中心（the National Cardiovascular Data Registry）[7]、美国国家外科质量改进项目（the National Surgical Quality Improvement Project）[8] 和美国胸外科医生心脏手术注册协会（the Society for Toracic Surgeons Cardiac Surgery Registry）[9]。这些注册管理机构通过两种方式为麻醉质量管理者提供数据。一种是获取注册机构接收的报告, 另一种是参与审查返回给机构的基准测试。在报告表中提高初级医生工作表现的比重会是麻醉科展示自身价值的好方法；其他级别专科医生的评估结果可能会受到手术麻醉、疼痛管理或术前评估结果的影响。例如, 最近一项关于纽约州心脏手术预后的研究表明, 患者死亡率与外科医生或麻醉医生的级别或经验有重要关联 [10]。

获得现有数据后, QM 主管应考虑合作创建新的信息网络。机构中的质量管理办公室是一个很好的起始选择, 因为它可能比单个部门有更多可用于图表审查和数据收集的资源。机构对程序化的临床工作绩效报告有自己的要求, 并可能愿意将资源用于联合项目。例如, PACU 的护士经常会联系手术后出院的患者, QM 主管可通过合作的方式来参与到整个过程中, 如术后访视和解释答疑及回应患者的预后问题等。

最后, 只有在尝试了更有效的方法之后, QM 委员会才应考虑收集新信息,这通常需要在每次麻醉后创建一个数据汇总表。图 14.1 显示了一个示例表单。这种电子或书面形式的表格可记录麻醉专项的结局, 包括术后恶心和呕吐、疼痛控制不足、牙齿损伤、用药错误和反应、困难气道管理、呼吸并发症、血流动力学不稳定、术中心博骤停和围术期死亡率等事件的发生。在麻醉质量研究院网站（www.aqihq.org/ quality.aspx）上可以找到一套评估方法和推

麻醉质量改善 PACU 转出表		

案例信息　　　　　　　　麻醉类型
日期　　　　　　　　　　　麻醉医生 ID
MR #　　　　　　　　　　 注册麻醉护士 ID
ASA 分级　　　　　　　　 其他麻醉实施者

	是	否
患者清醒，能够配合评估		

患者体格检查：　　　　　　　是　否　　　疼痛评分 (10 分 VAS 量表)：
基线精神状态（是/否）　　　　　　　　　PACU 入室评分
基线生命体征（是/否）　　　　　　　　　最高疼痛评分
基线气道通畅度（是/否）　　　　　　　　评估时疼痛评分

需要治疗的恶心或呕吐　　　　　　　　　呕吐发生情况

患者在围术期是否经历了意外事件？　　　　　　　　　　　　是　否

计划外入 ICU	过敏反应
计划外入院	其他药物反应
术中知晓	苏醒延迟
硬膜外血肿	呼吸骤停
周围神经功能障碍	再次插管
角膜擦伤	牙外伤
需要治疗的躁动	误吸
癫痫发作	心搏骤停
未控制的血糖（高或低）	需要处理的低血压
皮下血肿	计划外输血
血管通路并发症	计划外返回手术室
肺水肿	死亡
与患者状态相关的 PACU 复苏时间延长	不与患者情况相关的 PACU 复苏时间延长
需要治疗的新发室性期前收缩，心动过缓，房颤或其他心律失常	镇静/麻醉拮抗剂的使用

如有其他，请注明：

这是一个模板，请根据当地情况修改。
每个测量的定义都可以在 AQI 网站上找到。　　　　　　　不属于病历部分

图 14.1　样本质量收集表　在患者离开 PACU 时填写。

引自：ASA, 1061 American Lane, Schaumburg, IL 60173-4973 or online at www.asahq.org. Anesthesia Quality Improvement PACU Discharge/2015, reprinted with permission from the American Society of Anesthesiologists.

荐标准，需要注意的是，所提供的模板应匹配本科室的患者群体、常见手术和关注问题。

创建和部署麻醉特定结局信息捕获表需要营造相对先进的"安全文化"氛围，使部门成员认识到所收集数据的价值，并愿意花时间如实并完整地完成报告。如果将 QM 程序过早向下推行，数据收集表被忽略或误用，会引起数据提供者的不信任甚至抵触。抵触情绪的产生是因为这种自我上报的数据具有内在局限性，会被认为仅仅是做表面文章。从长远来看，QM 主管应该努力从电子数据而非自我报告中获取大多数麻醉结果。例如，与医生的主观报告相比，从患者的生命体征（如偏差超过患者基线的某个百分比）或使用药物（如升压药）的客观记录中推导出"血液动力学不稳定性"要更加准确。

数据分析

在获取并汇总信息后，下一步是确定如何使用最好的方法来分析和报告数据。与 QM 程序的其他方面一样，最有效的方法是从简单的报告开始，其后再处理更复杂的报告。从某种程度上来说（例如，从其他系统获取的数据），复制原有报告就足够了。账单和经济数据可能已经包含医院的"关键绩效指标"，这些报告能够展示当前的人口统计数据和随时间的变化而发生的数据更新情况 [11]。一些复杂的报告可能包含某些基准信息、可预估目标值或比率。

最简单地呈现麻醉工作数据的方法就是计数：例如，有多少患者接受了治疗或者有多少并发症发生。虽然病例数和病例组合每个月都不同，但可以通过采用一个简单的方法将关键数据以比例进行表述：事件发生数除以总数。例如，硬脑膜穿刺后头痛的发生数目（分子）除以导致该事件发生的椎管和硬膜外麻醉的总数（分母）。此方法可对不同数量的分母数据进行标准化，并可实现不同时间、不同设备以及不同提供者之间的数据比较。

第一次将 QM 数据进行分析并转换为百分比时，委员会可能无法对结果进行解读。但是第二次、一个月或一个季度之后，这样做的价值才会开始显现。在某个时间段中，呈现的百分比显示了从一个时期到下一个时期的变化，它可以提供关于哪些流程正在改进，哪些流程没有改进的相关信息。如果观察时间不足，很难得知这些变化是随机事件还是结果变化的真实反映。然而，随着时间的推移，更复杂的统计方法也应该得到应用。虽然控制统计过程的全面解释超出了本章的范围，但是图 14.2 呈现的范例可以很好地说明这种技术如何在麻醉科 QM 数据中得以应用[12]。

数据报告

来自 QM 数据库的报告是一个敏感的话题，应该被慎重对待[13]。可操作的数据（如患者满意度、疼痛管理评估、事件发生时间、QM 结局表的完成度）应该在提供数据的个体层面上报告。如果可以，报告应该是私密的，但允许"自查"，而且应该涵盖遵循国家规范或者总体工作绩效的基准数据。保持个人绩效信息的机密性对鼓励员工积极参与 QM 程序和推进"安全文化"至关重要。图 14.3 介绍了 PONV 的季度使用率，这些数据说明每个数据提供者都能看到自己和组中所有其他提供者的表现，但是没有特定的同事识别标识。为了激励和改进工作，建立并展示绩效记分可能是很必要的。一般来说，医生都喜欢竞争，明确的衡量标准会激励他们努力改进。

此外，一些 QM 数据不适合在个体层面上呈现，包括一些小概率事件，没有任何一个提供者可以给出具有统计学意义的有力数据（例如，围术期死亡率、心脏骤停、过敏反应、恶性高热、心肌梗死、脑卒中、术后视力下降）。其他数据如住院时间、30d 死亡率也不适用于个体层面，因为改进上述情况的责任并不能明确的归于任何独立的数据提供者。在这两种情况下，QM 结果最好在总体水平呈现，包括实验室、医疗组织、医院系统、甚至是国家层面。

团队的每个成员都应承担起相应责任。图 14.4 显示了在全美麻醉临床结

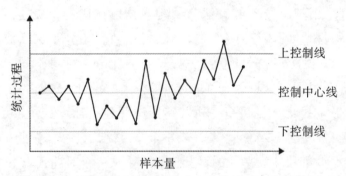

图 14.2 样品统计过程控制图 数据被绘制成一个随时间推移的序列，在图表上显示了上下"控制限度"（通常是均值上下两个标准差），以区分随机变化与实践改变引起的系统变化。

引自：http://www.processma.com/ resource/spc.php. Reprinted with permission from the ProcessMA Excel Add-in by Process Excellence.

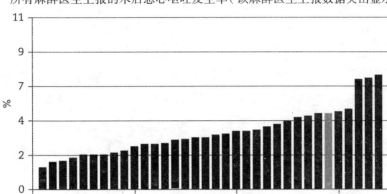

所有麻醉医生上报的术后恶心呕吐发生率（该麻醉医生上报数据突出显示）

图 14.3 一个典型的医生个人的保密 QM 报告 该报告显示本组所有麻醉医生上报的术后恶心和呕吐发生率的对比。

局记录中的围术期总死亡率。平均每 1 万人中有 3 人死亡，这一事件发生率较低，因此，机构与机构之间的比较缺乏统计效力来证明群体之间存在显著的差异。

目前许多计划要求在医生的个体层面公开数据，公共绩效报告的这一新要求正在扭转将 QM 数据"保留在内部"的现状[14]。与医院（用于联合委员会）或者医疗保险机构（用于医生质量报告系统）分享选取的个人表现评估是 QM 主管的一项重要任务。向公众展示良好数据的期望与 QM 程序通过识别错误来改进医疗安全的核心目标是直接冲突的。此外，虽然使用公开报告是"安全的"，但对提供者或患者并没有实际意义，这将影响该程序的可信度，并引起数据提供者的抵触。例如，在外科手术开始时及时使用抗生素是 PQRS 计划中的一项长期措施。这是一项降低手术部位感染风险的重要环

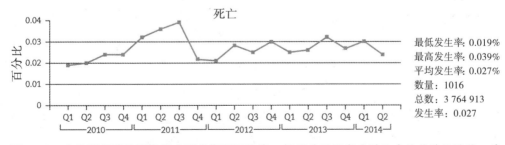

图 14.4 全美国麻醉临床结局中围术期总死亡率 根据美国国家麻醉临床结局登记结果，手术室或麻醉复苏室的季度死亡率。由于平均发生率为 0.03%，这一结果太罕见而无法在个体甚至小群体水平上进行有统计学意义的比较。

节，但并不是麻醉医生关注的核心问题。过分强调类似的附属措施可能会浪费 QM 程序中的宝贵时间和精力。QM 主管的目标应该是将可公开的标准和最能体现科室绩效的措施保持一致，然而这可能需要一个较大的思维方式转变来证明公开不那么完美的绩效不会对个人或财务方面造成负面影响。

公开报告还可能需要对数据进行风险调整，以计算患者人群、病例组合方案、地理区域等其他麻醉医生无法控制的因素所造成的差异。对于内部报告，大多数变量对于该组的成员来说都是相同的，无须进行风险调整。但是对于高风险的外部报告，则需要进行调整以便确保结果的可信度。麻醉结果的大部分变量可以通过调整 ASA 分级、年龄和手术类型来控制，但这在数学上仍然是一个烦琐的流程。提高风险调控的精准度将需要可能无法获取的数据，比如患者详细的合并症。风险调控即使认真贯彻执行也非常复杂，可能会经常出现方法学问题[15]，QM 主管必须了解这些问题及其影响，以便选择适合的方式来达到特定的上报目的。

基层质量管理

基于循证决策去收集数据是很重要的，但是对于不寻常的病例、不良事件和严重损伤病例的管理是 QM 主管另一项重要的任务。事实上，相比理性的数据分析，对这些事件的管理在推进医院政策发展中也可能发挥更重要的作用。一部分是因为相对于具体数据，人们更容易被事件本身所影响；一部分是因为麻醉中发生的不良事件有时是灾难性的。QM 主管在这一部分的目标是建立一个包括正式和非正式的报告网络，以确保所有麻醉相关的不良事件都得到上报。正式收集系统（事故报告）可使用纸质或者电子数据形式来收集信息。大多数医疗机构和麻醉科均已制定报告已发生或未遂不良事件的制度，但这些程式化系统至多只能捕捉到冰山一角。很难说服一个忙碌的临床医生花时间做额外的文书工作，尤其是对于未遂事件。事实上，假如可以减轻相关法律后果，不良事件更有可能被记录下来，但大多数情况下一些事件并未被上报。正因如此，非正式报告制度也同样重要。通过走访机构的不同职能部门，与部门内外人员充分交流，建立一个完备的信息网。护士、技术人员和住院医生接触一线工作更多，往往比其他人更了解真实情况。如果 QM 主管以商议的方式与他们交流，他们将更愿意分享真实情况，特别是在他们提供的信息能发挥作用的时候。

在建立了不良事件收集和警报系统之后，下一步工作就是对事件进行排序与分类。在正式和非正式的事件报告中，有很多都是低等级或重复发生的事件，与麻醉相关的例子有牙齿损伤或硬脑膜穿刺后头痛。这些事件应该被记录下来，但不会进行单独审查，除非这类事件的发生率有所上升。一些更严重的情况如神经损伤、角膜擦伤、非计划二次入院、术中心搏骤停等，应提交 QM 委员会讨论。委员会成员可在每月会议前轮流审阅指定病例的医疗记录，并负责向委员会提交详细的临床资料和初步评估。讨论的重点应该放在该事件是孤立发生的还是惯例事件中的一部分，能否通过临床中的整改来进行预防，是否应该在科室致残率和死亡率（Morbidity and Mortality，M&M）会议上呈现出来。这些事件和后续的讨论对于专业教学极为重要，运作良好的 M&M 会议可成为 QM 程序最透明和最具教育意义的特征之一。

对于严重事件，特别是那些造成患者永久性伤害或死亡的事件，应该尽快在 QM 委员会进行讨论。在下次会议之前，还应将其转交给科室和医院风险管理部门。大多数机构和组织原则上对此类事件都有书面要求。保证医院风险负责人对麻醉严重事件的知情权，以及委员会的专家评审权，将有助于提高麻醉质量管理计划的沟通度和可信度。这也是 QM 主管应该建立的重要通道，有时 QM 机构或风险管理人员会将他们应该知道的事情通知到麻醉科。无论沟通网络有多好，总会出现一些令人尴尬的事情。例如，患者突然的投诉不会直接传到麻醉科 QM 负责人那里，所以与相关机构人员建立合作是理想的沟通网络的另一个组成部分。

某些严重事件（如手术部位错误、重大血液制品或药物错误以及意外死亡）发生时，将启动强制报告制度，向外部机构（如美国州监管机构或联合委员会）报告[16]。这些"突发事件"需要快速而具体的反馈，通常包括正式的根本原因分析（root cause analysis，RCA）[17]。RCA 是一个可以在 QM 程序的多层次上应用的工具。如果应用得当，它可以实现巨大的改变。事件分析将从建立该事件的明确时间轴开始，通常需要对所有参与者和证人进行连续的、一对一的访问。QM 主管应该首先整理出这个时间轴，然后安排由主要事件相关者参加的一个会议来详细审查该事件，并讨论哪里出了问题以及哪些地方可以改进。多学科的参与对 RCA 的成功至关重要。RCA 的目的是尽可能地排除个人主观因素，让人们做出更好的决定（虽然永远无法完全实现）并寻求改进模式和方法的机会，以降低类似错误再发生的可能性。RCA目的不在于对不良事件的"指责和羞辱"，也不在于试图掩盖关键的错误。相反，它应该是对可能改进的策略进行实际尝试。RCA之后通常会在M&M会议上进行教学演示，与整个科室分享在这期间获得的新见解。

"五个为什么"是RCA讨论中的一个实用技巧。突发事件讨论的主持者应该提问"为什么会发生这种情况？"并持续提问"为什么？"，直至整个事件被充分理解。框表14.1中的案例展示了这个过程（运用了七个"为什么"）。虽然任何事件都可以被无限地剖析，但是这"五个为什么"可以确保在人们停止反思事件之前，各种可被分析的错误都能通过讨论被发掘出来。

对于QM主管来说，M&M会议是一个重要的工具。它不仅可以实现案例教学，为科室提供综合的统计数据，还在改善医疗安全方面发挥重要作用。仅限于内部的疑难病例和人为错误讨论可以探讨医生之间的合理差异性（如取消手术的个体临界值），并指出需要系统讨论的政策和原则。此外，及时识别并承认错误可以帮助其他人避免相同的错误。在这种情况下，QM主管（或者是科室领导）可能需要做表率，首先公开承认错误并讨论如何避免这样的错误。只有当这样的坦诚不会给个人带来不良影响时，大家才可能做出更为真实的报告，并增加对QM过程的参与度。

框表 14.1　　五个"为什么"方法根本原因分析的说明

提出问题并回答，直到不利事件的所有方面被充分剖析。至少应该寻求五层解释。

为什么这个患者会死？答：他因为失血过多而死。

为什么会出血？答：腹腔镜套管针损伤了下腔静脉。

为什么没有人注意到这一点？答：损伤发生在腹膜后腔，而外科医生正在做腹部手术。

为什么套管针刺中了下腔静脉？答：本次使用的套管针比外科医生习惯使用的套管针要长。

为什么更换了套管针？答：医院更换了供应商。

为什么没有沟通？答：那个星期手术室管理者在度假。

为什么没有其他人来沟通？答：没有人被分配这项任务。

推动实践变革

科室质量管理的最后一个主要步骤是对收集到的信息作出反馈。无论是对电子数据做定量分析，还是对不良事件进行简单汇总，质量管理人员都必须找到相应的方法，使他们的实践得以改善提高。将这些知识转化为实践将会逐渐改善结果，但这样的操作也可能是一个重大挑战。包括本节中介绍的一些知名系统在内，有很多方法可以做到这一点，这个过程本身看起来很简单：发现问题、量化分析、专家讨论、方案汇总、实现变革和持续评估。采取从每一个小步骤逐渐推进的方式要比先建立宏大的解决方案效果更好，而且在预试验和短期试验中，大多数团队更容易接受工作中小的改变。经常这样做，持续改进就会成为一种常态，坚持足够长的时间即可引起实质性的变化。

六西格玛（Six Sigma）是一种基于实现低于百万分之一的错误率（正态分布曲线上的六个标准差）的管理策略，可用于实践变革[18]。这个术语来自制造业，是制造业流程的一个理想目标。从历史上看，将这个方法应用于工业，对二战后日本经济的改善具有积极作用。当然，人不是物体，在相同的手术中，即使是相似的患者也比一般流水线上的物品有更多的不确定性。因此，QM主管将放宽六西格玛对标准化过程和程序的要求（该要求经常被批评者嘲笑为"烹饪书式的医学"），使其更加灵活地应用于特定的患者和情况。准确来讲，六西格玛要求从业者遵循共同的指导方针和标准，但在必要时允许作出改变。如果可使用模板化电子记录，患者的常规治疗将得到改善，甚至还可减少文书类型的临床工作负担。

六西格玛容易与精益方法和丰田生产系统相混淆[19]，它们具有相同的基本系统方法：层次思维、重点和迭代变更以及持续评估。对管理系统的具体讨论超出了本章的范围，并且意义不大。对于QM主管来说，最重要的是在机构内保持引领地位。为实现变革，QM主管应该抓住机会学习适合的管理系统，并且积极参与相关课程和项目，这些课程也是与外部关键利益相关者建立联系的好方法。

结 论

对上文描述的所有步骤进行总结即为 QM 主管的最终任务，旨在麻醉实践中创建持续质量改善的"安全文化"。这包括了以下几个方面：绩效表现得以评估、报告以及讨论；工作重点转变为关注全局而非个别结果；不良事件将在内部进行分析；这种渐进式的变化可转化成持续的状态。QM 程序的真正落地必将麻醉科创建成可为患者提供良好医疗保障的快乐和谐部门。

（刘文值 译；顾小萍 审）

参考文献

[1] Dutton RP. Why have a quality management program? Int Anesthesiol Clin, 2013,51(4):1-9.

[2] Dutton RP, Dukatz A. Quality improvement using automated data sources: the anesthesia quality institute. Anesthesiol Clin, 2011(29):439-454.

[3] Munday GS, Deveaux P, Roberts H, et al. Impact of implementation of the Surgical Care Improvement Project and future strategies for improving quality in surgery. Am J Surg, 2014(208):835-840.

[4] Crofton C, Lubalin JS, Darby C. Consumer Assessment of Health Plans Study (CAHPS). Foreword. Med Care, 1999,37(3 Suppl):MS1-9.

[5] Simorov A, Bills N, Shostrom V, et al. Can surgical performance benchmarking be generalized across multiple outcomes databases: a comparison of University Health System Consortium and National Surgical Quality Improvement Program. Am J Surg, 2014,208(6): 942-948.

[6] Haider AH, Saleem T, Leow JJ, et al. Influence of the National Trauma Data Bank on the study of trauma outcomes: is it time to set research best practices to further enhance its impact? J Am Coll Surg, 2012(214):756-768.

[7] Masoudi FA, Ponirakis A, Yeh RW, et al. Cardiovascular care facts: a report from the national cardiovascular data registry: 2011. J Am Coll Cardiol, 2013(62):1931-1947.

[8] IngrahamAM, RichardsKE, HallBL, et al. Quality improvement in surgery: the American College of Surgeons National Surgical Quality Improvement Program approach. Adv Surg, 2010(44):251-267.

[9] Aronson S, Mathew JP, Cheung AT, et al. The rationale and development of an adult cardiac anesthesia module to supplement the society of thoracic surgeons national database: using data to drive quality. Anesth Analg, 2014(118):925-932.

[10] Glance LG, Dick A, Kellerman A, et al. Impact of anesthesiologists on CABG mortality. Anesth Analg, 2015,120(3):526-533.

[11] Granata RL, Hamilton K. Exploring the effect of at-risk case management compensation on hospital pay-for-performance outcomes: tools for change. Prof Case Manag, 2015(20):14-27.

[12] Seim A, Andersen B, Sandberg WS. Statistical process control as a tool for monitoring nonoperative time. Anesthesiology, 2006(105):370-380.

[13] Petschonek S, Burlison J, Cross C, et al. Development of the just culture assessment tool: measuring the perceptions of health-care professionals in hospitals. J Patient Saf, 2013(9):190-197.

[14] Rodrigues R, Trigg L, Schmidt AE, et al. The public gets what the public wants: experiences of public reporting in long-term care in Europe. Health Policy, 2014(116):84-94.

[15] Iezzoni LI. The risks of risk adjustment. JAMA, 1997(278):1600-1607.

[16] [No authors listed] Sentinel events statistics for 2011. Jt Comm Perspect, 2012(32):5.

[17] Williams PM. Techniques for root cause analysis. Proc (Bayl Univ Med Cent), 2001(14): 154-157.

[18] JL, Wang Z, McCaughey D, et al. The use of Six Sigma in health care management: are we using it to its full potential? Qual Manag Health Care, 2014.

[19] Ahmed S, Manaf NH, Islam R. Effects of Lean Six Sigma application in healthcare services: a literature review. Rev Environ Health, 2013(28):189-194.

卫生信息技术在质量保证和改进中应用

CHRISTINE A. DOYLE

引 言

卫生信息技术（Health information technology，HIT）已成为患者医疗服务的重要组成部分，并通过说明当前质量并展示其与质量改进目标的差距，为质量保证和改进计划（QA&I）提供有用的解决方案。但是，与任何其他信息技术（information technology， IT）项目一样，如果选择错误的信息进行审查，或者数据处理存在系统性错误，HIT 方案的结果可能会产生偏倚。虽然许多卫生信息系统有时被误认为是美化了的统计或会计凭证系统，但像精心设计和应用的麻醉信息管理系统（anesthe-sia information management systems，AIMS）、围术期电子健康记录（electronic health records，EHR）等一类软件解决方案的确有助于推动质量方案的实施。就本章而言，"EHR"一词包括电子健康记录和麻醉信息管理系统。

在规划实施 HIT 项目的主体时，最好从理想的工作流程和想要实现的目标开始，进行反向推导。适当的目标有助于确定项目需求，进一步确定实现这些目标所必需的数据点，并确保这些数据被记录下来了。应定期审查这些选定的数据点，并随着项目进展和机构需求的变化对这些数据进行增加、删减或更改 [1-4]。

围术期电子健康记录（electronic health records，EHR）可以轻松用于自动识别和临时事件识别，标准化报告和自定义报告，以及个人案例审查。分析功能可以合并或作为附加程序添加到 EHR 中。此类程序通常包括标准报告（典型查询）以及创建自定义报告的功能。有些程序需要额外的工作来创建自定义报告，有些则无须额外的工作量，也无须更改底层软件就可以创建报告。因此，了解每个分析系统的功能非常重要。

描述使用 EHR 进行质量保证和改进或者改善患者结局的少数出版物

正在迅速增长，包括几个正在进行的项目（如麻醉质量研究院和多中心围术期结果组），它们借助 EHR 的功能促进数据挖掘 [5-9]。此外，随着医疗保健改善研究所（Institute for Healthcare Improvement，IHI）和医疗保健研究和质量机构（the Agency for Healthcare Research and Quality，AHRQ）等组织颁布了外部质量倡议，QA & I 委员会的传统角色范围也有所扩大。

报告和分析

虽然这些术语经常互换使用，但报告和分析是不同的任务。报告是特定时间点对特定情况的静态表现，通常表示为常规和周期性的数据视图。报告包括记分卡（用于衡量目标进展情况的统计记录）、仪表板（可显示整个企业的指标的视化工具）和警报。根据报告的内容，可能会每年、每季度或每天对其进行审核。它们能够回答诸如"机构达到目标吗？"的问题，并利用差距分析来回答诸如"可以从哪些方面改善绩效吗？"的问题。分析是指对数据进行实时关系视图的一个推导，用于做出近期和长期的决策。分析能够引发思考并回答报告生成的问题，同时还可以提出其他问题。分析通常会回答"为什么"和"怎么样"这些问题，构思可以带来改进的想法。报告和分析通常是相辅相成的，它们被称为商业智能（business intelligence，BI）。

例如：手术室负责人关心首例手术是否能准时开台。然而一些外科医生却经常迟到。因此，负责人试图确定手术室全员就位时间并进一步分析延迟开台的原因。外科医生认为术前护士或麻醉医生或其他因素导致时间的延误。他们创建了一个案例准时报告：如果患者进入手术室超过预定开始时间 15min，则将此病例定义为"迟到"。结果发现，手术开始时间延迟有多种原因，包括麻醉诱导期间的延迟、外科医生迟到，以及设备不可用或工作人员没按时到位等不太常见的原因。重新审视并简化了术前入室流程之后，经常迟到的外科医生得到了主管领导的警告，而那些一直按时上班的医生则获得了表扬。实行这一进程后的，手术开台延迟的案件数量显著下降（图 15.1）。

事件识别

大多数麻醉科使用特定事件来进行质量保证和改进系统的评估，这些特

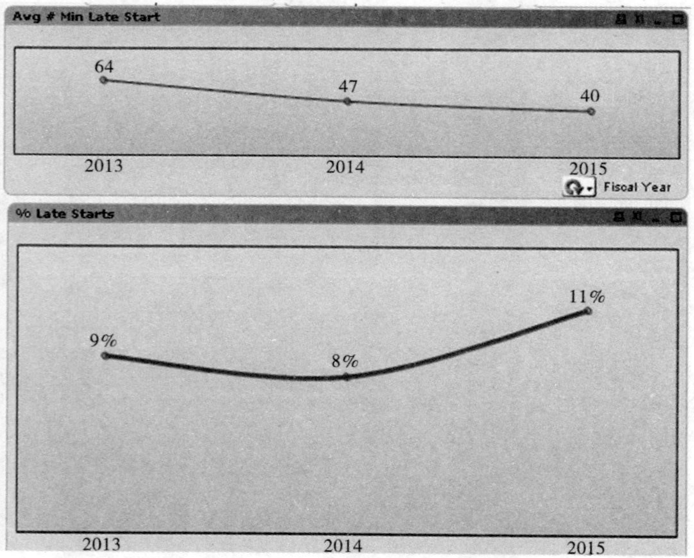

手术类别	迟到分钟数（min）	迟到次数
普外科	52	271
骨科	53	37
眼科	50	60
心胸外科	93	30
妇产科	51	23
耳鼻喉科	40	7
血管内科	43	20
血管外科	52	13
整形外科	33	14
神经外科	123	7
足部手术	38	9
泌尿外科	23	9
妇科	29	23
妇科肿瘤科	68	1
	32	8

图 15.1　准时开始

定事件小到手术开台延迟，大到心搏骤停事件等。QI 程序通常依赖于不良事件的自我报告或出院后索赔编码识别并发症。这可能导致审核的显著延误并且不利于在未来的医疗服务中预防同类事件的发生。每个部门或组织都会选择遵照诸如美国医疗保险和医疗补助服务中心（Centers for Medicare and Medicaid Services，CMS）之类的监管机构所要求的标准，或者添加适合其自身设施的标准。这些标准的审查应定期进行，至少每年一次，例行报告应至少每月进行一次。典型标准见表 15.1。

对于与患者服务或发展趋势相关的问题，通常需要针对特定事件进行单一报告。例如，可以针对特定疾病过程（如假胆碱酯酶缺乏）生成报告，以便确定该组是否在此之前治疗过这样的患者。还需要生成对于特定医生的报告，例如，某位医生的病例似乎比其他人更频繁地延迟或取消。最后，一份报告可以帮助确定是否应该关注手术室外发生的事件（如术后跌倒的发生率似乎有所增加，这可能与麻醉技术有关吗？）

例如，考虑一种假设情况，一组整形外科医生不希望接受全关节置换的患者进行区域阻滞麻醉，因为它增加了患者跌倒的概率。另一种假设是直立性低血压也可能导致跌倒。在这种情况下，EHR 可用于促进接受全关节置换的所有患者的 3 个月复查。这样的审查将检查麻醉技术、术后输血、低血压、是否跌倒或有无跌倒的风险，最终结果可能表明接受区域阻滞麻醉的患者跌倒的发生率没有增加，但是低血压或需要术后输血的患者有跌倒的风险。这将有利于指导术后管理策略的改进。下一步是进行一些改进和监测本报告产生的结果，以降低术后跌倒的发生率。

表 15.1　QA & I 的典型标准

药物不良反应	牙齿损伤	PTXp/CVP
负压吸引	神经损伤 / 周围神经功能缺损	再次插管
	PDPH（脊髓或硬膜外）	休克或其他神经系统病变
阻滞相关问题（失败或其他）	术后恶心呕吐	意外入院
心搏骤停	术后低体温（未计划）	意外收入 ICU
CHF/ 肺水肿	术后恶性高热	视力 / 眼部受损
死亡		

CHF: 充血性心力衰竭；CVP: 中心静脉压。

报告、仪表盘和摘要

除了事件识别和质量管理之外，EHR 还可用于生成各种目标的报告。例如，有关案例报告和个人程序册可能是部门正在进行的专业实践评估（Ongoing Professional Practice Evaluation，OPPE）过程的一部分。典型报告应包括 CMS 要求的报告摘录。其他报告可能包括向麻醉质量研究院（the Anesthesia Quality Institute，AQI）和胸外科医师协会（the Society of Thoracic Surgeons，STS）提交的报告。应根据各机构设定的数据和识别方案生成标准报告，并可在本地使用或作为国家登记册的一部分使用。例如，许多手术室中的常见问题是患者未及时准备好进行手术。为了明确手术延迟发生的原因，可以开发新的流程表以显示患者通过该过程的步骤。如果该报告显示病情较重且年龄较大的患者需要更长的时间来处理，那么可以制定新标准，允许该类患者术前在诊所诊治，然后提前送至医院。这可能会显著改善患者的术前准备情况及患者满意度（图 15.2）。

性能改进和 QI 工具

质量管理的最终目标是改善整体和特定医疗服务提供者的表现。 可

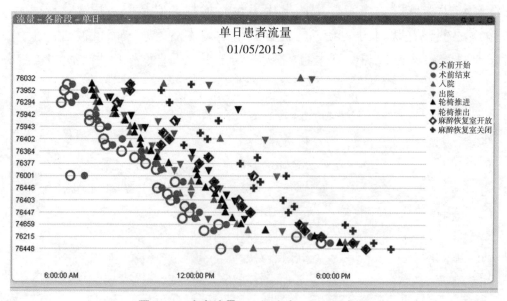

图 15.2　患者流量　AM：上午；PM：下午。

以通过使用多个模式来分析 EHR 中所包含的信息，并将这些信息应用于性能改进。 最常用的技术包括失效模式影响分析（Failure Mode Effects Analysis，FMEA），根本原因分析（Root Cause Analysis，RCA）和戴明环（Plan Do Study Act，PDSA）[10-15]。

FMEA 是一种工具，旨在预测流程或产品可能出现的问题，确定潜在的故障原因，并提出可以实施的解决方案，以防止不良事件的发生。 FMEA 最适合在项目开始时使用。对 FMEA 的完整讨论超出了本章的范围，但有两个主要阶段：确定既定过程中的每个步骤以及潜在的错误或问题，然后分配和计算风险。评估事件的严重性，事件发生的风险以及事件发生的可能性需要一个可以生成信息的完善的 HIT 系统。然后使用这三个数据计算风险等级，并且由风险最高的组合确定纠正措施的优先级。采取措施后重新评估通常是为了确保有效降低风险。表 15.2 提供了从纸质到电子医嘱录入过渡期间在医疗机构开发的 FMEA 模板的示例。

RCA 用于确定已经发生或几近发生的意外过程中的促发因素和预防性改进措施。尽管对 RCA 的完整讨论超出了本章的范围，但其目标是确定并消除导致事件的最终因素。在此分析中，根本原因被定义为当从一系列事件中将其移除时可防止发生不良事件的因素，因果因素会影响事件的结果，但是它们的移除并不能阻止不良事件发生。根本原因通常分为三类：物理性，人员性和组织性。

组织方面的原因通常是问题的核心，纠正了这些问题通常可以很好地防止未来再次出现类似问题，遗憾的是，它们可能不是那么容易处理。物理因素与特定设备或操作环境的一部分相关（例如，监护仪上生理指标警报被永久性静音，这样就会导致危及生命的心律失常被忽视）。人为原因包括错误和违反生理现象的行为，通常是最难纠正的。与 FMEA 一样，第一步是确定流程的每个步骤。EHR 系统通常能够收集这样的信息，前提是那些必要的数据能够被采集下来。这强调了在设计系统时对当前和未来需求进行前瞻性的分析以及对系统进行持续重新评估的必要性。数据采集和报告也应设计成可用的格式（即相关的数据点应该可以共同查看）。

FMEA 和 RCA 通常被视为昂贵且耗时的过程，但它们也是敏捷和快速周期变化 QI 策略的一部分。最初由 W. Edwards Deming 开发的（计划 - 执行 - 研究 - 处理）PDSA 流程是一种特定的快速周期变更工具。在 PDSA 模

表 15.2 失效模式和影响分析

步骤	潜在的失效模式	潜在原因	潜在失效影响	SEV	OCC	当前步骤管控	DET	RPN
		什么原因导致错误？（失效模式是怎么产生的）				现有的可能防止或检查出失效模式发生的方法是什么？		
医生开具新的医嘱	病历拿错；医生用错误的患者标签来开医嘱；日期和时间书写有误，开具医嘱后进行修改	标签错误，病历错误	延误治疗；患者接受不当的治疗或服用不当的药物	9	4		3	108
以不同颜色对病历本的医嘱进行标记（红色标记；色为临时医嘱，绿色为常规医嘱）	医生开具医嘱但未做标记；标记颜色错误；开完医嘱后，医护间没有沟通	病历中没有标签（或弄丢了）；弄丢了1个或2个标签	延误治疗	9	7	责任护士对未检查的病历负责；病历核查有助于确认未履行责任的护士	6	378
病历本被放回病历架	没有标记就放回了病历架；医生做了标记，但未放回病历架	医生太忙，病历本放在了台面上；医生被叫走，未能将病历放回病历架；被打扰	延误治疗	9	8		1	72
病区护士/秘书确认医嘱	护士查看医嘱不及时；一名病区秘书负责6个子分区；指示灯未亮表明该区医嘱已下达；区医嘱沟通不畅	护士未按灯，秘书无法做标记；指示灯故障；护士与秘书之间沟通不畅	延误治疗	9	5		8	360

步骤	潜在的失效模式	潜在原因	潜在失效的影响	SEV	OCC	当前步骤管控	DET	RPN
医嘱扫描/传真到药房	疏忽大意；沟通不畅；机器故障	扫描仪故障；传真码错误；重复扫描；医嘱未扫描至药房	医嘱重复扫描，增加药师工作量；传真机缺纸增加排队时间，容易引起治疗差错或延迟	10	6		7	420
药房核对扫描的医嘱单并按收到的顺序进行下一步操作，即刻医嘱将被优先安排	沟通不到位；所有的医嘱都被标为即刻医嘱	部分标记为"即刻"的医嘱实际上并不需要优先，如果采用了统一的表格来提交，会造成所有提交为即刻的医嘱都显示为即刻医嘱	由于过多使用了即刻医嘱标记，延迟了发药，也造成了警觉疲劳	10	8		1	80
药房确认医嘱单并输入EHR电子医嘱系统	人为错误；疏忽大意；工作人员的问题	处方转录时出现人为错误；在多个屏幕窗口同时输入多个医嘱，导致混淆；医嘱未完全确认	其他人员的失误会导致药房工作超负荷，警告被搁置；没有足够的医生开具处方	10	6		6	360
病区秘书/护士输入EHR非药物医嘱	人为错误；疏忽大意；执行问题	患者医嘱输入错误；下拉菜单中实验室选择错误；时间错误；输入不完整医嘱；医嘱过多，输入速度加快；医嘱输入错误；换班期间无病区秘书，警觉疲劳；频繁换班	延误治疗	7	4		7	196

表15.2（续）

步骤	潜在的失效模式	潜在原因	潜在失效的影响	SEV	OCC	当前步骤管控	DET	RPN
标黄的病历表明医嘱需要护士检查	病房秘书没有对病历进行标记；护士太忙，没来得及标记；标记看不清；沟通不到位	护士太忙未能看新医嘱	延误治疗	10	9		4	360
在电子病历框中确认新的医嘱	护士的执行问题；技术问题	护士忽略了在文件中的医嘱；护士采取了"捷径"去处理医嘱；忙于处理出入院事务；超负荷；技术存在困难	延误治疗	10	9	通过在电子病历框中选中"全部检查"框，护士可以立即签字确认所有医嘱；采取下列五项措施防止错误：药房检查；护士按医生开具的电子处方——核对；8h病历核查；24h病历核查；换班时交接工作	8	720
护士将医生开具的医嘱置于EHR文件中以供审阅	没有按照规定执行	病历未能给护士核对；医嘱太多；未能合理安排时间；未优先安排；训练的有效性；训练的标准化；太忙	延误治疗	10	10	通过在电子病历框中选中"全部"框，护士可以立即签字确认所有医嘱；护士应对科室负责人作情况说明，科室负责人要采取纪律性措施；采取下列五项措施防止错误：药房检查；护士按医生开具的电子处方——核对；8h病历核查；24h病历核查；换班时交接工作	8	800

表 15.2（续）

步骤	潜在的失效模式	潜在原因	潜在失效影响	SEV	OCC	当前步骤管控	DET	RPN
如果医嘱不正确，护士完成并扫描医嘱沟通单到药房	医嘱沟通单库存存大少；疏忽大意；医嘱沟通单放置位置不正确	医嘱沟通单格式不标准；数量不够；不同科室医嘱沟通单格式不一	和药房沟通延迟，并因此导致药品不能及时给到患者	6	6		3	108
夜班护士核对24h原始医嘱、电子医嘱/手写医嘱	没有按照规定执行	太忙，未能完成24h医嘱核查；患者周转大快；执行问题；疏忽大意；文化差异问题	延误治疗	10	8	通过在电子病历框中选中"全部检查"框，护士可以立即签字确认所有医嘱；夜班护士未能按照规定完成24h医嘱核查 采取下列五项措施防止错误：药房检查；护士按医生开的电子处方——核对；8h病历核查；24h病历核查；换班时交接工作	9	720

SEV：影响的严重程度（分数越高影响越大）。

OCC：发生频率（分数越高发生越频繁）。

DET：对原因检测的可能性（分数越低可能性越大）。

RPN：风险积分（SEV×OCC×DET，分值越高表明越大）。

EMAR，MAR：电子医嘱系统。

MCF：药物治疗沟通表。

式下，第一步是建立实现既定目标所必需的对象和流程，然后实施这些过程，并将实际结果与预期结果进行比较。最后，用这些信息来修改已实施的流程。PDSA 旨在测试变更（流程是否有效），并习惯被用于在大规模实施工作之前评估试点项目。多个循环可以按增量变化顺序运行，或者多个循环可以并行然后组合。如果数据可用，使用 EHR 收集 PDSA 所需的数据可以简化每个步骤，但这可能需要更改 EHR 或其数据架构，从而快速响应不断变化的数据要求。

合　规

目前医护专业人员和机构必须遵守不断扩展和变化的法规和指南。HIT 解决方案可以自动处理大部分流程，简化评估，提高效率并及时完成必要的部分。与所有信息技术的开发和实施一样，了解规则及一些特殊情况至关重要。例如，某些地方经常被认为对抗生素的使用不符合外科护理改善项目（Surgical Care Improvement Project，SCIP）指南操作。依靠外部审核人员可能会将审核结果延迟几个月，从而妨碍任何类型的快速周期变更。如果正在使用 AIMS 系统，可以创建标准报告来允许审查每日手术室中的抗生素使用情况。这反过来将揭示需要注意的项目（例如：特定程序、特定提供者）。在这种情况下，当不给予抗生素时，仍必须遵守图表中的附录规则。报告的记录最好使用标准术语，如"已感染患者、已经使用抗生素"，因为系统可对这些术语进行自动处理，但是必要时仍然可以使用自由文本。

在设计数据收集和报告体系结构时，区分基于医院的衡量指标和基于医生的衡量指标非常重要，因为在某些情况下，围绕一方设计可能会使为另一方创建报告变得困难。理想情况下，软件设计应以能够为双方收集必要的数据并提供报告为原则。例如，使用几种不同软件的医院系统（"同类最佳"模式，而不是"计划"产品）可能因为供应商没有及时开发相应的交互界面，导致无法将手术患者的家庭用药导入系统 EHR。在这种情况下，首席信息官（Chief Information Officer，CIO）可能决定将所有家庭用药输入 EHR 中而不是 AIMS，因为这将确保医院达到其有意义的使用（Meaningful Use，MU）标准。这可能导致 AIMS 内的数据不再可用。虽然 CIO 设想了一个自定义提取，它将组合来自每个系统的数据，但是这一设想无法实现。因此，麻醉医生必须手动重新输入患者的家庭用药，以便提取后进行报告，否则他们将失去 MU 奖金。

更新和维护

系统更新和逐渐升级是任何 HIT 系统不可避免的一部分，并且在许多情况下可以显著提高其性能和安全性。应仔细测试和计划更新周期，以确保不会破坏现有关系或导出功能。即使在企业系统中，改变一个部分也可能导致另一部分出现问题，这通常是由 IT 人员造成的，他们没有意识到正在使用的子系统之间存在着潜在性的联系，所以忽略了相关的测试这些链接。在安装 HER 系统的一个模块期间可能会出现这样的问题，例如，在不对 EHR 的其他部分中的现有类别进行审查的情况下创建新的类别方案时会出现不兼容现象，诸如此类。这可能导致模块之间的数据传输失败。应该进行广泛的测试，以确保实施新的程序或更新程序或模块不会导致其他问题。

数据完整性和安全性

与纸质记录一样，在提供医疗服务之后必须保留文件，以便于将来对同一患者的治疗以及合规性审核，并确保在有任何法律诉讼时这些图表可用。数据的完整性和安全性是任何系统需要全程关心的问题。区分完整性和安全性很重要，因为有一些程序可能倾向于两者中的某一项而排除另一项。在设计与数据完整性和安全性相关的系统时，许多 IT 专业人员现在使用 CIA（机密性，完整性和可访问性）这三个概念。

与健康保险携带与责任法案（Health Insurance Portability and Accountability Act，HIPAA）相关的问题不同，机密性和安全性始终是医疗记录的主要目标。电子记录的一个缺点是：与纸质图表集相比，一个电子记录的丢失可能会影响更多的记录。时刻注意评估系统薄弱环节、识别程序中断以及渗透测试是保证机密性和安全性的关键。医疗设备和接口之间的冲突对于识别和缓解非常重要。我们经常听说有关药物传送设备因病毒而崩溃，神经影像设备受到恶意软件影响等事件，尽管此类事件的实际频率尚不清楚。

数据完整性涉及许多事情，包括转换数据的准确性（如"磅"转换为"千克"）、复制或粘贴数据以及无法删除错误数据等。AIMS 独有的问题包括：从生理监测器直接、连续地数据捕获、电灼术干扰、有创监测的最小及最大值（在放置之前，绘制 ABG 时等）。

可访问性应侧重于实时（或接近实时）使用图表的能力——无论是仅查看数据还是输入数据。虚拟访问和单点登录（Single sign on，SSO）软件（即 VMWare）的使用为医院和其他设施的正常运行提供了极大的便利，同时通过使用简约客户端桌面（软件位于服务器的中央）简化了 IT 工作量。但是，麻醉工作站应该避免 SSO 功能，因为在另一个位置（如麻醉准备间或休息室）登录到另一个工作站可能会无意中注销工作站，从而导致数据丢失。如果将 SSO 软件用于麻醉工作站，则应创建一个策略，即医务人员注销当前用户，然后使用他或她的用户名重新登录。在实施之前应对系统进行测试，以确保在此过程中不会丢失患者生命体征数据。

局限性

与 EHR 有关的常见疏漏与 IT 或软件开发的其他领域相同。设计不佳的流程会产生错误的数据，这些的数据极易复制，并且难以删除。数据验证方案可能无法识别此类问题，因为即使内容无效，数据的形式也可能有效。如果没有考虑到未计算占位符数据（如为阻止房间被重复预订而创建的案例），可能会使分析产生偏差，这一问题也可作为有价值的数据进行分析。此外还有：在下拉列表中，容易点击错误的项目（由于线太高或太低），以及 Radiobutton 套件使得无法进行多种选择。

案例法和图表审查

在许多情况下，可能需要进行图表审查和验证。大多数是出于本章前面列出的 QI 原因。但如果发生了法律诉讼，需要查看图表的要求略微不同。针对 EHR 的案例法也开始出现。

医疗事故保险方指出，涉及 EHR 问题的案件近年来翻了一番。发生诉讼时需要的质量保证数据可能无法在 EHR 中得到适当保护。允许查看图表访问的日志文件对于破解关键事件的时间线至关重要，如果这些时间线确实存在。

护士和医生工作站之间的差异以及被送到法庭的打印件不符导致一些法官和陪审团不相信提供者的证词[16]。目前尚不清楚这种情况的发展方向，但随着我们通过电子记录收集更多数据，这个问题将持续存在。

结　论

使用 EHR 可以为团队、部门或医院提供强大的质量保证和改进流程。它可以促进患者医疗文档的快速循环和详细分析。但它与纸质存档方法一样，受数据准确性的限制。而且，对于某些未被记录的内容，则无法对其进行审查。

（卢　静 邓胜利　译；王学军　审）

参考文献

[1] Creating clear project requirements— differentiating "what" from "how."[2016-01-29]. http:// www.pmi.org/ ~/ media/ PDF/ Publications/ ADV06NA08.ashx.

[2] Mede/ Analytics, Analytics versus reporting: the salient differences. www.medeanalytics.com. Accessed April 13, 2012.

[3] Benn J, Arnold G, Wei I, et al. Using quality indicators in anaesthesia: feeding back to improve care. Br J Anaesth, 2012,109(1):80-91.

[4] Haller G, Stoelwinder J, Myles PS, et al. Quality & safety indicators in anesthesia: a systematic review. Anesthesiology, 2009,110:1158-1175.

[5] National Quality Measures Clearinghouse. Measure regarding normothermia. [2015-01-20]. http:// www.qualitymeasures. ahrq.gov/ content.aspx?id=27987.

[6] Bender SP, Paganelli WC, et al. Intraoperative lungprotection ventilation trends and practice patterns: a report from the multicenter perioperative outcomes group. Anesth Analg, 2015,121(5): 1231-1239.

[7] Kheterpal S, Healy D, et al. Incidence, predictors, and outcomes of difficult mask ventilation combined with difficult laryngoscopy: a report from the Multicenter Perioperative Outcomes Group. Anesthesiology, 2013,119(6):1360-1369.

[8] Whitlock EL, Feiner JR, Chen LL. Perioperative mortality, 2010 to 2014: a retrospective cohort study using the National Anesthesia Clinical Outcomes Registry. Anesthesiology, 2015, 123(6): 1312-1321.

[9] Cnattingius S, Ericson A, Gunnarskog J, et al. A quality study of a medical birth registry. Scand J Public Health, 1990,18(2):143-148. http:// sjp.sagepub.com/ content/ 18/ 2/ 143. short.

[10] Chang B, Kaye AD, et al. Complication of nonoperating room procedures: outcomes from the National Anesthesia Clinical Outcomes Registry. J Patient Saf, 2015[2016-03-31]. http:// journals.lww.com/ journalpatientsafety/ Abstract/ publishahead/ Complications_ of_ Non_ Operating_ Room_ Procedures_ _ .99676.aspx, Apr 7.

[11] [2015-01-20].http://www.isixsigma.com/tools-templates/fmea/ quick-guide-failure-mode-and-effects analysis. Accessed January 20, 2015.

[12] [2015-01-20].http:// www.ihi.org/ resources/ Pages/ Tools/ PlanDoStudyActWorksheet.aspx.

[13] [2015-01-20].http:// asq.org/ learn-about-quality/ root-causeanalysis/ overview/ overview. html.

[14] [2015-01-20].Root Cause Analysis: tracing a problem to its origins. http:// www.mindtools. com/ pages/ article/ newTMC_ 80.htm.

[15] [2015-01-20].http:// www.institute.nhs.uk/ quality_ and_ service_ improvement_ tools/ quality_ and_service_improvement_ tools/ plan_ do_ study_ act.html.

[16] Electronicrecord errors growing issue in lawsuits. [2016-03-31]. http:// www.politico.com/ story/ 2015/ 05/-117591.

第16章 手术室外麻醉的安全

SAMUEL GRODOFSKY, MEGHAN LANE- FALL, MARK S. WEISS

引 言

手术室外麻醉（Non-operating room anesthesia, NORA）是一个综合性概念，是指在常规手术室环境之外进行手术患者的麻醉、护理工作，其中包括胃肠道内镜、支气管内镜、电生理检查和放射学检查（表 16.1）。这些手术的共同之处在于，它们都在手术室外完成。这样设计是为透视镜在内的特殊治疗考虑的，麻醉是次要的考虑因素。在这些环境中更为常见的是由麻醉护士给予适度的镇静和监测麻醉，这样可以加快周转并缩短患者的住院时间。

例如，在作者所在的机构，手术室外麻醉病例数量增加了300%，从2005 年的2400 例增加到2012 年的9600 例。尽管国家层面的准确病例数量尚不清楚，但手术室外麻醉病例数量的增加象征着一个更大的趋势，Chang 等人在《麻醉质量研究院的国家麻醉临床结果注册表分析[1]》中报告了这一点。

手术室外麻醉病例数量增加至少有三方面的原因。首先，更多地使用轻度和中度镇静和监测麻醉可以增加患者接诊率，减少术后住院时间。其次，技术进步提高了医生利用微创技术诊断和治疗疾病的能力。第三个原因以及相关因素是，微创技术的使用提高了以往并发症发生率较高手术的安全性。因此，手术室外麻醉适用的患者的健康范围从 ASA 1 级到 ASA 4 级或因病不能承受常规手术的 ASA 5 级患者。然而，不管正在接受手术室外麻醉患者的健康状况如何，提供安全、高质量的护理仍然是麻醉医生和手术医生的共同目标。

每一个手术室外麻醉都要面对特定手术带来的挑战，包括相关设备、房间设置和人体工程学、支持人员和患者的并发症。本章将讨论与手术室外麻醉相关的安全问题，包括：①结构和设计因素，②麻醉前检查，③术前评估，

表 16.1　NORA 程序举例

专业	实例类型
胃肠外科	上、下内镜；内镜逆行胰胆管造影术（ERCP）；内镜超声；经皮内镜胃造口术（PEG）
介入心脏病学	心房颤动消融；心脏复律导管术；起搏器或植入式心律转复除颤器的导线拔除
介入肺脏病学	支气管镜；气管支架置入术；经支气管肺组织活检
放射学	需要镇静或麻醉的诊断影像学；脑动脉瘤盘绕；血管侵入操作
泌尿外科学	体外冲击波碎石术 (ESWL)

④术中护理，⑤术后护理，⑥特殊考虑。最后，本章将讨论以诊所为基础的麻醉，以及由非麻醉专业人员（如手术医生或注册护士）在手术室外麻醉护理的同时进行镇静管理的常见做法。除了手术室外麻醉，"远程"（非手术室）服务如医院病房的气道管理等，也由麻醉人员提供，但本章的范围仅限于手术室外麻醉。

手术室外麻醉实施的结构和设计因素

安全始于设计。在手术室内，由于麻醉机、药物传递系统、气体输送和清除等设备配置标准化，可以进行标准化安全核查，使流程更合理化。在远离手术室的地方，麻醉医生的工作流程还没有标准化设计，但麻醉人员必须确保所有必要的设备都能使用。明智的做法是使用指南，例如美国麻醉医师协会（ASA）2008 年对美国食品和药物管理局 1993 年麻醉前检查程序的修改 [2]。这些指南涉及麻醉设备的例行检查，包括麻醉机、医用气体、吸引和气道设备，以及紧急药物。

ASA 还发表了一份专门针对 NORA 环境的标准和实践的声明 [3]，讨论了氧气、吸引和废气清除以及应急设备（如自充气复苏球）的可用性，特别强调实际空间是否足够——每个麻醉场所都应有足够的空间容纳必要的设备和人员，并确保麻醉医生能够迅速接触患者、麻醉机（如果有的话）和监测设备。

正如 ASA 在关于 NORA 的声明中所说，在这套程序中，空间通常是非常重要的。特别是在较旧的设施中，这些位置可能没有考虑到麻醉医生的工作流程。Lebak 和他的同事认为麻醉专业人士至少需要 64 平方英尺（约

5.95m²）的工作空间[4]。在工作台的三面至少要有 3~4 英尺（0.91~1.22m）的空间，用以接触患者。最后，每个 NORA 空间应配备麻醉机（如适用）和麻醉准备车。在空间有限的情况下，必须平衡麻醉相关设备与其他类型的设备和附件的需求。应考虑哪些设备可以在 NORA 环境中立刻获得，哪些设备可以安全地存放在附近的地点。

人为因素和人体工程学（Human factors and ergonomics, HFE）是研究人与环境相互作用的科学学科，其目的是优化系统的整体性能[5]。人体工程学因素也是安全临床环境的重要组成部分。NORA 环境中有许多人为因素与工效学因素会影响麻醉管理的安全性：

· 充足的照明用以保证安全的麻醉管理。

· 供应品应易于获取。

· 监护仪应易于查看和接触。

· 噪音水平必须允许能听到监护仪警报声以及工作人员之间交流不受影响。

· 设备应固定在位，以避免低挂设备导致绊倒的危险或伤害。

不为这些因素设计相关程序可能会增加损害的风险。例如，不可靠的氧气供应或氧气浓度监测增加了缺氧的风险。ASA 结案索赔数据库包括一些与氧供应不足有关的不良事例，与传统手术室相比，这些索赔案例更多发生在 NORA 环境中[6-7]。根据结案索赔数据库，最常见的与氧气有关的问题是氧气输送管道不畅（如不正确的使用或弯折）和供气罐混淆（例如，连接患者 CO_2 的钢瓶代替氧气瓶）[7]。为了避免与缺氧相关的不良事件，一个主要的氧气供应和一个备用的氧气来源是必不可少的。最理想的主要供应应来自一个中心位置，可通过墙壁插座或特殊配置的吊杆进入，也可以通过提供可靠的氧气钢瓶实现[8]。氧气钢瓶的远程设置的优点是便携，易于使用，并且不需要电力。限制钢瓶使用的最重要因素是它们重量很大以及存货成本很高。有些场地使用氧气浓缩器[9]，以回避与加压氧气源有关的问题。使用这些设备通常需要专门的培训和一致的电力供应。

在 NORA 环境中，电气危害是一个额外的安全问题，制度标准旨在通过适当的隔离，适当的接地和导电地板材料来防止电击[10]。可以采取的尽量减少电气危险的措施包括定期检查电线磨损，检查液体泄露（包括体液对电子设备的污染）。电气安全检查表应包含突发事件的应急计划，包括为麻醉机、输液泵、照明、电子配药与通信设备提供备用的供电设备，这将为麻醉医生参与设计过程提供机会。

在设计过程中，应参考有关 NORA 标准和实践参数[3] 的说明。设计初期应考虑的因素包括手术和麻醉人员的房间大小、药房支持、紧急规划和麻醉后护理需求，同样重要的是磁共振成像套件中的磁安全设备的可用性，维持麻醉医生在所有房间和设备中查看患者的能力，以及计算和双向通信资源（方便与患者沟通及提供护理）。最后，应该有一个应对紧急情况的计划，包括突然断电、设备故障或患者的紧急情况（如过敏反应和心脏骤停）。基于团队的模拟训练有助于培训应急响应人员，明确专业知识和急救能力方面的差距，加强工作人员之间的沟通。

麻醉前检查

进行麻醉前检查可以降低与麻醉护理相关的不良事件风险。手术室中，标准化和熟悉手术室环境，可以快速，准确地评估安全的工作环境[11]。在没有按照手术室标准设计的 NORA 场所，这些检查可能更重要。NORA 房内的麻醉前检查应特别注意关乎生命攸关的问题，如氧气的可用性，紧急药物和设备的使用，以及需要额外援助时进行沟通和提高护理的方式。

麻醉前检查应确认主供氧气源及回路工作正常，并且应确认备有备用供氧及自动充气呼吸机装置（如简易呼吸气囊）。作为安全检查的一部分，临床医生应确认具有能与患者相连接的足够长的标准化气体输送系统管路。输氧系统安装不当与气压伤和气胸的发生有关，如直接将高压供氧系统与患者连接[7]。

在所有的麻醉场所都应备有急救药品及设备。急救药品包括治疗过敏反应、喉痉挛、恶性高热 [在使用吸入麻醉气体和（或）琥珀酰胆碱的情况下]，以及如心搏骤停和房性或室性快速心律失常等突发心血管事件的药品。正常工作的除颤仪（理想的经皮起搏功能）也是必备的。检查与维护应急物品是麻醉医生、手术医生以及护理人员共同的责任。这一共同责任在多学科手术团队共享的设置中（如介入放射科和胃肠外科）对组织构成了潜在的挑战。

组织应具备相应的策略来处理威胁生命安全的紧急情况，即使团队发生了变化。并且应定期对这一策略进行评估及更新。

最后，在开始手术之前，麻醉医生和手术医生应该考虑意外并发症的可能性，如果需要的话，制定将患者转移至更高级别治疗的计划。如果手术室外麻醉设置在医院，这可能只是简单地要求患者转到麻醉恢复室、急诊科、住院病房或传统手术室。对于独立的手术中心或办公室型手术室，可能需要救护车将患者送往医院。如果患者病情恶化，组织术前讨论此过程可以避免延误治疗。

术前评估

术前评估至关重要，对于手术室外麻醉尤为重要。尽管涉及手术室外麻醉的手术通常较外科手术时间短、创伤小，但仍存在由于镇静、麻醉或手术并发症而出现生理恶化的风险。一项护理共识强调在建立术中护理之前应进行术前评估及完善相关文件 [12]。术前评估在物质资源较少和替代人员安排不足的情境中特别重要，这在手术室外麻醉设置中是很普遍的情况。术前评估的主要好处在于鉴别那些由于患者的自身特点、合并症或手术细节而必须改变"典型"麻醉方法的患者。因此，临床医生必须在麻醉前评估过程中严格审查评估，因为麻醉前评估的大部分患者都是接受低风险手术的患者。为了尽可能确保手术安全，行政领导应该鼓励形成一种制度文化，即将术前评估作为保障患者安全的首要任务。

麻醉医生在手术当天对接受手术室外手术的患者进行术前评估是很普遍的。事实上，手术医生经常会提前决定哪些患者可能需要实施麻醉护理而不是轻度镇静（也被称为清醒镇静）。当一手术团队要求麻醉护理时，一定要知道为什么患者需要麻醉医生的护理，或者为什么某一特定手术需要深度镇静或全身麻醉。框表 16.1 列举了在手术室外麻醉环境中，患者可能被转诊进行麻醉的原因。表 16.2 论述了在手术 NORA 中临床医生术前需要注意的事项。

远离手术室的很多手术时间都很短，失血也很少，因此通常没有详细的术前检查。然而，如同所有的手术患者一样，对于有特定的合并症（如心脏疾病、糖尿病和肾脏损害）的患者可能需要术前实验室检查。美国心脏协会对接受非心脏手术的心血管疾病患者的术前检测指南[13]，以及 ASA 分级对麻醉前评估的实践建议[12]，都是有用的参考。在手术室外接受手术的患者的禁食指南与传统手术的相同，因为这可能是保护患者呼吸道的必要措施。然而，计划接受结肠镜检查的患者可能会因肠道准备而脱水，因此，若无其他禁忌，应嘱咐他们在镇静前 2h 禁止饮水。

框表 16.1	在非手术室外麻醉环境中患者可能被转诊进行麻醉的原因

患者因素

- 患者的诉求
- 阻塞性睡眠呼吸暂停
- 气道反应性疾病
- 心脏病：充血性心力衰竭、冠状动脉疾病
- 慢性肾功能不全
- 长期服用阿片类药物
- 血流动力学不稳定
- 发生呼吸衰竭，需依靠呼吸机
- ASA 分级 >2 级

操作因素

- 需要极度安静或麻痹：体外冲击波碎石术、心房纤颤消融、脑动脉瘤包绕

其他因素

- 异丙酚的使用

* 异丙酚的使用是目前提供监测麻醉护理的充分医疗理由，但也有一些手术专业主张对由护士管理异丙酚进行程序性监督。

术中管理

许多手术室外的手术通常很短，有时持续时间不到 10 min。因此，麻醉和手术团队有必要在开始对患者进行麻醉之前讨论预期结果，以确保适当的

手术设备和监测仪器是可用的，并确保患者接受适当的镇静。

手术室外环境的监测标准已经更新为与手术室内相同，ASA 指南要求的标准监测项目包括至少每 5 min 监测一次血压，连续心电图和脉搏血氧饱和度，体温监测（必要时），以及持续监测通气是否充足，最好进行呼气末 CO_2 监测（$ETCO_2$）[14]。对于 $ETCO_2$ 监测的使用以前是不做要求的，但它能够比脉搏血氧饱和度更快、更敏感地反映低通气状态，因此，在最近的 ASA

表 16.2　术前评估要点

术前评估	合并症举例
缺乏气道保护措施时，低于常规剂量的镇静药会增加患者呼吸暂停或气道梗阻的风险吗？	·肥胖 ·年龄 >50 岁 ·睡眠呼吸暂停 ·长期服用阿片类药物
镇静会增加患者心力衰竭的风险吗？	·低血容量 ·心衰失代偿 ·不稳定性冠脉疾病 ·瓣膜功能异常 ·自主神经功能失稳 ·未控制好的高血压
在手术室外的患者存在困难气道，会导致患者通气或插管困难吗？	·肥胖 ·头面部解剖异常 ·颈椎活动受限 ·张口受限 ·气管狭窄
患者正在进行的医疗干预或药物治疗都会影响后续药物作用的药代动力学和药效学吗？	·严重的肝功能异常 ·严重的肾功能异常 ·细胞色素 P450 诱导剂 ·细胞色素 P450 抑制剂 ·慢性阿片类药物的服用 ·慢性酒精摄入
患者是否有高度误吸风险？	·高位胃肠病变 ·怀孕 ·神经功能退化 ·吞咽困难

*慢性阿片类药物的服用与呼吸暂停风险的增加有关，这可能是因为需要更大的阿片类药物剂量才能获得理想的镇静状态。

标准中受到了强烈的推荐。虽然对二氧化碳定量并不严格要求，但它已成为麻醉管理的实际标准。事实上，对 ASA 结案索赔数据库的分析表明，缺少二氧化碳监测是管理不合格的最重要原因 [6]。值得注意的是，虽然二氧化碳气体监测是呼吸监测的金标准，但在一些特殊情况中，往往很难甚至不可能获得精确的二氧化碳数值。这样的结果可能源于气体采样故障（如采样线冷凝、泄露、打结），鼻腔插管采样装置存在一定的采样误差，或患者可能通过口呼吸（这会使通气量被低估）。在涉及气道的过程中，二氧化碳的测量可能是不完善的或不一致的。鉴于这些问题，明智的做法是使用一种替代测量方法来补充或替代二氧化碳气体值测量，例如，通过心电电极监测胸壁运动的方法被证明可以有效监测小儿睡眠呼吸暂停 [15]。

每个患者及手术的镇静目标由预期的疼痛程度、手术的侵入程度、患者合并症及焦虑程度决定。美国麻醉医生协会（ASA）将镇静程度分为轻度、中度、重度及全身麻醉状态（无论有没有气道保护措施）[16]。过度镇静可能导致低通气和低氧血症，或减弱低血容量引起的交感兴奋作用，并可能减少患者周转量。另一方面，过度镇静还会导致自主神经反应过度，如心动过速、高血压。不充分的镇静也可能导致患者在手术过程中突然活动，可能导致直接的创伤、无菌区污染或由于手术条件不佳而终止手术。

安全达到及维持目标镇静水平的困难促使一位作者将 MAC（监测麻醉护理）改名为"最大麻醉警告"[17]。实施麻醉的临床医生必须预见并及时应对程序刺激的变化，这可能导致镇静水平随之改变。安静的、适度镇静的患者可能会在疼痛的刺激下迅速醒来并解除抑制，或者在手术暂停期间，由于呼吸浅慢和低氧或低通气而变得深度镇静。如果患者需要呼吸机辅助，必须立即提供急救气道设备。ASA 的结案索赔数据库研究表明，缺氧和通气不足是大多数 NORA 相关索赔的原因，因此应制定针对气道管理的程序和具体方法（包括应急计划）。

专业性 – 特殊手术术中考虑

虽然麻醉管理在"手术室"和"手术室外"环境中在概念上是相似的，但是特殊的外科操作需要特别考虑：

胃肠外科 – 内镜下逆行胰胆管造影 (ERCP)：手术可能需要侧位或俯卧

位。应该用填充物支撑，以防止压力损伤并且使膈肌有足够的偏移。腹型肥胖患者的体位摆放或许尤为困难。

介入心脏病学 – 房颤消融术：呼吸运动可干扰电焦点的定位和消融。鉴于此，一些研究中心报告称使用高频射流通风 (high-frequency jet ventilation, HFJV) 来支持氧合和通气，来尽量减少呼吸运动，缩短了手术时间，并提高了手术满意度[18]。

介入心脏病学 – 电极导线拔除（起搏器或植入式心脏复律器）：拔除心肌内电极导线有心脏穿孔的风险，这可能导致出血和心力衰竭。因此，一些医疗机构需要心胸外科医生的支持。考虑到这种危及生命的并发症的风险，手术医生和麻醉医生必须讨论电极导线拔除的时机，以便在并发症发生时迅速发现和治疗。

介入肺脏病学 – 支气管镜检查术：在气管、支气管手术中，气管插管由麻醉人员和手术人员共同管理。因此，整个团队就预期的手术过程、可能出现的并发症以及随时管理气道的计划进行沟通是至关重要的。HFJV 可用于硬支气管镜检查时的通气。

泌尿外科 – 体外冲击波碎石术：和房颤消融术一样，HFJV 可减少膈肌偏移，缩短手术时间[18]。

术后管理

NORA 后的恢复与门诊手术患者的恢复相似。患者从镇静和麻醉中的恢复期间，应该在专门的区域接受符合 ASA 麻醉后护理标准的看护，护理人员必须熟悉从镇静和麻醉中恢复的患者的特殊护理要求。虽然没有接受全身麻醉的患者与那些接受过全身麻醉的患者相比，通常会更快地达到出院标准，但护理人员应评估患者的镇静远期影响，如延迟性通气不足。如果患者出现意外并发症，应该制定转移到更高级别医疗服务场所（例如急诊护理医院）的规定。

特殊安全考虑因素

一些 NORA 操作场景，如放射学检查、内窥镜检查和心脏电生理学检查等存在具体的安全挑战。

放射科

麻醉专业人员在放射科治疗室为接受诊断和治疗的患者提供护理。儿科患者和因为认知能力下降而无法合作的患者的诊断过程通常需要镇静。为减轻患者的焦虑，或为要求极高精度的手术（如神经血管手术）维持患者静止状态，可能需要麻醉护理。

放射学检查的麻醉实施面临传统手术室中可能不会遇到的挑战。与患者的距离是最显著的差异之一。麻醉医生通常需要从靠近成像设备的控制室监护患者。通过窗口或实时摄像机保持视觉接触。这需要特别注意监视器、电缆和管道，以确保导管、传感器或设备上没有张力。在放射学设备的整个运动范围内应保持足够的长度，这样可以来回旋转或前后移动以获得图像。同样重要的是要考虑定位和手术时间如何影响镇静计划。例如，对于患有严重阻塞性睡眠呼吸暂停的肥胖患者，可以通过 MAC 和自然气道安全地进行计算机断层扫描，但也可能需要使用气管插管进行全身麻醉，以便进行长时间的放射检查。

NORA 患者的管理涉及患者和工作人员的风险。也许最明显的风险是暴露于电离辐射。计算机断层扫描和荧光透视机器辐射的来源有三个：成像光束，辐射源本身（屏蔽不良的 X 射线管），来自患者的散射。后一种来源可能给麻醉医生带来最大的风险。最可能被辐射损伤的器官包括眼睛，甲状腺和性腺 [19]。Sievert（Sv）是暴露于电离辐射的衍生单位，反映了患癌症的可能性。暴露在 1 Sievert 可能会有 5.5% 的患癌风险。国际放射防护委员会推荐的最大年度辐射剂量是 50mSv。每个个体最大推荐剂量为 10 mSv × 年龄（年）。对于孕妇，建议一个月内月接受的最大辐射量不超过 0.5 mSv[20]。

对患者的保护措施包括使用最小剂量的辐射来获得所需的图像并对身体其他部位进行防护。现代的荧光透视设备也警示手术者关于在给制定程序中累积的透视时间。

接触电离辐射的工作人员应尽可能得到保护，并应使用剂量测定装置监测其暴露情况。工作人员至少应穿戴铅围裙（程序员应穿戴厚度为 0.5mm 以上的铅围裙，手术室外围人员所穿铅围裙的厚度应至少是 0.25mm）、甲状腺屏蔽物和眼镜 [21]。理想情况下，工作人员应配备适合身体尺寸的铅覆盖物。这些覆盖物应遮挡身体前部和后部，以允许工作人员在检查室内自由移动。阻挡窗帘和透明含铅板能阻挡 X 线，可提供外围的保护。持续暴露于电离辐射的工作人员应佩戴每月检查的剂量仪，以确定其暴露程度。怀孕不一定是接受电离辐射的禁忌证，但应格外小心，确保防护服完全覆盖怀孕员工，并且应在腰部佩戴剂量仪。一些机构的政策是重新安排怀孕的工作人员，使她们不经常暴露于电离辐射中。

接受介入治疗和诊断成像的患者，需静脉注射能吸收 X 射线的碘化造影剂。这种造影剂很少有严重的副作用，但一旦出现便会危及生命，如声门水肿、支气管痉挛、肺水肿、心律失常、癫痫发作、心搏骤停和过敏反应。轻微的副作用更常见，其中包括荨麻疹、瘙痒、红斑和上呼吸道症状（如鼻塞、喉咙发痒或打喷嚏）。造影剂肾病是另一种因造影剂可能引起的并发症。麻醉医生可能会通过等渗晶体液扩张循环血量，并避免使用其他肾毒性药物来减少这种风险 [22]。一些有限的证据表明，等渗碳酸氢钠可能进一步降低轻度原发性肾病肾功能不全患者的造影剂肾病风险 [23]。

介入神经放射学（interventional neuroradiology, INR）作为一门新兴学科正在迅速发展，技术进步和新的证据表明，对于某些患者来说，血管内盘绕动脉瘤手术比手术夹闭的远期效果更佳 [24-25]。INR 包括一系列手术，从在局部麻醉下进行的低风险、选择性手术（如脑血管成形术）到高风险的紧急护理（如治疗破裂的颅内动脉瘤）。为了确保 INR 手术安全、有效地完成，麻醉医生必须配合手术者来维持互相确定的目标生理变量（如脑灌注压），预测潜在的手术并发症以及确保患者在进行数字减法血管造影时无体动。对于 INR 的麻醉注意事项类似于开放性神经外科手术，包括药物使用和通气技术，以避免增加颅内压。通常，系统性动脉血压监测，需要保持最佳的血流动力学参数，并提取血液样本进行活化凝血时间测量和动脉血气检测。介入治疗中的关键安全措施保持对资源的访问，这些资源与位于中心位置的 ORs 中的资源相似，例如血库。

MRI 为 NORA 提出了一系列不同的挑战。MRI 应用强静磁费尔德（通常为 1.5~3 特斯拉）和脉冲射频产生的第二磁场（radiofrequency, RF）到目标组织区域。随后的 RF 信号从组织发出并被检测到一个射频线圈，然后用于构建出一个图像。为了获得满意的成像数据，扫描时间长，有时可能需要超过 1h，在麻醉规划期间必须考虑这一点。此外，脉冲 RF 信号的发射产生很大的噪音，可能会削弱监护仪或放射工作人员的声音，影响麻醉医生获取信息。对于患者，这些声音可能会引起心烦或焦虑，甚至导致听力损伤。出于这个原因，应为患者的耳朵提供保护[26]。

虽然没有证据表明 MRI 技术造成直接组织损伤，造成患者的严重伤害和死亡的原因都是由各种设备引起的铁磁物体被拉入强磁场和热灼伤，包括心电图电极和肺动脉导管[27-30]。放置有 MRI 扫描仪的房间应该有明确标记的警告关于无人监管进入的危险迹象。进入 MRI 区域，麻醉和放射科应该合作制定所需的培训措施，同时应该对于所有进入强磁性毡层的个体，都有严格的筛选方案[31]。包括彻底询问植入式医疗设备的存在，例如心脏起搏器、植入式心脏除颤器、可编程的心室分流、颅内动脉瘤夹、神经刺激器等。这些设备通常不能在 MRI 条件下使用，因此与检查相关的仪器必须保证可以在 MRI 条件下安全使用才行。此外，还应询问患者是否正在使用带有金属箔的药物贴片[32]。

每位专业的麻醉医生都应考虑到麻醉药物应用期间所引起的相关并发症。在 MRI 检查中，引起医疗纠纷的最常见并发症是术中过度镇静引起的相关问题，包括 MRI 设备应用不当引起的烧伤，透视机臂的移动定位引起的神经损伤[7]。作为 MRI 检查麻醉的一部分，麻醉医生应当在术前确认 MR- 安全、MR- 兼容设备的可用性，包括监护仪（例如指脉氧、心电监护仪）呼吸机、麻醉气体检测系统、静脉通路、镇痛泵、保温设备。FDA 制定了一个标准化的标记系统来识别哪些设备是 MR- 非安全使用，哪些是 MR- 安全使用（可以在任何静电和梯度场使用），以及 MR- 条件限定（只能在小于给定强度或规定梯度场的静态磁场中使用）[32]。为了避免烧伤，监护仪的导连线应当防止缠绕，尽可能保持顺直，避免成环。各种设备应当定期检查，及时发现导联线的破损[33]。

对于 MRI 环境下发生紧急事件的处理，必须考虑到影响患者快速转运的不利因素。一旦发生心搏骤停，携带复苏设备进入 MRI 室几乎是不可能的。因此，麻醉小组必须组织将患者转运到合适的区域进行抢救，同时在转运途中不间歇进行心肺复苏，可以保证抢救的效果。其他一些抢救设备应当脱磁，迅速释放低温气体（通常是液氮），也可以有效的屏蔽磁场。由于这样可以在扫描室内快速产生一个低氧环境，因此只有在患者或医生无法从有磁性的其他设备中脱离，或者没有及时从房间中取出铁磁性物体，已经造成伤害时，才应考虑这一点[34]。

胃肠镜检查

在 ASA 的医疗纠纷数据库中，胃肠镜的系列检查引起的 NORA 索赔占了很大一部分，达到了 32%[7]。胃肠镜检查如结肠镜检查、上消化道内镜检查和内镜逆行胰胆管造影（endoscopic retrograde cholangiopancreatography, ERCP）给 NORA 带来了挑战。因为内镜检查室通常是高容量设备，用于周转率高的 MAC 病例。尽管健康患者镇静后进行肠镜检查很少引起不良事件，但事实上越来越多的合并多种并发症的患者需要进行胃肠镜检查，因此通过术前麻醉评估进行危险分层十分必要。同时额外考虑关注有如下情况的患者，病态肥胖和阻塞性睡眠呼吸暂停、饱胃、低血容量（特别发生于肠道准备后）、慢性疼痛长期使用阿片类药物者，以及肝肾功能不全（表 16.1 和表 16.2）。大部分的胃肠镜检查的医疗纠纷主要是由于过度镇静引起的呼吸抑制。经常发生在上消化道内镜及 ERCP 检查中，丙泊酚是引起呼吸抑制最常见的麻醉药物（占到 78%）[7]。面对此挑战，减少危险因素的方法包括缓慢注射药物、早期应用连接有呼吸回路的鼻咽通气道，以及密切观察手术操作。

在胃肠镜检查中，最具有争议的安全相关措施是在清醒镇静情况下是否需要常规监测呼末二氧化碳，ASA 明确表态支持 CO_2 监测的应用，其临床依据是呼出 CO_2 的变化比血氧饱和度能更早、更灵敏地反映患者的通气功能。然而美国胃肠病协会（AGA）发表声明对支持常规应用 CO_2 监测的证据表示怀疑，并源引增加成本和虚假警报的侵入作为正当理由，以抵制常规监测呼出的 CO_2[35]。如果存在与患者或手术相关的因素，妨碍到了对胸廓起伏或其他用力呼吸迹象的简单视觉判断，麻醉护理小组应降低使用 $ETCO_2$ 监测的门槛。

心脏电生理学

介入电生理学（electrophysiology, EP）和心导管插入术正变得越来越普遍，并从根本上改变了对心脏病患者的护理，同时减少了对特定患者进行外科干预的需要。冠状动脉和电通路的定位是通过荧光透视、MRI 和超声的结合来实现的，这使得患者可以通过微创的方法进行复杂的手术。麻醉专业人员很少需要参与心导管手术，但有时被要求协助抢救方案。然而，对于接受电生理手术的患者来说，麻醉护理更常见。心脏电生理手术中至少有两个主要的安全隐患：电离辐射（前面已经讨论过），麻醉医生和外科医生共同管理患者血流动力学状态的要求。

接受心脏介入手术的患者通常有一个或多个明显的合并症，可能包括严重的收缩期和舒张期功能障碍以及恶性快速性心律失常。与手术室内不同，患者的血流动力学状态由麻醉医生（通过药物治疗）和介入心脏病专家（通过药物管理和直接控制心律）共同管理。这些患者的麻醉计划应包括特别注意使用能使心肌收缩力损伤最小化的药物。然而，也许更重要的是麻醉组和手术组之间直接而持续的沟通。除非两个小组还在继续讨论患者的状态和治疗计划，麻醉人员和介入心脏病专家可能会采用相似（例如两个组都使用血管收缩剂）或相斥（例如一个组使用血管收缩剂，而另一个组使用血管扩张剂）的治疗方法。除颤通常是终止诱发性心律失常所必需的，对麻醉小组成员（可能是受试者）构成额外的风险，如果他们不知道除颤发生的时间，他们可能会受到电击。由于所受培训和期望值的差异以及术者（位于控制室）和麻醉人员（位于患者附近）之间的距离，沟通有时可能很困难。手术前召开情况介绍会和应用双向通信设备（如"对讲机"式耳机）可以减少误解，避免导致患者伤害或引起供应商不满的。

基于诊室的麻醉（OBA）

基于诊室的外科手术的普及率升高，促进了与 OBA 相关的州和联邦法规的扩展。由于诊室是分散的，很难编制一个完整的数据库，因此难以评估 OBA 的绝对风险，所以是有问题的。严格遵守公认的护理标准已被证明能产生良好的患者结局，而住院率低主要与手术并发症有关[36-37]。ASA 为 OBA 制定了一套大致的大纲，重点是确保在医院的手术室建立基本的安全基础设施[38]。而与医院环境相比，最大的障碍可能与操作的分散性和责任心与警惕性不足有关；专家们表示担心，这种行政管理结构可能导致安全标准的失效[39]。为了帮助解决安全问题，麻醉科医生应参与诊室外的行政监督，并应鼓励持续的质量改进。在标准认证、专业委员会认证和手术操作人员适当的资格认证方面的投资也可能改善患者预后。还应促进安全的制度化，包括使用核查表、选取符合诊室设置的患者和手术流程[40]。如果诊室无法应对某一并发症突发情况，采用明确的方案管理急性病患者紧急转移应急计划是降低风险的关键措施。

非麻醉从业人员操作

在 NORA 环境下，专业人员和未接受培训的人员同时提供镇静或麻醉护理是麻醉医生面临的主要挑战。考虑 NORA 的患者数量多，麻醉医生照顾所有接受手术的患者是不现实的。因此，非麻醉专业人员（如注册护士、非麻醉医生）通常有资格提供镇静剂[41]。镇静剂的使用管理通常在全面的协议框架下进行，该协议要求手术操作人员监督药物的使用，通常限制提供者使用短效药物，如咪达唑仑和芬太尼[42]。麻醉医生在这方面有专业知识，因此这样做确保所有镇静剂和镇痛药在整个医疗机构中安全输送。这一职责可能包括培训非麻醉专业人员和制定镇静政策和方案，并将选定的患者转诊到麻醉病房。非麻醉专业人员镇静高危人群包括病态肥胖、严重 OSA、失代偿性心脏病、焦虑和慢性阿片类药物使用患者（框表 16.1）。

依赖于苯二氮䓬类药物和阿片类药物的镇静方案可能存在问题，至少有两个原因：第一，使用这些药物可能难以在短时间达到手术条件。可能需要大剂量芬太尼或咪达唑仑来保持患者的安静和舒适，特别是对这些药物有耐受性的患者。第二，高剂量可能会超过规定的限制，需要麻醉医生的干预，可能使患者在术后出现镇静过度的风险，从而延长住院时间和（或）需要气道支持。异丙酚具有良好的镇静作用，因为它既有效且作用时间短，但非麻醉专业人员是否应该使用这种药物还存在争议。有数据支持非麻醉专业人员对 ASA 为 I 和 II 的胃肠道内镜患者使用异丙酚[43-44]。但有证据表明，在高危病例 (ASA 分级 III 级及以上) 中，麻醉专业人员在使用异丙酚时确实降低了手术室外麻醉病例的并发症风险[45]。

接受过培训的麻醉专业人员具有不同情境下处理问题的经验，他们熟悉苯二氮䓬类药物、阿片类药物、异丙酚、氯胺酮、右美托咪定和其他镇静剂。非麻醉医生，如护士，则不具备这种经验。通过医生监督使用适应证外的异丙酚，与胃肠科医生指导下的护士管理一样，是一种常见的做法。尽管 ASA 非麻醉医生的镇静和镇痛指南建议非麻醉医生对中度镇静患者使用苯二氮䓬类药物，但使用异丙酚需要进行深度镇静准备，即使这不是预期的目标[16]。

关于 NORA 安全数据最全面的报告之一来自儿童镇静研究协会。儿童镇静常用于通过放射影像诊断疾病的过程 (如 MRI)，这需要幼儿长时间静止不动。该研究协会发表的来自 37 家机构的 5 万个使用异丙酚镇静的案例为我们提供了安全的镇静操作方法。他们的研究报告没有死亡病例而且只有两起事件在镇静后需要心肺复苏。70 例中只有 1 例需要气道管理和控制通气。总的来说，数据显示，非麻醉专业人员使用异丙酚是安全的，但持续发生的不良事件表明，麻醉医生在偏远的 NORA 环境中对患者的安全性仍起重要作用。

手术室外麻醉的质量改进

随着 NORA 手术快速增长，以及 NORA 手术治疗涉及多学科、跨专业的性质，带来了患者护理创新的机会。但是，手术室外手术也可能存在异常的压力和沟通困难。因此，针对患者护理，麻醉医生、手术医生以及设施管理人员关保持沟通顺畅非常重要 [46]。定期举行会议讨论手术过程、达成协议和讨论不良事件对患者治疗是有益的，同时匿名事件报告系统也是非常有帮助的。尽管手术室外手术可能会强调效率和数量，但至少应该有一些人员有专门的非临床时间来收集并分析患者疗效和预后的数据。此外，如前所述，模拟练习可能会改善团队沟通能力以及迅速应对罕见临床紧急情况的能力。

结　论

随着患者护理技术方面创新日益增多，无创或微创技术可诊治越来越多的疾病。因此，手术室外手术变得司空见惯。麻醉医生在 NORA 环境中可以通过帮助设计手术室外手术设施，确定哪些患者需要麻醉护理，以及通过参与质量改进计划来实现和保持最佳护理，从而使 NORA 环境中患者获得高质量的护理。

（刘昕　译；叶青山　审）

参考文献

[1] Chang B, Kaye AD, Diaz JH, et al. Complications of non-operating room procedures: outcomes from the National Anesthesia Clinical Outcomes Registry. J Patient Safety, 2015, epub ahead of

print.

[2] American Society of Anesthesiologists Committee on Equipment and Facilities. Guidelines for Pre-Anesthesia Checkout Procedures, 2008[2016-04-09]. http:// www.asahq.org/ resources/ clinical-information/ 2008-asa-recommendations-for-pre-anesthesiacheckout.

[3] American Society of Anesthesiologists Committee on Standards and Practice Parameters. Statement on Nonoperating Room Anesthetizing Locations, 2013[2016-04-09]. http:// www.asahq.org/ ~/ media/ legacy/ for% 20members/ documents/ standards%20guidelines% 20stmts/ nonoperating%20room%20 anesthetizing% 20locations.pdf.

[4] Lebak K, Springman S, Lee J. designing safety and engineering standards for the non-operating room anesthesia procedure site//Weiss MS, Fleisher LA, eds. Non-Operating Room Anesthesia. Philadelphia: Elsevier Saunders, 2015:8-10.

[5] Xie A, Carayon P. A systematic review of human factors and ergonomics (HFE)-based healthcare system redesign for quality of care and patient safety. Ergonomics, 2014,58(1):33-49.

[6] Metzner J, Domino KB. Risks of anesthesia or sedation outside the operating room: the role of the anesthesia care provider. Curr Opin Anaesthesiol, 2010,23(4):523-531.

[7] Metzner J, Posner KL, Domino KB. The risk and safety of anesthesia at remote locations: the US closed claims analysis. Curr Opin Anaesthesiol, 2009,22(4):502-508.

[8] Love-Jones S, Magee P. Medical gases, their storage and delivery. Anaesth Intensive Care Med, 2007,8(1):2-6.

[9] McCormick BA, Eltringham RJ. Anaesthesia equipment for resource-poor environments. Anaesthesia, 2007(62):54-60.

[10] Helfman S. Electrical service//Block FE, Helfman S, eds. Operating Room Design Manual. American Society of Anesthesiologists, 2010:69-74.

[11] Olympio MA, Goldstein MM, Mathes DD. Instructional review improves performance of anesthesia apparatus checkout procedures. Anesth Analg, 1996,83(3):618-622.

[12] Practice advisory for preanesthesia evaluation: an updated report by the American Society of Anesthesiologists Task Force on Preanesthesia Evaluation. Anesthesiology, 2012,116(3):522-538.

[13] Fleisher LA, Fleischmann KE, Auerbach AD, et al, 2014 ACC/ AHA guideline on perioperative cardiovascular evaluation and management of patients undergoing noncardiac surgery: a report of the American College of Cardiology/ American Heart Association task force on practice guidelines. Circulation, 2014,130(24):e278-e333.

[14] American Society of Anesthesiologists Committee on Standards and Practice Parameters. Standards for Basic Anesthetic Monitoring, 2010[2016-04-09]. http:// www.asahq.org/ ~/ media/ sites/ asahq/ files/ public/ resources/ standards-guidelines/ standards-forbasic-anesthetic-monitoring.pdf.

[15] Shouldice RB, O'Brien LM, O'Brien C, et al. Detection of obstructive sleep apnea in pediatric subjects using surface lead electrocardiogram features. Sleep, 2004,27(4):784-792.

[16] American Society of Anesthesiologists Task Force on Sedation and Analgesia by Non-Anesthesiologists. Practice guidelines for sedation and analgesia by non-anesthesiologists: an updated report by the American Society of Anesthesiologists task force on sedation and analgesia by non-anesthesiologists. Anesthesiology, 2002,96(4):1004-1017.

[17] HugJr CC. MAC should stand for maximum anesthesia caution, not minimal anesthesiology care. Anesthesiology, 2006,104(2):221-223.

[18] Raiten J, Elkassabany N, Mandel JE. The use of high-frequency jet ventilation for out of operating room anesthesia. Curr Opin Anaesthesiol, 2012,25(4):482-485.

[19] McCollough CH, Primak AN, Braun N, et al. Strategies for reducing radiation dose in CT. Radiol Clin N Am, 2009,47(1):27-40.

[20] The 2007 recommendations of the International Commission on Radiological Protection. ICRP publication 103. Annals of the ICRP, 2007, 37(2-4):1-332.

[21] Association of Surgical Technologists. AST Standards of Practice for Ionizing Radiation Exposure in the Perioperative Setting, 2010[2016-01-08]. http:// www.ast.org/ uploadedFiles/ Main_ Site/ Content/ About_ Us/ Standard%20Ionizing%20 Radiation%20 Exposure.pdf.

[22] Dickinson MC, Kam PC. Intravascular iodinated contrast media and the anaesthetist. Anaesthesia, 2008,63(6):626-634.

[23] Ho KM, Morgan DJ. Use of isotonic sodium bicarbonate to prevent radiocontrast nephropathy in patients with mild pre-existing renal impairment: a meta-analysis. Anaesth Intens Care, 2008,36(5):646-653.

[24] Molyneux AJ, Kerr RS, Yu LM, et al. International subarachnoid aneurysm trial (ISAT) of neurosurgical clipping versus endovascular coiling in 2143 patients with ruptured intracranial aneurysms: a randomised comparison of effects on survival, dependency, seizures, rebleeding, subgroups, and aneurysm occlusion. Lancet, 2005,366(9488):809-817.

[25] Molyneux AJ, Kerr RS, Birks J, et al. Risk of recurrent subarachnoid haemorrhage, death, or dependence and standardised mortality ratios after clipping or coiling of an intracranial aneurysm in the International Subarachnoid Aneurysm Trial (ISAT): long-term follow-up. Lancet Neurology, 2009,8(5):427-433.

[26] Rubin D. Anesthesia for ambulatory diagnostic and therapeutic radiology procedures. Anesth Clin, 2014,32(2):371-380.

[27] Dempsey MF, Condon B. Thermal injuries associated with MRI. Clin Radiol, 2001,56(6):457-465.

[28] Colletti PM. Size "H" oxygen cylinder: accidental MR projectile at 1.5 Tesla. J Magn Reson Imaging, 2004,19(1):141-143.

[29] Chaljub G, Kramer LA, Johnson RF, et al. Projectile cylinder accidents resulting from the presence of ferromagnetic nitrous oxide or oxygen tanks in the MR suite. Am J Roentgenol, 2001,177(1):27-30.

[30] Levine GN, Gomes AS, Arai AE, et al. Safety of magnetic resonance imaging in patients with cardiovascular devices: an American Heart Association scientific statement from the Committee on Diagnostic and Interventional Cardiac Catheterization, Council on Clinical Cardiology, and the Council on Cardiovascular Radiology and Intervention: endorsed by the American College of Cardiology Foundation, the North American Society for Cardiac Imaging, and the Society for Cardiovascular Magnetic Resonance. Circulation, 2007,116(24): 2878-2891.

[31] Practice advisory on anesthetic care for magnetic resonance imaging: a report by the Society of Anesthesiologists Task Force on Anesthetic Care for Magnetic Resonance Imaging. Anesthesiology, 2009,110(3):459-479.

[32] Committee on Standards and Practice Parameters, Apfelbaum JL, et al. Practice advisory for preanesthesia evaluation: an updated report by the American Society of Anesthesiologists Task Force on Preanesthesia Evaluation. Anesthesiology, 2012,116(3):522-538.

[33] Stensrud PE. Anesthesia at remote locations//Miller RD, ed. Miller's Anesthesia. Vol 2, 7th ed. Philadelphia: Churchill Livingstone Elsevier, 2010:2461-2484.

[34] Expert Panel on MRS, Kanal E, Barkovich AJ, et al. ACR guidance document on MR safe practices: 2013. J Magn Reson Imaging, 2013,37(3): 501-530.

[35] American Society of Gastrointestinal Endoscopy Statement. Universal adoption of capnography for moderate sedation in adults undergoing upper endoscopy and colonoscopy has not been shown to

improve patient safety or clinical outcomes and significantly increases costs for moderate sedation, 2012[2016-04-09]. http:// www.asge.org/ assets/ 0/ 71542/ 71544/ 90dc9b63-593d-48a9-bec1-9f0ab3ce946a.pdf Accessed: 9 April 2016.

[36] Shapiro FE, Punwani N, Rosenberg NM, et al. Office-based anesthesia: safety and outcomes. Anesth Analg, 2014,119(2):276-285.

[37] Blake DR. Office-based anesthesia: dispelling common myths. Aesthet Plast Surg, 2008,28(5):564-570, discussion 571-562.

[38] American Society of Anesthesiologists Committee on Ambulatory Surgical Care. Guidlines for Office-Based Anesthesia, 2014[2016-04-09]. http:// www.asahq.org/ ~/ media/ Sites/ ASAHQ/ Files/ Public/ Resources/ standards-guidelines/ guidelines-for-office-basedanesthesia. pdf.

[39] Bridenbaugh PO. Office-based anesthesia: requirements for patient safety. Anesth Prog, 2005,52(3):86-90.

[40] Shapiro FE, Punwani N, Urman RD. Officebased surgery: embracing patient safety strategies. J Med Pract Manage, 2013,29(2):72-75.

[41] Manickam P, Kanaan Z, Zakaria K. Conscious sedation: a dying practice? World J Gastroenter, 2013,19(28):4633-4634.

[42] Fassoulaki A, Theodoraki K, Melemeni A. Pharmacology of sedation agents and reversal agents. Digestion, 2010,82(2):80-83.

[43] Tohda G, Higashi S, Wakahara S, et al. Propofol sedation during endoscopic procedures: safe and effective administration by registered nurses supervised by endoscopists. Endoscopy, 2006,38(4):360-367.

[44] Rex DK, Heuss LT, Walker JA, et al. Trained registered nurses/ endoscopy teams can administer propofol safely for endoscopy. Gastroenterology, 2005,129(5):1384-1391.

[45] Cravero JP, Blike GT, Beach M, et al. Incidence and nature of adverse events during pediatric sedation/ anesthesia for procedures outside the operating room: report from the Pediatric Sedation Research Consortium. Pediatrics, 2006,118(3):1087-1096.

[46] Lane-Fall MB, Weiss MS. Engineering excellence in non-operating room anesthesia care// Weiss MS, Fleisher LA, eds. Non-Operating Room Anesthesia. Philadelphia: Elsevier Saunders, 2015:2-6.

药物安全

ALAN F. MERRY

引 言

药物安全一般被认为是实现"正确"给药，联合委员会共列出了其中的五条"正确"标准[1]，此外准确的给药记录也很重要 （框表 17.1）[2]。对于单次给药来说，要实现这六条"正确"标准并不难，但是一个麻醉医生在自己的职业生涯中可能使用多达 27 万次的麻醉药（平均每种麻醉药使用 10 次，每天使用 5 种麻醉药，一周工作 4 天，一年工作 45 周，持续工作 30 年 =270 000 次）。由此看来，每次使用这些药物都能遵守这六条"正确"标准是不太可能的，尤其对于静脉注射药物。事实上，不能正确使用药物的情况比人们预想的要多（表 17.1 和 17.2）。

框表 17.1	药物安全中的六条"正确"标准

1. 使用正确的药物
2. 用于正确的患者
3. 在正确的时机给药
4. 采用正确的剂量
5. 正确的给药途径
6. 正确的记录

对能否遵守这六条正确标准业内仍有争议

用药错误可以被定义为"在开药、分药或给药中出现的错误"[3]。"错误"在本书的第 3 章"错误和违规"中被定义为：无意中使用了错误的计划来达到目的，或者没有按照既定的计划行动。用药错误可能是职责错误或是疏忽错误。

表 17.1 五项研究中使用便捷事件报告的每种麻醉药发生用药错误的比例 *

国家	新西兰[24]	美国 1	南非	美国 2	中国
麻醉药使用次数	10 806	6709	30 412	10 574	24 380
用药错误的比例	1/133	1/163	1/450	1/302	1/137

注：为了保持一致性，已经排除了未遂事件，并且该表中使用的分母是总的麻醉药给药次数，而不是回收调查表报告的麻醉药给药次数（因此某些比例可能与原出版物不一致）。衷心感谢 Craig Webster 制作此表。

资料来源：

Bowdle A, Kruger C, Grieve R, Emmens D, Merry A. Anesthesia drug administration errors in a university hospital. ASA MeetingAbstracts, 2003:A-1358.

Llewellyn RL, Gordon PC, Wheatcroft D, et al. Drug administration errors: a prospective survey from three South African teachinghospitals. Anaesth Intensive Care，2009, 37(1):93-98.

Cooper L, DiGiovanni N, Schultz L, et al. Influences observed on incidence and reporting of medication errorsin anesthesia. [Erratum appears in Can J Anaesth，2012 Oct;59(10):1006]. Can J Anaesth，2012,59(6):562-570.

Zhang Y, Dong YJ, Webster CS, et al. The frequency and nature of drug administration error during anaesthesia in a Chinese hospital.Acta Anaesthesiol Scand，2013, 57(2):158-164.

表 17.2 509 台麻醉中使用常规给药方法发生给药错误和记录错误的比例

错误类型	每 100 次给药发生一次错误的比例	给 n 次麻醉药发生一次错误的比例
管理失误	0.32	1/ 31
替代错误	0.18	1/ 56
遗漏错误	0.14	1/ 71
记录错误	11.35	1/ 1
给药后没有任何记录	3.50	1/ 3
给药后未记录剂量	0.67	1/ 15
给药剂量和记录剂量不一致	7.18	1/ 1

注：已通过多种方法对错误进行了前瞻性认定（见文本）。

参见 Merry AF, Webster CS, Hannam J, et al. Multimodal system designed to reduce errors in recording and administration ofdrugs in anaesthesia: prospective randomised clinical evaluation. BMJ，2011(343):d5543.

---

* 译者注：美国 1 数据来源于 Bowdle A 等于 2003 年发表的文章 Anesthesia drug administration errors in a university hospital；美国 2 数据来源于 Cooper L 等于 2012 年发表的文章 Influences observed on incidence and reporting of medication errorsin anesthesia。

用药错误和其后果之间的联系并不十分紧密（见第 3 章）[4]。据估计，大约 1% 的用药错误会导致药物不良事件（adverse drug event, ADE）[5]，药物不良事件是指"使用一种药物引起的任何损害"。然而许多用药错误并没有带来药物不良事件，相反有些错误还对患者的治疗产生了积极作用（框表 17.2）。此外，并非所有的药物不良事件都是由用药错误引起，例如，引起过敏性反应的药物都会导致药物不良事件，但它们并不属于用药错误。有些药物不良事件是可以预防的，而有些则不是，因为它们反映了某些药物的内在特性。一些药物不良事件虽被认为是可预测和可接受的副作用（例如，化疗药物引起的脱发反应），但它们与药物安全有关，在今后的药物研发中会得到改善。一些由于药物内在特性导致的部分药物不良事件则可以预防，例如，使用阿片类药物之后会出现恶心、呕吐或便秘。

在手术室工作的麻醉医生情况较为特殊，因为他们是自己开处方、分发和使用多种药物，整个过程没有药剂师和护士的核查，这增加了用药出错的风险，但即使有用药核查，也不一定是零风险。在围术期医学的广泛背景下，不论是在术前、术后、麻醉复苏室[6-7]、ICU[8-9]，还是在病房[10]，甚至出院回家后都可能发生用药错误和药物不良事件。一些国家或地区的用药通常由护士执行医嘱，但处方却可能由不同医生开具，包括麻醉医生、外科医生、住院医生或者实习生（取决于该国家或地区的医疗系统制度）。

麻醉医生在手术室中实行药物自主管理，为麻醉药的滥用提供了机会[11]，这也是麻醉用药存在风险的第二个重要因素。药物滥用是违规行为的一个例子（见第 3 章）。麻醉药物滥用不仅对患者而且对麻醉医生都会都带来额外的危险，包括故意自杀或意外死亡。

充足而优质的麻醉药物是围术期用药安全的第三个关键因素[12]。

因此，麻醉用药错误在手术期间是常见的，并且在性质上各不相同。一些错误是因受到系统因素的影响，而更多的错误是由于用药疏忽或违规造成。总的来说，对麻醉药物安全使用的理解通常取决于对用药错误、违规行为和复杂系统的认识。本书第 3 章已经详细讨论了药物安全的相关原则。在本章中，这些基本原则对麻醉药物的安全使用仍具有指导作用。

框表 17.2	用药错误与药物不良事件关系的实例

手术期间未在正确的时间给予预防性抗生素（切皮前60min内遗漏错误案例）说明用药错误和药物不良事件之间经常存在松散耦联（见第3章）。总体而言，有充分证据表明及时使用抗生素能预防和减少手术部位的感染，但也存在个体差异，不确定这种感染是否应归因于此类用药错误的特定情况，因为其他因素也可能导致感染，即使是正确给予了抗生素也不能阻止感染。此外，用药错误与事件之间的联系可能难于认定（药物不良事件的表现可能出现在用药错误数周之后）。

一些用药错误并没有不良后果（例如，无意中使用生理盐水代替无菌水稀释药物），有些甚至可能给患者产生积极作用（例如，无意中给予第二剂抗呕吐药物，即"重复错误"可以降低某些患者术后恶心和呕吐的风险）。

相反，若误给强效血管活性药物（如多巴胺），可能会直接产生明显的负面结果。在这种情况下，用药错误和药物不良事件的耦联是紧密的。

测量和药物安全

测量是提高安全性的重要因素：如果无法对一个问题进行定量，则很难准确评估其有效性。不幸的是，在药物安全中准确量化药物安全问题是比较困难的。可以理解的是，研究似乎仅仅关注患者就医过程的某些部分，而忽略了从入院到出院的整个住院过程，更不用说出院后的几天和几周。

事件报告

有关围术期用药错误的几项早期研究提到过事件的自愿上报制度[6,13-16]。从此类研究中我们可以发现一些用药错误的发生情况及其真相，但却低估了其发生的频率。根据定义，用药错误是无意的，因此在发生错误时从业者并没有意识到自己做错了。错误是否上报以及上报的时间，取决于错误的后果以及一些技术（将在以下部分讨论）。通常情况下，从业者根本不知道自己已经犯了错误，这表明他们不能正确地记录或者填报事件报告。即使从业者已经意识到出错了，他也可能隐瞒不报。理想情况下，为了减轻错误带来的后果，从业人员应该正确地记录整个事件过程并公布真相。在一个公正的文化环境中，应该鼓励这类开诚布公的行为，真正的错误应被看作是无意的、可以原谅的。相反，隐瞒错误应该受到谴责。但并非所有机构中的从业者都对上报错误后得到的回应充满信心。由此可见，很多错误并没有得以上报。

便捷事件报告

手术室中可以采用便捷的事件报告流程（表 17.1），这要求麻醉医生在每次麻醉结束时填写一个表格，回答一个简单问题：麻醉期间是否发生了用药错误？如果回答为"否"，则不再继续。如果回答为"是"，那么接下来还会需要回答很多问题。人们在发生错误时忘记填写事件报告和故意歪曲填写事件报告的性质是不一样的。此外，虽然问卷开头的问题都是一样的，但应该限制"是"之后的问题数量，以免填写者产生排斥心理而不愿意认真作答。表 17.1 的研究使用了此类方法，并且证明了麻醉期间出现的用药错误比例高于自愿上报错误的比例。

回顾分析

由专业研究人员对一个或多个机构某特定时间内所有的用药记录进行随机抽样调查后得出的结果的可信度通常较低，而且此调查比较消耗资源（费时费力）。

回顾性研究似乎并没有广泛应用于围术期用药错误的调查，但常用于急诊入院患者相关医源性损伤用药错误的调查，例如哈佛医学实践研究中心曾使用过此方法[17]。

触发工具

使用触发器 (triggers)[18] 的目的在于帮助我们识别安全系统中的漏洞诱因，例如将纳洛酮用于拮抗阿片类药物的过量使用，即阿片类药物过量使用触发了纳洛酮的使用。使用电子记录系统可以便捷地识别触发诱因，然后可以详细分析所识别的诱因，其次还可以使用大数据来分析诱因。所选择触发器的比率无需进一步分析就可用作药物安全性的高等级指标。但使用触发器来监控药物安全性的主要缺陷是会遗漏很多诱因，即便使用了多个触发器仍会遗漏其许多诱因。

前瞻性研究

通过前瞻性观察并辅以各种技术来提高检测率是认定用药错误最可靠的方式，但却费时费力。在最近一项对手术室中超过 1000 台麻醉的前瞻性研究中 [19]，研究者在每台麻醉的开始和结束时都要清点麻醉车药物抽屉中的药物存货数量，参与研究的麻醉医生需保留所有的药瓶和安瓿（放在专门设计的锐器容器中），不能丢弃用过的注射器。在每台麻醉结束时，将药物抽屉中的剩余药物与术前存货数量进行比较，得出的信息将与空药瓶和安瓿中的使用量、注射器中的残留药物，以及麻醉记录单上的用药记录进行比对。此项研究发现：药物使用过程中的错误发生比例超过了便捷事故报告上报的比例（表 17.2），但这种研究方法比较消耗资源。还有一个关于观察对操作结果有何影响的问题，被称为"霍索恩效应"（Hawthorne Effect）[20]。

模　拟

因为用药错误可能会与随后的严重药物不良事件耦联，故观察性研究可能会让参与试验的犯错医生面临法律制裁。解决方法之一是使用高仿真的用药场景模拟试验。模拟是可控的，场景也是可以重复的，并可以通过录像和任务报告对其进行记录 [21]。通过这种方法可以获得很多有用的信息，但麻醉的仿真模拟试验比较消耗资源，而且目前尚不确定模拟试验得出的研究结果是否与临床实践相吻合 [22]。

分　母

报告药物不良事件或用药错误发生率的方法有很多种。在病房里，药物不良事件通常每天上报一次。与病房不同，手术室通常上报用药错误发生比例及每种麻醉药的药物不良事件发生比例。而对于麻醉药的选择、每种麻醉药的给药时间间隔及剂量，不同手术的给药方案是不一样的。例如，拟行鼓膜切开术和气管插管的儿童可能只需使用吸入麻醉药，无需给予静脉麻醉药，而复杂心脏手术可能在手术室、ICU 及病房中进行超过 100 次的静脉麻醉。

虽然每次使用麻醉药后立即上报用药错误及每种麻醉药的药物不良事件的发生比例似乎符合逻辑，但以麻醉台次作为统计单位往往难以计算。此外，不同麻醉医生在不同时间给的麻醉药是不一样的。将每次给药作为独立事件处理而得出的精确度（可信限或组间比较中的 P 值）是不准确的，但可以通过计算每台麻醉每次给药的错误发生比例来解决精确度问题，然后用麻醉台次作为统计的单位（分母）。在计算手术室中错误发生比例时，应将麻醉医生列入组间比较的一个因素[19]。

围术期用药错误的分类

有多种方法对围术期用药错误进行分类，下列分类方法有助于用药错误的认定及解决。

1. 药物内在特性有缺陷。
2. 无法获得充足而优质的基本药物。
3. 药物流通系统及药物安全监管系统之间存在隐患。
4. 药物种类和剂量选择错误。
5. 药物管理出错。
6. 人为故意破坏（非常罕见，但也纳入分类[23]）。

通过以上分类，可以将第 4、5 条划入药物安全的六个"正确"标准中[24]，也可以划入错误发生时的认定过程中（见第 3 章）。任何一个错误都是多维的，不能简单地从单方面进行分析。

与药物及其内在特性直接相关的不良事件

患者遭受药物不良事件可能与药物本身的内在特性有关，尽管在使用当时是可以接受的（例如，使用氟烷后引发肝炎[25]，使用阿片类药物[26]或氧化亚氮[27]后引起恶心呕吐，术后使用非甾体抗炎药导致延迟出血[26]，使用肌肉松弛剂后发生残余肌肉阻滞[28]）。一般来说，此类问题的解决方法在于通过研发而改进药物（如氟烷性肝炎的发生随着新型吸入麻醉药的推广而变少），或采用一些改进的方法来降低药物不良事件的风险（如在吸入氧化亚氮时常规给予预防性止吐药[29]）。

无法获得充足而优质的基本药物

柳叶刀委员会在最近的报告中已将全球手术和麻醉的安全危机列入了公共卫生议程[30]。目前仍有 50 亿患者在没有麻醉安全保障的情况下接受手术。造成这种情况的原因很多，但缺乏麻醉和围术期基本药物是一个重要原因[31-32]。即使在高收入国家，近年来一些药物也是因供不应求而影响了麻醉的安全性[12,33-34]。药物的质量也是影响药物安全的一个重要因素[35]。故充足而优质的基本药物对药物安全至关重要。

药物开支占据了医疗成本中的一大部分，并且在资源有限的情况下，不必要的开支会增加机会成本。然而，试图控制成本可能会产生意想不到的后果。例如，当医院变成药物供应商时，会通过改变药物包装及药物销售方式降低药物成本，但成本降低可能会造成服务质量下滑，因为这会增加医生用药错误或药物不良事件的风险。而出现问题时，那些制造潜在风险的人很少会来分担责任。

药物流通系统及药物安全监管系统之间存在安全隐患

对药物分发和转运系统进行整合及标准化管理非常重要。从基础层面上考虑，让药剂师直接参与药物的使用和管理，会提高临床医生的用药安全[36]。

药物种类和剂量选择错误

药物种类或剂量选择错误可能涉及使用 I 型和 II 型思维组合所作出的决定，这反映出用药错误可以在决定流程的多个点处发生（详见第 3 章图 3.2）。此外，这些用药决定需要丰富的医学、病理学、生理学和药理学的专业知识。正确的用药需要医生利用这些知识对患者进行全面的评估，特别要注意患者的用药史（药物过敏史），在医患交流中应详细记录下这些关键信息。为此，麻醉医生在前期的培训上应投入大量的精力。然而学无止境，继续医学教育对医生的知识更新非常重要。最近美国麻醉医生协会（ASA）建立了一个麻醉事件报告系统（Anesthesia Incident Reporting System，AIRS），该系统提供了一系列病例报告，这为麻醉用药安全提供了宝贵信息[37-38]。这些报告的不同之处在于，它们不仅提供了专业知识相关的错误，也提供了决策过程中可能出现的错误。让护士、技师和其他与麻醉工作相关的医务人员接受安全教育也很重要，这些专业医护人员在手术室药物管理中的贡献越来越受到重

视 [39]。在许多国家，特别是那些中低收入国家，麻醉药经常由非医务人员管理。在手术和麻醉面临全球危机背景下，柳叶刀委员会强调需要内科、外科、产科和麻醉科联手来分担药物安全的重任 [30]。

选定药物和剂量出错

其实用药错误都是由于疏忽大意造成（详见第 3 章），许多因素会导致此类错误的发生（框表 17.3）。医生容易被标注不清楚的安瓿、注射器和管道等潜在隐患分散注意力。可互换的三通接头也是容易出错的地方，例如将用于静脉内注射的药物注射到蛛网膜下导管、硬膜外导管中 [40-41]，或误注入胃管及颅内引流管中。

工作空间布置

一些有趣的研究表明，麻醉医生在摆放安瓿、药瓶和注射器的方式往往是五花八门的。药品抽屉的设计不当和摆放杂乱会增加用药错误的风险，更系统的设计方法已有介绍 [19,36]。一个机构内整洁而标准化的麻醉台面会让麻醉药一目了然，其次还可以减轻麻醉医生、住院医生或其他医护人员的工作压力。

框表 17.3 各种研究中提到导致药物或剂量选择错误的潜在因素 *

未仔细核查

分心

疲劳

疏忽大意

赶时间

标签字迹模糊

形似的标签、安瓿或药瓶，音似的药物

形似但性质不同的药物共同存放

沟通障碍

设备问题（特别是有关三通接头的问题）

* 8,24,40,41,42

形似、音似的药品：区分标签，颜色标记和 Tall Man 药物名称写法

由于形似及音似（look-alike sound-alike，LASA）药物问题导致的错误已经被多次报道[43]。某些静脉注射药物的安瓿外观非常相似，所含药物的名称听起来也很相似，多巴胺（dopamine）和多沙普仑（doxapram）就是一个典型例子[4]。标签的字迹通常难于辨认，而标满密密麻麻信息的标签则更难于辨认。类似的隐患也适用于给药路径的标注，明确标注静脉内注射、动脉内注射、蛛网膜下腔注射或其他途径，这种标注方法目前备受推崇[44]。

易辨认的标签是标记安瓿和注射器[44]最基本的要求。然而，即使标签容易辨认，人们仍然倾向于注意他们期望看到的东西。单词应作为一个整体来认读，而不是逐个字母地认读。同时使用两个级别的药名标签可让标记变得更加清晰，例如，"强心药–多巴胺"与"兴奋剂–多沙普仑"的标签可能比仅仅标记"多巴胺"与"多沙普仑"更容易区分[36]。使用 Tall Man 药品名称写法（单词的部分字母大写）标注药名是另外一种有用的区分方式[43]，但这不针对所有药物，仅针对那些因单词相似而经常用错的药物[45]。

虽然颜色标签在预防用药错误中的作用尚未得到全面认可，但是大多数权威机构的系统回顾[46]及经验总结[47]得出：在麻醉中针对不同的药物使用不同颜色的标签可有效减少用药错误的发生。标签颜色相近的药物是同一类药物，即使在使用中发生了替代错误，也不太可能产生复杂的并发症。颜色标签区分法最初用于注射器的标记，这对于从一个机构换到另一个机构工作的医生来说，使用起来可能有些混乱，因为不是所有机构的颜色标签所对应的药物都是一致的。目前加拿大、美国、英国、澳大利亚和新西兰都采用了标准化的药物颜色标签。但澳大利亚用于管道的颜色代码与用于麻醉中的注射器的颜色标签有些重叠[44]。

药物安全中存在的某些特殊挑战

无菌领域

在无菌区域内，不管是手术用药还是麻醉医生的硬膜外腔注射或蛛网膜下腔注射，都面临特殊的挑战。理想情况下，在无菌区域中使用的注射器也

313

应该被标记[44]，这意味着需要无菌标签或使用预先标记好的无菌注射器，然而这种注射器和标签并不多见。同时使用不同的药物可能会因混淆 [例如，将局部麻醉药和双氯苯双胍己烷 (chlorhexidine) 一起倒在未标记的消毒盘中] 而引发不良后果[48]。一致推荐对所有用于蛛网膜下腔注射或硬膜外腔注射的药物在抽取药品时进行双重检查，然后在注射器没有离开操作医生手的情况下注射药物。如果未标记注射器离开了操作医生的手，则用药风险会大大增加。预防措施包括在放下注射器之前进行标记，或干脆把药物丢弃重新抽取药品后再注射。

儿 童

儿童也和成年人一样同样面临药物安全问题。由于生理上尚未成熟，用药错误可能会对儿童产生更严重的影响[2]。

剂量错误在儿童用药中很常见。儿童在出生时的药物清除功能是比较差的，随着年龄的增长其药物清除功能会逐渐提高，但清除功能与体重并非呈线性关系。目前尚缺乏对于儿童药效学和综合药代动力学（harmacokinetic-pharmacodynamic，PKPD）的研究，特别在全静脉麻醉领域。其次，因难以监测小儿的麻醉效果，故术中未知晓风险可能增加。

婴儿不能吞咽药片。因缺乏既能被儿童肝脏充分清除口感又好的口服制剂，所以有的医生会让儿童口服静脉注射药，但医生往往对口服药物的剂量没有把握。也有医生选择成人稀释剂量用于儿童，但增加了剂量错误的风险[49]。当静脉内给药时，一些药物会残留在静脉给药装置或注射器的无效腔中[50]。这意味着给药当时可能达不到预期的效果，而后来再次给药又注入了过量的残留药物。若不测量儿童的体重或没有测准体重，则医生对儿童的体重估算往往不可靠[2]。

手术室外麻醉

在门诊、MRI、CT 扫描或心脏导管手术中，经常需要无痛镇静，这对麻醉医生是个挑战。原因有很多：在手术室中使用的是标准化的麻醉设备，但手术室外没有那么好的条件，通常是一些旧的麻醉设备[51]；没有很好的监测条件，对药物效果的观察较为困难；缺少助手。在这样简陋的条件下实施儿童麻醉，挑战特别大。

静脉注射药物和手术部位感染

手术部位感染(surgical site infection,SSI)是所有国家都会面临的难题[52]。越来越多的数据和文献表明,麻醉医生不遵守无菌操作可能会导致手术部位感染[53-60]。特别是麻醉医生在抽药、递药及和静脉注射药物过程中,会无意将微生物注入患者体内。这种感染也与静脉管道接头的护理相关[60]。虽然发生手术部位感染的机制尚不清楚,但显然需要医疗人员在静脉注射药物时进行细致的无菌处理。

改善围术期药物安全的策略

提高手术室的药物安全

人们对手术室中的药物安全非常重视,并为此制定了一些要求。因为简单的口头劝告通常不能引以为戒(见第3章)。如果继续用传统的方式管理药物,一些麻醉医生将继续犯错误。因此需要对管理系统进行规范化改进。麻醉患者安全基金会(Anesthesia Patient Safety Foundation,APSF)倡导使用"新模式"管理(框表17.4)[61]。这种新模式完全符合本章和第3章中所讨论的原则,并与经验理论数据以及专家共识所得出的结论相吻合(框表17.5)[19,45,61]。

新模式中的大部分内容适用于大多数的麻醉专业人员,充分推广这个模式需要充足的资金支持。用于手术室的两个麻醉信息管理系统(SAFERsleep系统[19]和DocuSys系统)可以支持住院患者的药物管理[3]。这些系统整合了机构内所有患者的用药记录,为药物安全提供了重要的技术支持[62]。实际上最大的挑战是如何让从业者接受新文化(承认用药错误并上报用药错误以减少错误再次发生),仅仅提供技术是不够的,从业者必须接纳这些基本原则,然后应用新技术来提高药物安全性[64]。可以说,对由于注意力分散或其他因素在使用药物之前没有检查所造成的错误往往容易得到谅解(详见第3章),但对一直持续犯的用药错误[19]则应归类为违规行为。已经有很多人呼吁,重视手术室的药物安全[65-68]。一项全面的围术期药物安全计划应该通过持续的学习来贯彻,并且还应该解决药物滥用问题。

确保充足而优质的药物供应

世界卫生组织推荐了一份基本药物清单，这份清单主要对低收入和中等收入国家有价值。在一些高收入国家，特别是美国，人们对市场调节能力抱有很大的信心。因此价格和标准都具有竞争力，这为传统制药公司提供了投资和开发新药的动力。在第二次世界大战后的几十年中出现了许多新药，更安全的药物和制剂的出现应归功于这种市场刺激。战争结束后，麻醉药物需求下降，相关的研发也逐渐放缓。少数国家，特别是新西兰，已经建立了国家采购机构，降低了采购成本，并通过长期合作提高了药物供应的安全性。目前尚不清楚这种国家采购方法是否可以应用于更大的经济体，药品的供应安全似乎更大程度上取决于国家的政策是否与市场协调，这可能需要社会和组织的参与，但更多的还是依靠政府的调控。

框表 17.4 由麻醉患者安全基金会倡导的新模式

· 标准化（药物，浓度，设备）

· 技术（药物识别和分发，自动化信息系统）

· 药房（卫星药房，预混溶液和预充注射器）

· 文化（承认用药错误并上报用药错误以减少错误再次发生）

请参阅 Medication Safety in the Operating Room: Time for a New Paradigm. Anesthesia Patient Safety Foundation, 2010.

改善围术期药物安全

理想情况下，围术期安全是一个大命题，它贯穿患者诊疗的整个过程，从入院（入院前所服用的药物也需要记录）、住院、手术、麻醉后恢复、入住 ICU 到出院都应进行药物核查。这依靠多程序、多科室之间的合作。例如，心脏手术后 ICU 中的标记应与术中的标记保持一致[69]。机构内跨专业学科的这种配合可能需要建立一个多学科团队，以便协调药物安全的共同问题，以及协调购买用于解决问题的信息系统或设备[70-71]。

| 框表 17.5 | 减少麻醉中用药错误的策略 |

1. 优化管理系统以减少用药错误发生。

2. 用药前，仔细阅读药物安瓿或注射器上的标签。

3. 安瓿和注射器上的标签及其内容应尽量标准化以利于辨认。

4. 注射器应始终贴上标签（如果使用的是单一药物，可以不贴标签，但需保证注射器在注药前不要离开操作医生的手）。

5. 药物抽屉和工作空间的布置应标准化，高危药物（例如肾上腺素、氟烷、丁哌卡因）与普通药物应分开放置。

6. 在抽药或注射药物之前，应与第二人或通过设备（例如与计算机相连的条形码阅读器）核对标签。

7. 应定期核查和报告手术期间麻醉药的用药错误。

8. 库存管理应侧重于减少用药错误的风险：可指派药剂师到手术室协助管理。如用药习惯有改变应提前公示。

9. 尽量避免购入包装和说明书相似的药品。

10. 在儿童使用任何药物之前，应常规测量体重。

11. 卫星药房应参与病房和手术室的用药安全管理。

改编自 Jensen LS, Merry AF, Webster CS, Weller J, Larsson L. Evidence- based strategies for preventing drug administration errors during anaesthesia. Anaesthesia, 2004, 59(5):493−504. See 2,44,46,76,77.

Sources: Nott MR. Misidentification, in-filling and confirmation bias. Anaesthesia, 2001, 56(9):906−924.

Oldroyd K. Drug syringe labels. Anaesth Intensive Care, 1986, 14(1):91−92.

测量安全性

测量是提高药物安全保障的关键要素。即使是建立在充分研究的基础上，也很难确定围术期药物测量的合理指标，更不用说确定广泛用于药品质量保证和改进的指标。可以应用的一个惯用思维框架是：结构（structure）、过程(process)和结果(outcome)[72]。根据某机构在麻醉药物安全上需要改进的方面[73]，"结构"措施包括：提前制定围术期安全计划，标准化布置药物抽屉；用颜色编码标签标注所有药物；用条形码检查核对手术室和病房里的药物；有序排列托盘中的注射器等等。"过程"措施包括：用药前核对药物注射器上的标签；抽药前双人核对药物；在出院时与医疗团队核对后续用药清单；合理记录麻醉药物的正确使用时间。

"结果"通常是最难衡量的。上报药物不良事件不是一件并不光彩的事情，上报药物错误报告对监测和比较药物安全水平有很大价值，而且错误本身有时并不代表结果。应该鼓励上报药物不良事件，避免重蹈覆辙。如果事件报告的来源是多源性的（包括可定期接受随访的患者），则可信度较高，并且可以监测事件的发生率及事件的变化规律（例如，过去常见的因供氧线路断开或者错误连接导致灾难性结果的现象，随着脉搏血氧仪的广泛使用而逐渐绝迹[74]）。

将多源性药物不良事件报告与触发器选择结合在一起，可用来监测这些常见结果的触发诱因。这些触发诱因包括：使用纳洛酮，在麻醉后恢复室中使用额外的拮抗剂，重新气管插管以及术后发生手术部位感染。药物不良事件报告还可以用来认定术中知晓（通过随访麻醉并发症）的发生，麻醉期间有术中知晓通常提示发生过用药错误[75]。

要改善围术期药物安全，首先应该从彻底解决影响围术期药物安全的"结构"开始。通过观察一系列触发诱因（如本节中列出的触发诱因），并持续动态监测这些触发诱因，还可以偶尔测量和报告关键"过程"，选择性观察一些病例，使"过程"进展顺利。

在机构层面，关键是要让药房直接参与病房和手术室的药物管理，这已反映在麻醉患者安全基金会（APSF）的新范式中[76-77]。

结　论

围术期的药物安全取决于患者护理系统与为其开药和给药的医务人员之间复杂的相互作用。手术室中的用药错误虽然受到了很多关注，但仍然是以后的重点防范领域。要对整个住院过程中（从病房、手术室、麻醉后恢复室到ICU）外科患者的用药进行系统化整合管理，我们仍然有很长的路要走。

（杜伟忠　陶建平　译；衡新华　审）

参考文献

[1] The Joint Commission. Accreditation essentials:tips for addressing the "rights" of medication administration.Joint Commission Resources.[2015-04-07]. http://www.jcrinc.com/ 6840/.

[2] Merry AF, Anderson BJ. Medication errors: new approaches to prevention. Paediatr Anaesth, 2011, 21(7):743–753.

[3] Cooper RL, Merry A. Medication management//Stonemetz J, Ruskin K, eds. AnesthesiaInformatics. London: Springer, 2008:209–226.

[4] Skegg PDG. Criminal prosecutions of negligent health professionals: the New Zealand experience. Med Law Rev, 1998, 6:220–246.

[5] Bates DW, Boyle DL, Vander Vliet MB, et al. Relationship between medication errors and adverse drug events. J Gen InternMed, 1995, 10(4):199–205.

[6] Kluger MT, Bullock MF. Recovery room incidents:a review of 419 reports from the Anaesthetic Incident Monitoring Study (AIMS).Anaesthesia, 2002, 57(11):1060–1066.

[7] Hicks RW, Becker SC, Krenzischeck D, et al. Medication errors in the PACU: a secondary analysis of MEDMARX findings. J Perianesth Nurs, 2004, 19(1):18–28.

[8] Wheeler SJ, Wheeler DW. Medication errors in anaesthesia and critical care. Anaesthesia, 2005, 60(3):257–273.

[9] Flaatten H, Hevroy O. Errors in the intensive care unit (ICU): experiences with an anonymous registration.Acta Anaesthesiol Scand, 1999, 43(6):614–617.

[10] Charpiat B, Goutelle S, Schoeffler M, et al.Prescriptions analysis by clinical pharmacists in the post- operative period: a 4-year prospective study. Acta Anaesthesiol Scand, 2012, 56(8):1047–1051.

[11] Swanson SP, Roberts LJ, Chapman MD. Are anaesthetists prone to suicide? A review of rates and risk factors. Anaesth Intensive Care, 2003, 31(4):434–445.

[12] Dutton RP, Cohen JA. Medication shortages: are we the Iron Chefs or our own worst enemies?Anesth Analg, 2011, 113(6):1298–1299.

[13] Cooper JB, Newbower RS, Long CD, et al. Preventable anesthesia mishaps: a study of human factors. Anesthesiology, 1978, 49(6):399–406.

[14] Cooper JB, Newbower RS, Kitz RJ. An analysis of major errors and equipment failures in anesthesia management: considerations for prevention and detection. Anesthesiology, 1984, 60(1):34–42.

[15] Currie M, Mackay P, Morgan C, et al. The"wrong drug" problem in anaesthesia: an analysis of 2000 incident reports. Anaesth IntensiveCare, 1993, 21(5):596–601.

[16] Chopra V, Bovill JG, Spierdijk J. Accidents, near accidents and complications during anaesthesia. Anaesthesia, 1990(45):3–6.

[17] Leape LL, Brennan TA, Laird N, et al. The nature of adverse events in hospitalized patients: results of the Harvard Medical Practice Study II. N EnglJ Med, 1991, 324(6):377–384.

[18] Seddon ME, Jackson A, Cameron C, et al. The Adverse Drug Event Collaborative: a joint venture to measure medication- related patient harm. N Z Med J, 2013, 126(1368):9–20.

[19] Merry AF, Webster CS, Hannam J, et al.Multimodal system designed to reduce errors in recording and administration of drugs in anaesthesia:prospective randomised clinical evaluation.BMJ, 2011(343):d5543.

[20] Parsons HM. What happened at Hawthorne?Science, 1974(183):922–932.

[21] Merry AF, Weller JM, Robinson BJ, et al. A simulation design for research evaluating safety innovations in anaesthesia. Anaesthesia, 2008, 63(12):1349–1357.

[22] Weller J, Henderson R, Webster CS, et al. Building the evidence on simulation validity: comparison of anesthesiologists' communication patterns in real and simulated cases.Anesthesiology, 2014, 120(1):142–148.

[23] Dyer C. Public inquiry hears how Shipmankilled patients with diamorphine. BMJ, 2001, 322(7302):1566.

[24] Webster CS, Merry AF, Larsson L, et al. The frequency and nature of drug administration error during anaesthesia. AnaesthIntensive Care, 2001, 29(5):494–500.

[25] Ray DC, Drummond GB. Halothane hepatitis.Br J Anaesth, 1991, 67(1):84–99.

[26] Merry AF, Webster CS, Holland RL, et al. Clinical tolerability of perioperative tenoxicam in 1001 patients: a prospective, controlled, double- blind, multi-centre study. Pain, 2004, 111(3):313–322.

[27] Myles PS, Leslie K, Chan MT, et al. Avoidance of nitrousoxide for patients undergoing major surgery:a randomized controlled trial. Anesthesiology, 2007, 107(2):221–231.

[28] Yip PC, Hannam JA, Cameron AJ, et al. Incidence of residual neuromuscular blockadein a post-anaesthetic care unit. Anaesth IntensiveCare, 2010, 38(1):91–95.

[29] Myles PS, Leslie K, Chan MT, et al. The safety ofaddition of nitrous oxide to general anaesthesiain at- risk patients having major non-cardiac surgery(ENIGMA- II): a randomised, single- blindtrial. Lancet, 2014, 384(9952):1446–1454.

[30] Meara JG, Leather AJ, Hagander L, et al. GlobalSurgery 2030: evidence and solutions for achievinghealth, welfare, and economic development.Lancet, 2015, 386:569–624.

[31] Hodges SC, Mijumbi C, Okello M, et al. Anaesthesia services in developing countries: defining the problems.Anaesthesia, 2007, 62(1):4–11.

[32] WHO Model Lists of Essential Medicines, 2013[2015-03-15]. http:// www.who.int/ medicines/ publications/ essentialmedicines/ en/.

[33] Ferguson K, Woodcock T. Ensuring a sustainablesupply of drugs for anaesthesia and peri-operativecare. Anaesthesia, 2012, 67(12):1313–1316.

[34] Hall R, Bryson GL, Flowerdew G, et al. Drugshortages in Canadian anesthesia: a national survey. Can J Anaesth, 2013, 60(6):539–551.

[35] US Food and Drug Administration. FDA's investigationinto patients being injected with simulated IV fluids continues, 2015[2015-05-10]. http:// www.fda.gov/ Drugs/ DrugSafety/ ucm428431.htm.

[36] Merry AF, Webster CS, Mathew DJ. A new,safety-oriented, integrated drug administrationand automated anesthesia record system. AnesthAnalg, 2001, 93(2):385–390.

[37] Dutton RP. Making a difference: the AnesthesiaQuality Institute. Anesth Analg, 2015, 120(3):507–509.

[38] Learning from others: a case report from the anesthesiaincident reporting system. AnaesthesiaQuality Institute, 2015[2015-03-15]. https:// www.aqihq.org/casereportsandcommittee.aspx.

[39] Weller JM, Merry AF, Robinson BJ, et al. The impact of trained assistanceon error rates in anaesthesia: a simulationbasedrandomised controlled trial. Anaesthesia, 2009, 64(2): 126–130.

[40] Lanigan CJ. Safer epidural and spinal connectors.Anaesthesia, 2002, 57:567–571.

[41] Walker IA, Griffiths R, Wilson IH. Replacing Luerconnectors: still work in progress. Anaesthesia, 2010, 65(11):1059–1063.

[42] Khan FA, Hoda MQ. A prospective survey ofintra- operative critical incidents in a teachinghospital in a developing country. Anaesthesia, 2001, 56(2):177–182.

[43] Emmerton LM, Rizk MF. Look-alike and soundalikemedicines: risks and "solutions." Int J ClinPharm, 2012, 34(1):4–8.

[44] Merry AF, Shipp DH, Lowinger JS. The contribution of labelling to safe medication

administrationin anaesthetic practice. Best Pract ResClin Anaesthesiol, 2011, 25(2):145–159.

[45] Emmerton L, Rizk MF, Bedford G, et al. Systematic derivation of an Australian standard for Tall Man lettering to distinguish similar drugnames. J Eval Clin Pract, 2015, 21(1):85–90.

[46] Jensen LS, Merry AF, Webster CS, et al. Evidence-based strategies for preventing drug administration errors during anaesthesia.Anaesthesia, 2004, 59(5):493–504.

[47] Cheeseman JF, Webster CS, Pawley MDM, et al. Use of anew task-relevant test to assess the effects of shiftwork and drug labelling formats on anesthesia trainees' drug recognition and confirmation.Can J Anaesth, 2011, 58(1):38–47.

[48] Clinical Safety Quality and Governance Branch.Safety Notice 010/ 10. Correct identification ofmedication and solutions for epidural anaesthesiaand analgesia. NSW Department of Health, 2010.

[49] Koren G, Barzilay Z, Greenwald M. Tenfolderrors in administration of drug doses: a neglected iatrogenic disease in pediatrics. Pediatrics, 1986, 77(6):848–849.

[50] Bowman S, Raghavan K, Walker IA. Residualanaesthesia drugs in intravenous lines: a silent threat? Anaesthesia, 2013, 68(6):557–561.

[51] Webster CS, Anderson BJ, Stabile MJ, et al. Improving the safety of pediatric sedation:human error, technology and clinical microsystems//Mason KP, ed. Pediatric SedationOutside of the Operating Room: A MultispecialtyInternational Collaboration. New York: SpringerScience, 2015:587–612.

[52] Report on the Burden of Endemic Health- CareAssociated Infection Worldwide: A Systematic Review of the Literature. Geneva: World HealthOrganization, 2011.

[53] Loftus RW, Patel HM, Huysman BC, et al.Prevention of intravenous bacterial injectionfrom health care provider hands: the importanceof catheter design and handling. Anesth Analg.2012, 115(5):1109–1119.

[54] Loftus RW, Brown JR, Koff MD, et al. Multiplereservoirs contribute to intraoperative bacterial transmission. Anesth Analg, 2012, 114(6):1236–1248.

[55] Loftus RW, Brindeiro BS, Kispert DP, et al.Reduction in intraoperative bacterial contamination of peripheral intravenous tubing throughthe use of a passive catheter care system. AnesthAnalg.2012, 115(6):1315–1323.

[56] Loftus RW, Muffly MK, Brown JR, et al. Handcontamination of anesthesia providers is an importantrisk factor for intraoperative bacterialtransmission. Anesth Analg, 2011, 112(1):98–105.

[57] Koff MD, Corwin HL, Beach ML, et al. Reduction in ventilator associated pneumonia in a mixed intensive care unit afterinitiation of a novel hand hygiene program. J Crit Care, 2011, 26(5):489–495.

[58] Koff MD, Loftus RW, Burchman CC, et al.Reduction in intraoperative bacterial contaminationof peripheral intravenous tubing throughthe use of a novel device. Anesthesiology, 2009, 110(5):978–985.

[59] Loftus RW, Koff MD, Burchman CC, et al.Transmission of pathogenic bacterial organisms in the anesthesia work area. Anesthesiology, 2008, 109(3):399–407.

[60] Gargiulo DA, Sheridan J, Webster CS, et al.Anaesthetic drug administration as a potential contributor to healthcare-associated infections: aprospective simulation- based evaluation of aseptictechniques in the administration of anaestheticdrugs. BMJ Qual Saf, 2012, 21(10): 826–834.

[61] Medication Safety in the Operating Room: Timefor a New Paradigm. Anesthesia Patient Safety Foundation, 2010.

[62] Webster CS, Larsson L, Frampton CM, et al.Clinical assessment of a new anaesthetic drug

administrationsystem: a prospective, controlled, longitudinalincident monitoring study. Anaesthesia.2010, 65(5):490–499.

[63] Pronovost PJ, Bo-Linn GW, Sapirstein A. Fromheroism to safe design: leveraging technology.Anesthesiology, 2014, 120(3):526–529.

[64] Weller JM, Merry AF. I. Best practice and patientsafety in anaesthesia. Br J Anaesth, 2013, 110(5):671–673.

[65] Merry AF, Anderson BJ. Medication errors: time for a national audit? Paediatr Anaesth, 2011, 21(11):1169–1170.

[66] Llewellyn RL, Gordon PC, Reed AR. Drug administration errors: time for national action. SAfr Med J, 2011, 101(5):319–320.

[67] Merry AF, Webster CS. Medication error in New Zealand:time to act. N Z Med J, 2008, 121(1272):6–9.

[68] Orser BA. Medication safety in anesthetic practice:first do no harm. Can J Anaesth, 2000, 47(11):1051–1052.

[69] Merry AF, Webster CS, Connell H. A new infusion syringe label system designed to reduce task complexity during drug preparation.Anaesthesia, 2007, 62(5):486–491.

[70] Merry AF, Weller J, Mitchell SJ. Improving the quality and safety of patient care in cardiac anesthesia.J Cardiothorac Vasc Anesth, 2014, 28(5):1341–1351.

[71] Leslie K, Merry AF. Cardiac surgery: all for one and one for all. Anesth Analg, 2015, 120(3): 504–506.

[72] Donabedian A. An Introduction to Quality Assurance in Health Care. New York: Oxford University Press, 2003.

[73] Stratman RC, Wall MH. Implementation of a comprehensive drug safety program in the perioperative setting. Int Anesthesiol Clin, 2013, 51(1):13–30.

[74] Runciman WB. Iatrogenic harm and anaesthesia in Australia. Anaesth Intensive Care, 2005, 33(3):297–300.

[75] Abeysekera A, Bergman IJ, Kluger MT, et al. Drug error in anaesthetic practice: a review of 896 reports from the Australian Incident Monitoring Study database. Anaesthesia, 2005, 60(3):220–227.

[76] Eichhorn J. APSF hosts medication safety conference:consensus group defines challenges and opportunities for improved practice. APSF Newsletter, 2010, 25(1):1–7.

[77] Australian and New Zealand College of Anaesthetists. Guidelines for the SafeAdministration of Injectable Drugs inAnaesthesia. Policy Document PS 51.Melbourne: The College, 2009.

STEPHAN COHN, P. ALLAN KLOCK, JR.

第18章 手术室火灾及电气安全

引 言

手术室和其他麻醉场所含有危险的电气元件，可能会发生电击伤、烧伤或火灾，导致患者或医疗专业人员遭受严重伤害。现代化的设备、医院基础设施和医护实践使患者的安全得到进一步保障，但麻醉专业人员仍应重视电气设备在富氧环境的潜在危害。了解现代电气系统和消防安全的基本原理将有助于保护手术室内的患者和工作人员。

麻醉医生每年必须熟悉日益增多的医疗技术信息以救护患者。单纯依靠技术人员、设备和警报对手术室的电气进行安全预警的观点似乎可行，但手术室所有工作人员还是应该对电路的基本概念以及如何采取措施保护患者和工作人员免受电击或烧伤有所了解。

手术室电气安全

电路、接地和电击

电路是由电源、电线、负载和开关组成的闭环。启动开关，导线将电流（携带电荷）传导至设备（通常称为负载），和从设备返回电源的导线组成一个完整电路。在该电路中，电子持续移动，从而为设备供电，直到开关切断电流。电子流动的动力以"伏特"为测量单位，电子流动的速率以"安培"为单位。电路中的设备越多，负载越大，电路的能量损失越大。对电子流过电路产生阻力的电气装置或负载称为"电阻器"，电阻量以欧姆为测量单位。在电路中，电流与电压成正比而与电阻成反比。这种关系用"欧姆定律"表示，其中电流是通过电压除以电阻计算得来。

多个电阻器置于同一闭合电路时，它们可以连续（串联电路）连接，也可以通过节点分支连接（并联电路），同时为多个电阻器供电。复杂电路可以同时具这两种结构。如果电路中的电子流始终在同一方向，则称为直流电（DC）。专为家庭和医院使用而设计的电池供电设备通常使用DC。在交流电流（AC）中，电压和电流以固定间隔反向。在美国，大多数家庭和医院电源插座以60Hz的频率提供120V交流电，而世界上许多其他地区则使用50Hz。交流电的电压表示为正弦波，其中一个完整的振荡在1/60秒内发生，每秒完成60个周期，即60Hz。在交流电路中，对电流的阻碍作用称为阻抗，为电压与电流的复数比。阻抗由电阻决定，也由电路中各个元件的电感和电容决定。

如果电力公司将电压保持在120V，则电流与阻抗成反比（欧姆定律）。进入设备的电线有两根导线。火线将电流传输到设备，中性线（零线）将电流返回到电源。两者之间的电位是120V（图18.1）[1]。根据"欧姆定律"，给定电压下，阻抗越低，则电流越大。短路时几乎无阻抗而电流极大。

当人体与电路相互作用时，会产生电击风险。电流通过人体时会发生电击。电流经某区域进入人体，并通过身体与接地物体或接地源接触而离开，使身体成为电路的一部分（图18.2）[1]。电击的严重程度取决于通过身体的电流大小和与身体接触的持续时间。

表18.1总结了强电击或1mA及更大电流对人体的效应[2]。与身体接触的时间越长，释放的能量越多，组织损伤越大。电流密度指流过一定面积组织的电流量，并以单位面积的安培数为测量单位。

在手术室中，具有植入式心脏装置的患者，如起搏器或充满盐水的中心

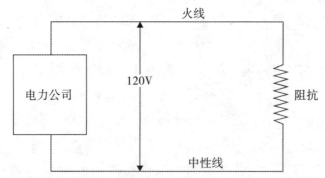

图18.1　一种交流（AC）电路　火线与中性线之间具有120V电位差。
引自：Ehrenwerth J, Seifert HA. Electrical and fire safety//Barash PG, Cullen BF, Stoelting RK, eds. Clinical Anesthesia. 5th ed. Philadelphia: Lippincott Williams & Wilkins, 2006:151, fig. 3.

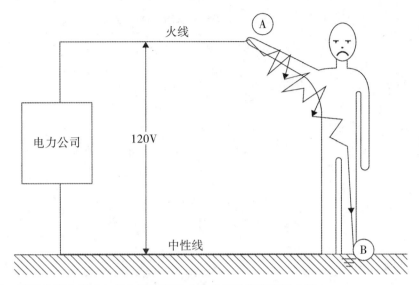

图 18.2　接触单根火线（A 点）同时接地（B 点）时电路穿过人体

引自：Ehrenwerth J, Seifert HA. Electrical and fire safety//Barash PG, Cullen BF, Stoelting RK, eds. Clinical Anesthesia. 5th ed. Philadelphia: Lippincott Williams & Wilkins, 2006:152, fig. 4.

静脉导管，可能易受微电击的影响，电流直接通过心脏，引起心律失常。由于电流直接传递到心脏，0.1mA 即可达到足够的电流密度，从而伤害患者。鉴于此，任何大于 0.01mA 的电流都被认为是不安全的，小至 0.1mA 的电流即可导致微电击而诱发室颤[3]。

　　商业和住宅建筑中的电气系统均须接地，以降低强电击伤害的严重程度（图 18.2）[1]。有两种接地方式以保障电气安全：电源接地和电气设备或电器接地。电力公司使用接地电气系统时，两条线路即火线和中性线都要接入建筑物的保险丝盒。火线承载电力，而中性线在保险丝盒处接地，一般是连接到插入地下的金属管。在正确接地的系统中，任何泄漏电流或故障电流都会无害地传入地下，保障只有少量电流通过人体。

　　接地电器配有三线电源线和三头插头以及匹配插座。第三根导线和插头连接电器的金属框架或底盘，并有单独的接地连接，通常连接到冷水管。设备的接地为故障电流提供低阻抗路径。因此，如果磨损的导线意外将设备外框连接到电路的火线，则大部分电流会流到地线而非人体（图 18.3）[1]。

　　切勿使用配接器插头（"欺骗"插头）将接地设备（带有三插头的设备）插入仅有两个插槽且没有接地的电源插座中。配接器插头允许电流流入接地

表 18.1 60Hz 交流电对普通人体的效应

电流	效应
1 mA	开始有感
5 mA	最大无害电流
10~20 mA	持续肌肉收缩前的"放松"电流
50 mA	疼痛，可能导致昏厥、衰竭和机械损伤
100~300 mA	室颤即将开始，但呼吸中枢未受损
6A	持续心肌收缩，随后是正常心律 一过性呼吸麻痹；电流密度高则烧伤

设备，但不具备低阻抗接地路径。在短路或故障电流发生时，人体失去电流替代路径的保护，存在强电击的风险（图 18.2）[1]。

隔离变压器、线路隔离监控器和接地故障电路中断器

使用接地电源和接地设备是大多数住宅和企业供电的安全方式。手术室包含多个电子设备，电源线散置于地板上且地面可能存在积水，会造成许多

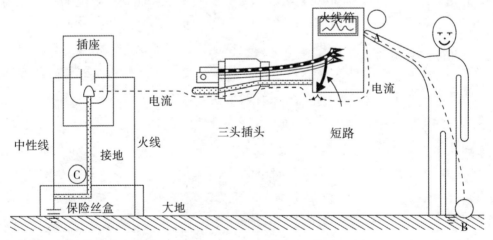

图 18.3 接地电源和接地设备 大部分故障电流传入地下（点 A 到点 C——电阻较小），只有一小部分电流通过人体（点 A 到点 B——电阻较高）。

经允许引自：Reprinted with permission from Ehrenwerth J, Seifert HA. Electrical and fre safety//Barash PG, Cullen BF, Stoelting RK, eds. Clinical Anesthesia. 5th ed. Philadelphia: Lippincott Williams & Wilkins, 2006:157, fg. 17.

严重的电气危害。为了保护手术室人员免受强电击危害，一种电隔离电源应运而生。许多手术室使用隔离电源，因为可以保护患者和工作人员免受强电击。在隔离电路中，电源的两侧都与地面隔离。没有火线侧或中性线侧之分，因此仅在两条有源线之间存在120V电位，而电路和地面之间不存在电位。这两条有源线简称为线路1和线路2。

由于整个医院的电源接地，因此必须通过隔离变压器将手术室的电源转换为隔离系统。隔离变压器通过电磁感应将一个电路耦合到另一个电路，在变压器的隔离侧提供电流。通过火线和中性线从接地电源向隔离变压器的初级线圈供电，这就产生了不断变化的磁场，该磁场又在次级线圈感应出电流。线路1和线路2之间仍有120V的电位（正如初级侧的火线和中性线之间），但由于次级线圈的任何一侧都没有接地，因此线路1、线路2和地面之间均无电位。手术室中使用的电气设备仍然使用地线（第三插头），它从隔离变压器的初级侧直接回到地面。该地线的目的是防止微电击，在随后段落中将加以讨论。带隔离变压器的电路如图18.4所示。

在具有隔离电源或隔离变压器的次级侧的手术室中，与线路1或线路2的电流接触的人体即使与地面紧密接触也不会受到电击。由于线路1和线路2都不接地，因此不能通过与地面接触组成完整回路。手术室中，人体受电击的唯一方法是同时接触线路1和线路2。这种双重接触的可能性很低。如果线路1或线路2意外接地（例如，与金属设备外壳接触的线路磨损），则会导致第一故障条件的产生。本质上讲，此时隔离电源系统已转换为接地系统。在此条件下，要使人体遭受电击，他或她的身体必须接地并与另一条线路接触。这就增加了额外的安全系数，有助于防范强电击。

在住宅中，人体与带有接地电源和接地设备的故障电器接触时，由于大部分电流通过低电阻接地线传入地下，因此可保护人体免受严重电击（图18.3）[1]。但是，如果地线破损或中断，人体可能遭受致命电击。而在具有隔离电源系统的手术室中，人体与地面没有完整回路。即使接地设备出现故障，人体仍然可以安然无恙。因此，隔离变压器次级侧的隔离电路可以保护手术室人员免受强电击。

隔离电路的另一个安全装置是断路器。在隔离电源系统的断路器中，地线全部连接在公共端口上，而线路1和线路2则通过断路器连接到完全不同的端口。在接地电源系统中，中性线和地线连接到同一端口，作为接地的互

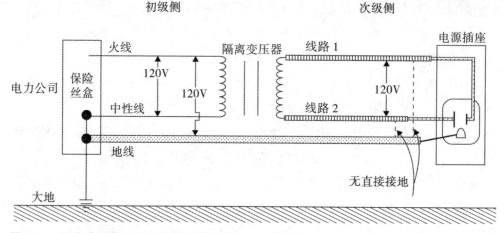

初级侧　　　　　　　　　　　　　　　次级侧

图 18.4　隔离变压器为次级侧提供未接地电力的示意图

经允许引自：Reprinted with permission from Ehrenwerth J, Seifert HA. Electrical and fre safety//Barash PG, Cullen BF, Stoelting RK, eds. Clinical Anesthesia. 5th ed. Philadelphia: Lippincott Williams & Wilkins, 2006:159, fig. 21.

备通路。将线路 1 和线路 2 与接地端口分开后，即使存在短路，设备的部分电气故障也不会激活隔离电路中的断路器。因此，手术室中的故障设备或电器不会断电。如果设备属于生命攸关（例如，心脏旁路泵），则该不断电特性就非常重要了。

　　每个带隔离电源的手术室都有一个线路隔离监控器（line isolation monitor, LIM），用于监控隔离电源系统的完整性。LIM 持续监控线路 1 和地线以及线路 2 和地线之间的电位，在理想的隔离电路中该电位是 0V。所有承载交流电的电线、电缆和设备都会产生少量电容，从而导致小"漏电流"的发生，标准是要求单个设备小于 100μA。LIM 监测到泄漏电流可能意味着电源设备、电线和电缆故障，也可能为小量电磁感应或电容效应。如果 LIM 配备仪表，它将以毫安为单位显示手术室中的"泄漏"电流总量。该监控提示的是隔离电源系统的任何一侧接地时可能有多大流动电流，而非实际流入地下的电流量。

　　如果将故障设备接入隔离电源系统，则系统的一侧接地，可有效地将电路恢复到接地电源系统。此时不一定存在电击危险，因为触摸设备外壳的人体不一定组成完整电路。如果人体遭受电击，他或她一定是接触了电力系统的对侧（例如，若线路 1 接地，则人体接触线路 2 后会发生电击）。在这种情况下，电流将从线路 2 流过人体，再流到地下，然后再返回到线路 1。这一接触称为第二故障条件，最终导致电击发生（图 18.3）[1]。

微电击是电位极小的电流直接施加到心脏，干扰正常的心脏功能（诱发室颤）。患者遭受微电击的条件是必须将电流直接施加到心脏，或施加于置于心脏的充满盐水的导管或导线。以某种方式对患者的心脏进行器械操作，如植入起搏器或放置肺动脉漂浮导管，会导致微电击。虽然微电击的风险非常低，但几乎所有手术室设备都要接地，以保护患者免遭漏电电流引发的微电击。

除非检测到危害电流（线路 1 与地线或线路 2 与地之间可能发生的电流量）大于预设值（通常为 2 mA 或 5 mA），否则 LIM 不会报警，具体取决于监控器的生产年代和品牌[4]。设备每部分都可产生少量漏电流，LIM 监控的是手术室内的漏电流总量。现代手术室有多个电气设备，即使设备均运行正常，总泄漏电流也可能超过 2 mA。较新的 LIM 使用 警报阈值为 5mA，这也是强电击时的最大无害电流。如果 LIM 在外科手术过程中发出警报，这意味着存在第一故障条件，通常是因为将具有故障电路的设备加入系统中。如果可能，应从插入的最后一个设备开始，序贯拔出手术室中每个设备，直到 LIM 警报停止。找到故障设备后，应尽快将其拆除并送检维修。插入一个故障设备可能不会使任何人置于危险之中，但如果继续添加第二个故障设备，则可能会造成严重的强电击损伤。

双插头或未接地的电气设备没有接地线，因此发生故障时不会导致 LIM 报警。此类设备只有在符合严格的医院标准，能够尽量减少微电击和强电击的风险时，才可在手术室使用。虽然隔离电源系统可以保护与这类故障设备接触的人体，但若产生第二故障条件，则会增加强电击损伤的风险。此外，泄漏电流也会增加微电击风险。生物医学工程人员应常规测试设备以确定其接地系统的有效性，或者设备失灵时产生第一故障条件的可能性。

断路器是提高住宅和医疗保健环境中电气安全的另一个重要手段。短路时，流过电路的大量电流激活螺线管，使开关跳闸，从而中断电流。接地故障断路器（ground fault circuitn interrupter, GFCI）在火线和中性线之间失衡时中断电流来防范强电击。GFCI 位于单独的特制电气安全插座或配电盘中，大多数存在高短路风险的现代建筑中配备该装置，特别是在潮湿区域，如浴室、厨房、车库、低矮空间、未完工的地下室及户外。当电器插入 GFCI 插座时（图 18.5），GFCI 会持续监控从火线到中性线的电流量。 GFCI 能够检测到小至 4~5 mA 的电流不匹配，并在 1/30 秒内作出响应。GFCI 使用差动电流互感器，其包绕火线和中性线，但不与之发生电连接。正常操作下，火线流出的电流通过中性线返回。因为两侧的电流相等并且流向相反，所以它们相互抵消。但是如果系统的一侧接地，火线和中性线之间的失衡会在差动变压器中产生电流，引起螺线管断电，触发开关跳闸，从而中止电流。

GFCI 这类复杂设备可能会因电压浪涌或者正常情况下使用过久而发生损坏。如果设备不能正常工作，就无法保护人们免受强电击危害，因此建议对这些安全插座每月进行检测[5]。

GFCI 安全插座的使用在 20 世纪 80 年代开始流行，新建的医院可以选择在其手术室中使用隔离电源系统或 GFCI。隔离电源系统更昂贵，但通常会用于手术室，因为故障时不会导致生命支持设备的电源中断。如果插入太多设备（即总泄漏电流超过安全阈值）或者单个设备出现电路故障，则 LIM 报警，但是手术室中的电力仍然保持开启。与隔离系统相反，如果使用 GFCI，检测到任何电流失衡的情况都会立即切断电源，保护患者和工作人员免受电击，但代价是在手术过程中可能关闭性命攸关的设备。

通过了解接地和隔离供电系统中可能发生强电击和微电击的情况，手术室人员便可对电击风险防范有所帮助。了解人体是在 GFCI 还是在隔离变压

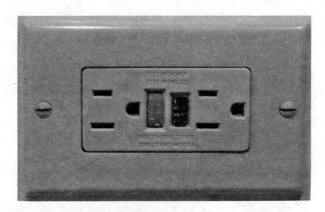

图 18.5 本文一位作者家中厨房接地故障断路器（GFCI）安全插座　黑色是测试按钮；按下时，如果设备正常工作，它会切断电源。红色是复位按钮；在按动测试按钮或者 GFCI 使电路跳闸后将其按下，会使插座返回正常通电状态。较小的插孔为电路的火线端；较大的插孔为中性线端。圆孔将接地插头连到接地电路。

器环境中工作至关重要。在后者中，应识别 LIM 的位置和警报的类型。在前者中，如果 GFCI 切断手术间的电源，手术室团队应有提前制定的相应预案。重要的是，每个关键设备插座都应标清其电路编号和断路器面板位置，唯有这样，电路跳闸时才能使设备快速返回工作状态。

手术室火灾

尽管在该领域已有大量研究文献，但手术室火灾仍然是一个严峻的问题，无法全面彻底解决。虽然难以准确量化手术室火灾的数量，但估计每年发生的火灾 200~650 起，其中 20~30 起导致严重伤害，1~2 起可致死亡。还有 6~8 起富氧火灾，可在几秒钟内造成可能致命的毁灭性伤害。这些统计数据发人深省，但大多数手术室火灾通常可以预防。麻醉专业人员可以最大限度地降低到达手术区域的氧气的可能性和数量，或在发生手术室火灾时快速做出适当反应，以此来降低严重伤害或死亡的风险。

手术室火灾剖析

火灾三要素包括燃料、火源和氧化剂（助燃剂）（图 18.6）。去除这些因素中的任何一个即可防止火焰点燃或继续燃烧。在手术室内，患者身上或附近的燃料源包括基于醇类的消毒液，手术纱布，洞巾或毛巾，患者毛发、皮肤或组织，气道装置如气管导管、声门上气道、鼻导管或面罩。手术室中的火源包括手术激光、电烧灼和腔镜手术的光纤束。几乎所有火灾的氧化剂都是氧气，但氧化亚氮也可以作为氧化剂。在 21% 的氧气（即室内空气）条件下，手术区域或其附近的许多燃料只能缓慢燃烧或根本不燃烧，但当暴露于更高的氧分压下则会剧烈燃烧。最近公布的手术室火灾结案索赔分析表明，95% 的火灾索赔涉及辅助氧气的使用。尽管氧化亚氮的助燃水平与氧气相当，但并未被纳入手术室火灾案件审查。

防火教育和准备

美国麻醉医师协会（ASA）手术室火灾预防和管理实践指南提出了具体推荐方案，以尽量减少手术室火灾的风险并指导火灾应对（图 18.7）。该指南建议麻醉专业人员接受消防安全教育，并与手术室团队成员一起参加消防

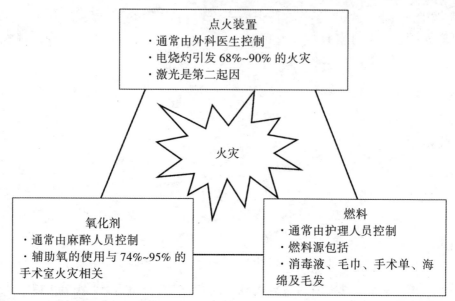

图 18.6 火灾三要素 氧化剂通常由麻醉专业人员控制，护士拥有燃料源，而外科医生掌握火源。

演习。指南还建议麻醉专业人员针对每种情况与手术团队成员讨论发生火灾的风险（通常在最终验证期间或暂停期间进行）。所谓"高风险手术"是指火源能够接近富含氧化剂的气体。鉴定出高风险状况后，团队应讨论如何将火灾风险降至最低，以及在火灾确实发生时每位成员要承担的角色。

避免手术室火灾造成伤害的最佳方法是预防火灾发生。对于所有手术室人员来说，了解火灾三要素并对氧化剂、燃料和火源进行安全管理是非常重要的。麻醉专业人员控制手术室内的氧化剂（氧气和氧化亚氮），护士通常控制诸如消毒液、手术单和毛巾之类的燃料，外科医生则控制火源。

整个消防过程中沟通至关重要，尤其在富含氧化剂的气体可能接触火源时。2013 年结案的手术室火灾索赔分析报告称，81% 的火灾发生在麻醉监护（MAC）病例中，84% 的索赔案例使用了开放的氧气输送系统，如鼻导管或面罩[7]。ASA 实践参数设定指南建议采用最小流量辅助氧气预防患者低氧血症。

氧化剂控制

如果富含氧气的气体到达包含燃料和火源的手术区域，即可能引发火灾。

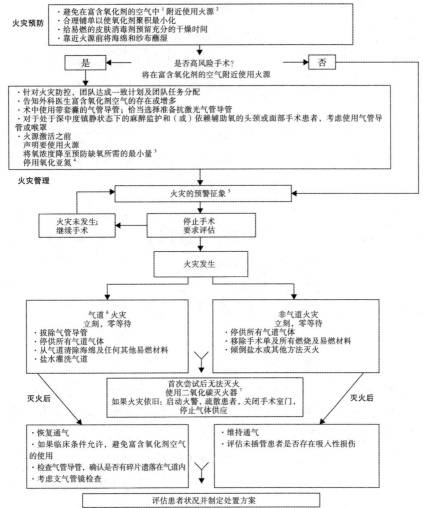

美国麻醉医师协会
手术室火灾防范法则

火灾预防
·避免在富含氧化剂的空气中[1]附近使用火源[2]
·合理铺单以使氧化剂聚积最小化
·给易燃的皮肤消毒剂预留充分的干燥时间
·靠近火源前将海绵和纱布蘸湿

是 ← 是否高风险手术? → 否
将在富含氧化剂的空气附近使用火源

·针对火灾防控,团队达成一致计划及团队任务分配
·告知外科医生富含氧化剂空气的存在或增多
·术中使用带套囊的气管导管;恰当选择准备抗激光气管导管
·对于处于深中度镇静状态下的麻醉监护和(或)依赖辅助氧的头颈或面部手术患者,考虑使用气管导管或喉罩
·火源激活之前
 声明要使用火源
 将氧浓度降至预防缺氧所需的最小量[3]
 停用氧化亚氮[4]

火灾管理

火灾的预警征象[5]

火灾未发生; ← 停止手术
继续手术   要求评估

火灾发生

气道[6]火灾
立刻,零等待
·拔除气管导管
·停供所有气道气体
·从气道清除海绵及任何其他易燃材料
·盐水灌洗气道

非气道火灾
立刻,零等待
·停供所有气道气体
·移除手术单及所有燃烧及易燃材料
·倾倒盐水或其他方法灭火

灭火后

首次尝试后无法灭火
使用二氧化碳灭火器[7]
如果火灾依旧:启动火警,疏散患者,关闭手术室门,停止气体供应

灭火后

·恢复通气
·如果临床条件允许,避免富含氧化剂空气的使用
·检查气管导管,确认是否有碎片遗落在气道内
·考虑支气管镜检查

·维持通气
·评估未插管患者是否存在吸入性损伤

评估患者状况并制定处置方案

1. 任何高于室内空气水平的增加氧浓度的操作和(或)任意浓度的氧化亚氮的存在均产生富含氧化剂空气。
2. 火源包括但不限于电外科或电烧灼装置和激光。
3. 将辅助氧供关至最小之后,使用火源之前需等待一段时间(如1~3min)。对辅助氧依赖患者,将辅助氧减至预防缺氧的最小需要量。使用脉搏氧饱和度计监测氧合。如果可行,同时监测吸入、呼出和(或)输出氧浓度。
4. 停供氧化亚氮之后,使用火源之前等待一段时间(如1~3min)。
5. 意外出现的光亮、火苗、烟或热气,不同寻常的声音(如砰砰、噼啪、嘶嘶声)或气味,手术。单的意外移动,手术单或呼吸回路变色,患者的意外动作或诉告。
6. 在本法则中,气道火灾指发生在气道或呼吸回路内的火灾。
7. 如有必要,可对患者使用二氧化碳灭火器。

图18.7 美国麻醉医师协会减少手术室火灾法则

引自:Reprinted with permission from the American Society of Anesthesiologists: Practice advisory for the prevention and management of operating room fres: an updated report by the American Society of Anesthesiologists Task Force on Operating Room Fires. Anesthesiology, 2013(118):271−290.

这在头部、面部、颈部和上胸部的手术期间尤为可能。因此，手术单的铺单原则应是尽量减少氧气在单下积聚或到达手术区域的可能性。当使用开放式氧源（例如鼻导管、氧气面罩或无套囊气管插管）时，这一点尤其重要。在这种情况下，铺单原则是引导氧气远离患者的面部。如果手术单贴附或靠近患者面部，则会产生局部高氧浓度的空气环境。手术单的粘合底布应小心地贴在患者的皮肤上，从而在手术区域和患者面部附近的富氧空气之间形成隔离屏障。

如果患者对氧依赖性高，或需要中度或深度镇静以进行高风险手术，麻醉专业人员应考虑使用密封装置[如气管内导管或声门上气道（SGA）]控制气道，可降低富氧空气进入手术区域的可能性。

对于气道手术，外科医生应在使用火源（如激光或电烧灼）之前与麻醉专业人员沟通。麻醉专业人员可以先降低氧气浓度，然后让外科医生在使用激光或电烧灼之前等待 2~3min。如果计划进行激光手术，应使用抗激光导管，近端套囊填充有色盐水溶液。盐水溶液可以冷却套囊并降低火灾的可能性（且在火灾初发时有助于灭火），而且指示剂染料使外科医生更容易判断套囊是否破裂。

燃料源控制

大多数皮肤消毒剂含有高比例的异丙醇。Duraprep TM（3M,TM St.Paul，MN）含 74% 异丙醇，ChloraPre®（CareFusion，San Diego，CA）含 70% 异丙醇。包装说明书警告称，在患者无毛发覆盖的皮肤上，使用以上任何一种产品后的 3min 内不应铺单或使用火源；而用于毛发可能需要一个小时达到干燥状态，才能使火灾风险最小化。厂家建议不要混用消毒液，并避免让产品与毛发接触。因为毛发可以助燃（特别是在富氧空气中），所以应该用水基手术灭菌剂如 Surgilube（Fougera Pharmaceuticals，Melville，NY）浸润处理。消毒液沾染过的材料应及时从手术准备区域去除。如果已经铺单的患者需做新的区域准备（例如，铺单后行中心导管插入），则该建议尤为重要。当在已铺单或铺巾的区域中进行皮肤消毒时，应考虑使用不含醇类的碘基溶液（如聚维酮碘溶液）。

手术单和毛巾通常不会在室内空气条件下燃烧，但如果接触热源或火源可能发生熔化，而在富氧空气中则可能剧烈燃烧。

火源控制

美国急救医疗研究所（the Emergency Care Research Institute, ECRI）发表的一项研究发现，68%的手术室火灾是由烧灼装置引发的。激光是第二大常见来源，占火灾数量的13%[8]。在2013年公布的结案索赔分析报告中，103起手术室火灾中，90%的火源是电烧灼。电烧灼和其他火源不应在皮肤消毒液存在醇类蒸气的情况下使用。带电手术器械在使用后几秒钟内其尖端的热度仍足以将燃料点燃。因此，每次使用后应将装置放在厂家提供的保护套中，而不是直接置于患者的皮肤或手术单上。激光的使用应遵循安全程序，包括只要在不使用设备时就将激光器设置为待机状态。用于腹腔镜手术的光纤光缆的尖端热度可以将手术单熔化。鉴于此，应该将光源强度关到最小，直至电缆连接到腹腔镜器械上。

手术室火灾应对

手术室火灾可能突然发生，并且可能与其他场所的火灾不同。火焰可能是看不见的，特别是如果酒精或其他挥发性蒸汽燃烧。火灾可能伴有闪光、不寻常的声音（例如，砰砰声、啪啪声或嘶嘶声）、异常气味、烟雾或热气[6]。处于镇静状态的患者可能会自诉感觉很热。燃烧也可以隐匿在手术单下。如果存在富氧空气，火焰可以非常快速地蔓延。与室内空气条件下相同材料燃烧相比，富氧空气中的燃烧将在更短时间内产生更多热量。这些因素组合起来可在短时间内导致严重烧伤。如果发生气道火灾，除了气道装置燃烧造成气道周围区域的局部热损伤之外，患者还可能因吸入有毒燃烧产物而发生机体损伤或中毒。

一旦发现火灾，应立即通知手术团队，并尽快中止手术。麻醉专业人员立即停止所有气道气体的输送。每个团队成员独立工作，完成预先分配的任务，而不是等待其他成员完成任务。必须立即去除燃烧的手术单并将患者身上的火熄灭。如果患者发生烧灼，则通过直接灭火，或使用灭火器、水或盐水来扑灭火灾。二氧化碳灭火器具有双重优点：一是可以在火场隔离清除氧气，二是由于排放气体温度低，可以冷却热损伤组织，从而能最大限度地降低烧伤的严重程度。

如果气道装置正在燃烧，应立即将其取出。如果麻醉专业人员无法接近该装置（例如，手术台位置扭转），则立即指导外科医生移除气管导管或声门上气道。为了防止任何氧化剂到达燃烧的气道装置，麻醉专业人员可以将呼吸回路与麻醉机断开，防止呼吸机循环运动使火灾蔓延。移除燃烧的气道装置后，用盐水冲洗气道，然后抽吸并重新控制气道。检查气道损伤和异物残留状况后，需要对患者进行支持治疗。在大多数情况下，需将患者转入重症监护病房，对气道进行连续评估以排除损伤。

如果用灭火器不能熄灭燃烧材料（如手术单或手术台床垫），应立即将患者和工作人员从手术室中撤离，并启动火警。关闭受火灾影响的手术室门，停止起火手术室的医疗气体供应。由于燃烧产物毒性很大，建议只有经过专门培训的人员或专业消防员才能进入已清场的起火手术间。

结 论

事实上，所有麻醉场所都包含可能导致电击的危险电气元件。所有麻醉专业人员都应了解电气设备的潜在危险。每年，麻醉医生必须熟悉日益增多的医疗技术信息来救护患者。单纯依靠技术人员、设备和警报来对手术室的电气安全进行预警的观点看似可行，但所有手术室工作人员都应对电路的基本概念以及保护患者和工作人员免受电击的步骤有所了解。理解现代电气系统的基本原理有助于保护手术室内的患者和工作人员。

手术室火灾相对罕见，但其后果可能是毁灭性的。重要的是，所有手术室人员都应了解隔离火灾三要素即燃料、氧化剂和火源的重要性。建议麻醉专业人员和其他手术室团队成员接受消防教育，参加旨在预防和应对火灾的演习。氧气使所有火灾恶化，必须将氧气与火源隔离开来。正确的培训、沟通和对安全措施的关注有望降低严重的手术室火灾发生率及其引起伤害的严重程度。

（李国华 译；柴小青 审）

参考文献

[1] Ehrenwerth J, Seifert HA. Electrical and fire safety//Barash PG, Cullen BF, Stoelting RK, eds. Clinical Anesthesia. 5th ed. Philadelphia: Lippincott Williams & Wilkins, 2006:149–174.
[2] Leonard PF. Characteristics of electrical hazards. Anesth Analg, 1972(51):797–809.
[3] Hull CJ. Electrocution hazards in the operating theatre. Br J Anaesth, 1978(50):647–657.

[4] Bernstein MS. Isolated power and line isolation monitors. Biomed Instrum Technol, 1990(24):221–223.

[5] Electrical Safety Foundation International. Five easy steps to a safer home. Electrical Safety Foundation International Newsletter, March, 2014.

[6] American Society of Anesthesiologists Task Force on Operating Room Fires. Practice advisory for the prevention and management of operating room fires: an updated report by the American Society of Anesthesiologists Task Force on Operating Room Fires. Anesthesiology, 2013(118):271–290.

[7] Mehta SP, Bhananker SM, Posner KL, et al. Operating room fires: a closed claims analysis. Anesthesiology, 2013(118):1133–1139.

[8] Emergency Care Research Institute (ECRI). New clinical guidance for surgical fire prevention. Health Devices, 2009(38):1067–1075.

第 19 章

干扰性的行为
——意识和行为的规则

SHERI A. KEITZ, DAVID J. BIRNBACH

引　言

　　手术室里环境复杂，情况瞬息万变，时间紧迫，这种成指数级的快速变化给工作人员带来了焦虑和心理压力。因此在这种慌乱的情形下，人员之间由于沟通不畅导致紧张和冲突并不奇怪。这些冲突常常包括某种程度的不尊重行为，这些行为可能是由一些影响到个人的内部因素导致的，比如个体自尊受到威胁，不安全感和焦虑，沮丧，自我陶醉，具有进攻性，之前受到伤害，以及与紧张的医疗环境相关的外部因素，如不健康的工作文化，财政压力和工作量指标[1]。有研究报道，在每个紧张事件过程中，组员中会出现四种"紧张的"交流，其中几种会导致公开的冲突[2,3]。很显然这种冲突会影响到手术室的团队工作[4]，导致不良事件的发生[5]，严重影响患者的安全[1]。此外，在其他一些紧张环境——航空和战地的研究表明：高度紧张、团队协作失败和不完美的表现是密切相关的。

行为范围

　　大量资料表明，冲突和随后的不恰当应对措施常使过激行为不断升级，这种情况在手术室里时有发生，因此需要有处理冲突的方法并进行相关教育[2]。没有避免冲突的恰当方法和有效的领导力[7]，这种应激状态会导致人员之间交流障碍，久而久之就会形成干扰性的行为[8]。目前还没有一个被全球普遍认可的关于干扰性行为的定义，只有一些类似的定义出现在文献中。美国医疗协会（American Medical Association，AMA）将其定义为个体引起的，无论语言和还是肢体的，对患者的治疗构成负面或潜在负面影响的干扰性行为。这包括但不限于干扰个体与医护团队其他成员协作能力的行为。从患者利益出发提出的善意的批评意见不属于干扰性行为[9]。简单来说，干扰性行为可以看成任何损害医疗团队的能力使其不能达到预期结果的行为[10]。干扰性行为包括使用粗俗、不尊重、侮辱、命令性话语或滥用语言，临界性的侵犯，负面的评论，在患者面前忽视同事或相关人员严格的监察，突然的发怒和欺凌[11]。另外，玩笑或与临床无关的种族、信仰、性取向、年龄、外表长相、社会经济或教育状态等话题都不能提及。不适当的行为包括扔东西、破坏物品、使用威胁的肢体行为，这些都必须立即被制止[1]。

对结局产生重大影响的伤害不一定都是身体上的。语言暴力也是一种常见的方式，在手术室里普遍存在，造成很多负面影响。有报道指出，不文明的行为会挫伤员工工作积极性，导致工作时间和工作量减少，执行力低下[12]。

另一个真实存在但较少报道的问题是机构恐吓问题，表现为被动中断交流或者回避等消极反抗行为，其影响不利于和谐医疗环境的形成。不同于干扰性行为，这种现象表现得不太明显，却每天都在持续发生，因为它实际上是很难被估量的，受害者往往感到无助。行为人来自医疗机构的各个层面，包括社工、辅医、保姆、管理者以及其他一般情况下在医疗流程中被忽略的人员。这些内部的恐吓给沟通带来不良影响，降低了道德水准，最终对患者造成伤害[13]。

任何形式的无礼行为并不总是主动发生的。被动的无礼行为可表现为不合作，这些行为并非恶意的，多者由被压抑的愤怒导致。正如Leape 所说："无论是漠然、筋疲力尽、环境挫败感还是其他原因，被动无礼者习惯性地开会迟到，对呼叫反应迟钝，无法及时描述图表或完成记录，不能与他人进行协作[1]。"美国心理协会将消极反抗行为定义为一种消极的态度和对执行到位的要求的被动拒绝的模式，也可以表现得很明显而且是有害的。有人认为干扰性行为也包括公开的行为，如语言攻击和行为威胁，以及被动行为如拒绝执行安排的工作或在常规工作中默默地显示出不合作的态度[14]。所有这些都代表了在框表 19.1 中总结的干扰性行为[15]。

框表 19.1	干扰性行为的例子

不恰当的词语

- 污言秽语，不尊重的、侮辱性的、有损人格的，或者侮辱性的语言
- 因负面结果而羞辱他人
- 贬低或恐吓
- 与患者，家属，职工或其他医护人员发生不正当的争执
- 粗暴无礼
- 对患者，家属，职工或其他医护人员发生越界行为
- 对其他医生的工作提出负面意见（口头或图表形式）
- 在患者、访客或其他工作人员面前严厉指责同事或职员
- 爆发的愤怒
- 恃强凌弱行为
- 对患者医疗状况、外貌、情况等麻木冷漠的评论
- 对于种族、民族、地位、性取向、年龄、外貌、社会地位或教育程度进行非临床相关的评论或玩笑

不恰当的行为 / 不作为

- 扔东西或打碎东西
- 拒绝遵守已知或普遍接受的行为标准以致拒绝工作人员或其他护理提供者提供高质量的护理
- 对患者、家属、工作人员或其他人员使用或威胁使用非正当理由的体罚
- 多次未能回应来电或索取资料的要求，或在被需要提供帮助时持续迟到
- 对同事不断地无理抱怨
- 不与他人合作
- 对援助或合作请求设置严格或不灵活的障碍

经允许引自：College of Physicians and Surgeons of Ontario, Ontario Hospital Association. Guidebook for Managing Disruptive Physician Behavior. Toronto: College of Physicians and Surgeons of Ontario, 2008.

普遍性

大量的研究表明，在医疗机构中，普遍的干扰性行为贯穿了一系列的过程。过去一年中，91%的护士在手术前后遭受过语言方面的攻击[16]。另外，在过去一个月中，67%的护士报告遇到了1~5次的干扰性行为[17]，64%的麻醉医生报告了围术期中的干扰性行为[18]。在另一项研究中，5位受访者中有4位报告经历了干扰性的行为，73%的人发现某一同事曾受干扰性行为影响[19]。证据显示，干扰行为的发现者与该行为的目标人处于同样不利的境地[19]。通常，这种行为存在的原因是工作环境中允许无礼行为泛滥。

不当的行为也出现在产科和产房，60%以上被调查的医院报告产科病房有干扰性行为的存在[20]。这些对医院的领导来说不是什么秘密，事实上，95%以上的医生主管知道在他们的机构中出现的医生干扰性行为[21]。美国妇科和产科学院在一个委员会意见中提出过这个问题，确认有一些因素导致医疗机构系统不愿意面对干扰性行为的问题，包括财政上的顾虑，比如医生不愿意往该医院转诊，威胁要到另一家医院实习，害怕报复[22]。框表19.2列出了医疗机构不愿意解决干扰性行为的原因。

框表 19.2　医疗机构不情愿解决干扰性行为的原因

- 文化惰性
- 容忍史
- 害怕医生敌对性的反应
- 机构的等级制度
- 利益冲突
- 缺乏组织承诺
- 政策和结构效率低下
- 干预技能不足

经允许引自：Rosenstein AH. The quality and economic impact of disruptive behaviors on clinical outcomes of patient care. Am J Med Qual, 2011, 26(5):372−379.

参与培训者

参与培训者——医学生及住院医生——经常会遇到这类情况，由于医院中的等级制度，他们常常会遭受来自主治医生和护士类似的干扰行为。美国医院协会（American Medical Colleges, AAMC）自 1991 年起通过每年一度的医学院毕业问卷调查证实了对医学生的不公正对待真实存在。公开羞辱是最常见的形式，大约三分之一的学生称遭受过这种情况。这些不公正对待情况来源于医院的临床教职工（31%），住院医生或实习生（28%）或护士（11%）[23]。除了医学生，这些情况也出现在接受培训的医学研究生身上。一项涉及 38 353 名受培训人员，51 项研究的荟萃分析显示，骚扰和歧视普遍程度高达 60%。言语侮辱、性别歧视、学术骚扰、性骚扰和种族歧视普遍存在（表 19.1）[24]。

住院医生遭受干扰行为的比例远高于主治医生，并且报告这部分干扰行为多来源于护士。住院医生上报的最常见的被干扰行为包括屈尊行为（74.6%）、决策排除（43.7%）、大喊大叫或提高音量（24.1%）、不合时宜的玩笑（23.6%）和斥责（20.3%）[25]。

住院医生和医学生表示他们很少报告这些不被尊重的事件，因为他

表 19.1　医学生和住院医师常见的骚扰和歧视发生情况

骚扰类型	医学生	住院医师
骚扰（整体）	59.6%	63.4%
言语侮辱	68.8%	58.2%
性别歧视	49.8%	66.6%
学术骚扰	39.5%	27.7%
性骚扰	33.3%	36.2%
种族歧视	23.7%	26.3%
身体折磨	9%	28.9%

引自：Fnais N, Soobiah C, Chen MH, et al. Harassment and discrimination in medical training: a systematic review and meta-analysis. Acad Med, 2014, 89(5):817−827.

们担心被看作麻烦制造者并且惧怕报复性的行为，如较低的分数，批判性的评估，住院医生申请的较差的推荐[1]。在美国医院协会的医学生调查问卷中显示，那些遭受过来自教职工或管理者不公正对待的受调查者，仅仅三分之一上报了该情况，而将近一半的人（48%）是由于惧怕报复而未上报。21% 的参与培训人员表示他们并不知道该怎样做，37% 的被调查者表示他们有种无力感，认为他们报告此类事件并没有什么作用[23]。

尽管大部分文献关注点在发生于住院医生身上的干扰行为，但他们本身也可能造成干扰行为。一个项目负责人对于遭受干扰与损害的医生的管理分为四个阶段，包括发现阶段、决策处理阶段、返回工作阶段，以及最终毕业和未来就业[26]。Sanfey 和他的同事已经提出了处理住院医生不被尊重的行为的相关步骤，见框表 19.3[27]。

框表 19.3　有难处的住院医生处理步骤

- 反映情况
- 通过外部和内部反馈提高自我意识
- 系统分析：可能引起住院医生非专业行为的工作环境的特征
- 惩罚性的后果
- 模拟活动
- 结构化的指导

引自：Sanfey H, Darosa DA, Hickson GB, Williams B, et al. Pursuing professional accountability: an evidence-based approach to addressing residents with behavioral problems. Arch Surg, 2012, 147(7):642-647.

干扰性行为的后果

无礼行为在许多方面威胁着机构文化和患者安全。事件的直接后果就是被干扰者可能丧失清晰思考的能力，也可能会降低注意力和集中力，这些都可能与决策失误或不安全行为有关。对工作环境的长期影响包括士气下降、高流动率、团队协作减少、未能遵守制度流程以及信息传递减少（框表 19.4）[1,28]。

框表 19.4	无礼行为威胁组织文化和患者安全

· 一种特权和地位感可能导致医生不尊重他人，为医疗团队开放式沟通制造障碍。

· 对患者和家庭成员的轻视治疗可能损害安全护理合作伙伴的沟通和参与。

· 医生的自主性可能导致对遵循安全标准化实践的抗拒，从而对患者造成伤害。

缺乏尊重会破坏团队合作，而团队合作是提高实践的必要条件。

引自：Leape LL, Shore MF, Dienstag JL, et al. Perspective: a culture of respect, part 1: the nature and causes of disrespectful behavior by physicians. Acad Med, 2012, 87(7):845-852.

干扰行为不仅对患者安全有影响，对财政也有影响。干扰行为对医护人员的护理满意度和留用与否具有负面影响。这在如今护理人员短缺、无法招募和留住足够数量护士的时代成为一个重大问题[29-30]。此外，干扰行为已被证实对工作中人际关系和"流程"有负面影响，可能导致重大的经济后果[26,30]。

干扰行为也会影响医学实习生，促使一些实习生考虑离开目前的专业培训项目，并影响专业选择，女性实习生尤为明显，她们表示，专业项目排名受性别歧视和性骚扰的影响[24]。

解决方案

不作为或忽视这些行为是不合适的，因为这样会创造一种宽容文化，可能会纵容和助长干扰性行为。最终，这种不作为"毒害了团队合作，打击了士气，抑制了透明度和反馈"[1]。不尊重他人的行为威胁到机构文化和患者安全，不采取行动可能产生可怕的后果，如框表 19.5 所示[30]。联合委员会要求每家医院建立一套行为守则，用于界定"干扰性行为"和"不适当行为"[31-32]。联合委员会还要求建立和执行一个管理干扰性和不当行为的程序，并要求每一名医务人员在任命和再任命时承认该程序所制定的行为标准，接受不遵守这些标准的后果。框表 19.6 强调了联合委员会关于处理破坏安全文化的行为的建议[32]。

鉴定、调查和公平同行评审

对于任何时候报告的违反制度标准的行为，临床管理者和主管应采取适当的行动，领导层应意识到并参与任何正在进行的计划。Leape 和他的同事们认为，机构的领导者应该负责创造一种尊重的文化，因为只有他（或她）才能定下基石，并启动整个机构变革的进程[11]。管理干扰性行为的有效政策的特征包括公平、一致性、分级反应、修复过程和监督机制的存在。此外，制度内的其他人员需分享所吸取的经验教训。事实证明，要改变文化，就必须使人们意识到问题所在，以激励他人采取行动，并在行动的过程中产生紧迫感[33]。

框表 19.5　对干扰性行为不作为的风险

- 消极的员工满意度和士气。
- 员工流失。
- 危及患者安全。
- 联合委员会不服从。
- 对医院名誉造成负面影响。
- 降低患者满意度。
- 增加不利因素和渎职风险。
- 对不良事件和财务成本的赔偿惩罚造成财务损失。

经允许引自：Rosenstein AH. The quality and economic impact of disruptive behaviors on clinical outcomes of patient care. Am J Med Qual, 2011, 26(5):372-379.

框表 19.6	联合委员会关于解决破坏安全文化的建议

1. 教育所有团队成员按照机构规定的行为守则做事。

2. 在所有人员中持续的平等的执行行为守则。

3. 执行和改进制定的政策。

· 对干扰性行为采取零容忍的态度

· 对医疗人员和非医疗人员实行表彰政策

· 减少对制度性惩罚的恐惧，包括清晰的不含有报复性质的条款

· 对患者或经历或干扰性行为的家庭抱有同理心

· 如何以及什么时候开始执给予惩戒处分

4. 在处理干扰性行为时发展学科间的调查过程，从医疗、护理、管理和职员各方面得到信息。

5. 对领导人员和管理人员在处理冲突事件方面提供技术层面的培训。

6. 评价员工对干扰性行为和对患者安全有威胁行为的察觉能力。

7. 发展汇报 / 调查系统已确定干扰性行为。

8. 用分层的非对抗性的策略从非正式形式进行监察，逐渐升级到惩罚措施。

9. 承诺执行有利于员工的干预措施，利用各种资源支持那些有身体或精神方面问题的员工。

10. 鼓励通过各种专业范围内的座谈会积极的解决正在发生的冲突，促使其向着对话和合作方面发展。

11. 记录下所有的恐吓和干扰性行为。

引自：Joint Commission recommendations available.[2014−11−04]. http:// www.jointcommission. org/ assets/ 1/ 18/ SEA_40.PDF.

在由机构负责人引领的一个相互尊重的氛围下，各部门、各科室的管理者应该在这一文化氛围下处理日常的科室事件。当有医生出现了干扰性行为的时候应该按照拟定的草案条例处理。在任何程序中第一步应该是对陈述有一个迅速、公平和全面的了解，包括对发生的情况的所有观点的了解，同时

也包括对发生干扰性行为的人的观点的了解。应该从各相关科室成员、领导、护士、管理人员等搜索全部相关信息。这样做会让每个人感受到自己的权利得到了充分的尊重。

不带有任何偏见的搜集和分析相关数据，通过这些数据来判断是否支持最初的干扰性行为的陈述，还是需要进一步的证据才能下结论。同时，任何对患者或工作人员安全实行的紧急处理都应该被认可。应该从指导者那里获得信息，了解该人员以前的行为，以确定是否是其一贯的行为，来对目前的事件进行进一步的解释和理解。不带偏见的、公平的和全面的回顾得出的结论应该进行审查，以免在结论过程中使用了一些不成文的规矩或潜在的法律标准。可以找总顾问，人力资源部门的工作人员或处理教职人员事务的人员给予协助。基于这一点，应该探讨必要的干预措施，可能的结果以及下一步的计划来进一步强调对事件进行回顾。适当的情况下应该下发一份文件给教职人员，列出处理程序、所有的发现、相关政策以及选择的行为。最后一步应该始终集中在制度的学习，特别是在制度上消除障碍、改善系统或教育团队成员，这些应该在不断改进工作框架的基础上进行。

干扰性行为并不是总像其表现的那样。有时候干扰性行为是某种疾病的征兆（认知下降、抑郁、没有控制的糖尿病），还有可能是由于酒精或其他物品的滥用[34]。另外，有一些医生表现出了干扰性行为实际上是由于他对这种行为缺乏认识。有人认为医院使用"具有干扰性行为的医生"这一称呼旨在控制医生的行为和进行"效益认证"。Zbar 和他的同事们称：由于收益的流失，一些医院的管理人员用一种简单的方式称呼那些将花费多的患者转移到私人诊所的医生为干扰人员[35]。需要保护那些发现问题或寻求制度革新的人员，相关措施直接参照 AMA 定义干扰性行为的第二部分："然而，那些旨在提高患者安全的善意行为不能作为干扰性行为"[9]。

科室领导或部门管理人员需要获取围绕指控的事实，如果合适的话，通常包括采访索赔人、被指控的个体以及目击证人。与此同时，诸如电子邮件、文档或事故报告等相关书面文件也需进行审查。对机构政策和处理事件程序的了解是非常必要的。在很多机构，人力资源部门或教职人员事务管理部门的官员可以协助调查，包括进行数据的收集以及对事实的综合。

包括干扰医生的陈述在内的回顾，应该具有法律效力而且要以谨慎、公平的态度对待，按期完成。组织机构的领导，通常还包括医疗主管或医疗组长，在出现临床优先权被撤回时应该从总顾问的办公室获得信息。总顾问的指导在很多情况下非常关键，例如，当对一个医生的行为和管理是否要上报州医疗委员会产生分歧的时候。法律问题的核心是应该遵循机构自己的政策和程序，并要有文档。当涉及患者利益时必须使用同行审查的程序作为机构安全的基本组成部分，以及质量保证项目以平价和维持治疗的标准。对干扰医生进行医院同行审查的指导原则[36]包括：

· 他们必须有一个合理的陈述，证明他们在改进患者的治疗质量。

· 在通过对事实做出调查后，他们只能决定是取消还是重新恢复这个人员的资格。

· 他们必须提供公平的听证。

处理干扰性行为的有效措施

只要发生任何的违规行为，一旦收集了全部事实，管理者就必须对此进行审查。如果判定是由个体造成的损害，将采取措施并及时反馈，必要时逐步规范行为。这些反馈及措施将对整个事件的性质划分相应的等级，并谨防以往的行为模式。实施管理的目的在于从意识上和行为上改变，以恢复临床环境的安全性和高效运转，这其中应包含监督机制[11]。Hickson 和他的团队推荐以下四个等级的干预措施[10]：

1. 对每一个事件进行非正式的谈话。

2. 当数据暴露出不良行为模式时，实施非惩罚性的警戒干预。

3. 不良行为持续存在时的先进管理计划的实施。

4. 如果所有计划失败则强制实施规范化流程。

应逐渐创建一种文化，使类似的审查得以进行，多层面的干预方法成功实施。干扰性事件的上报是整个流程中重要的组成部分。传统上阻碍干扰性事件上报的原因是不愿意上报自己的同事，害怕受到报复，或是从以往的上报经历来看，结局并未得到改善[37]。因此，教学课程中必须强调及时性和准确性上报的重要性。

积极的方面是，美国医学大学（AAMC）关注医学生受虐待的问题，使这些问题显而易见，医学院学生对有关虐待的制度政策的认识日益增强，已从2000年的50%上升到2011年的90%[23]。这种认识过程是至关重要的，因为检测专业行为最有效的监督工具就是患者、来访者以及医疗团队成员的眼睛和耳朵。

管理干扰性行为的有效策略的特征总结在框表19.7中[11]。

框表19.7　管理干扰性行为的政策特点

·公平：管理违反行为准则的过程必须是公平的；应该与行为准则有明确的联系，对指控的调查过程进行详细描述，并清楚地描述纪律处分以及不遵守的后果。

·一致性：对所有投诉作出回应，而不考虑被指控者的地位或身份。

·分级：对投诉的回应应与事件的性质成正比。

·恢复性过程：该过程的目标是成功的行为改变和恢复卫生系统中为提供者提供的有意义的高效角色；对于那些难以接受干预或威胁员工以及患者安全的情况，应采取惩戒措施。

·监督机制：安全报告机制，以确定需要审查的个人和环境，包括主动战略，如"360°"评估。

引自：Leape LL, Shore MF, Dienstag JL, Mayer RJ, Edgman- Levitan S, Meyer GS, Healy GB.

观点：a culture of respect, part 1: the nature and causes of disrespectful behavior by physicians.

Acad Med, 2012, 87(7):845-852.

前瞻性措施

当大多数机构在寻求和建立一种相互尊重的文化氛围以及对干扰性行为的管理流程建立明确制度的时候，优秀的机构却在致力于建立易被接受的流程和规范，并采取措施积极预防干扰性行为。建议教育过程中应注重职业精神与干扰性行为相互影响的教育，极力就此进行讨论及自我反省[38]。

团队合作文献中反复出现的主题是需要通过有效沟通来减少困难。如沟通不畅，干扰性行为会随之而来。因此，许多文献中有关干预性措施的报道把重点放在沟通技能的培训上就不足为奇了。例如，堪萨斯州的一个为期两天的沟通技巧培训项目提高了围术期护士的自我效能感，以应对医生的干扰性行为。此外，有参与者报告，他们解决干扰性医生行为的能力有所提高[8]。纽约布鲁克林迈蒙尼德医疗中心，实施了一个广泛全面的倡议，旨在建立相互尊重的行为规范，并确定实施的步骤。实施过程涉及培训"行为规范倡导者"调停冲突的技能，且有计划地确定和解决操作系统问题、责任和度量过程[39]。

高度逼真的模拟是一个增强团队合作、增进团队人员与手术室人员沟通的方法，可能减少那些可能由于沟通障碍和彼此不理解而产生的潜在的摩擦[40]。有报道[41]称，使用高度逼真的模拟更能代表临床护理，是进行团队训练的适当范例。一个基于模拟训练而提升的特定环境，是通过逐步获得的适应能力和团队间相互信任而建立的[42]。

实际案例

案例 19.1~19.3 旨在提供发生在我们医疗机构中的各种情形的案例。这些典型的案例强调了可以在所有机构中应用的实用技巧。

案例 19.1

手术室护士长和你联系，要讨论今天早些时候发生的一个泌尿外科的事件。她说 Jones 医生发现患者的血压短暂升高时开始发火，因为他觉得麻醉医生对于不断变化的临床情况没有做出快速的反应。他咆哮着："难道等患者死了才能引起你的注意吗？"与此同时把一块海绵扔到了手术台的对面。当患者的血压稳定后，他才平静下来解释说："要知道，如果你们所有人都能各司其职，我就不会这么做了。"

你还被告知整个手术过程采用的是椎管神经阻滞麻醉，而非全身麻醉，因此，在冲突发生过程中患者是清醒的。

Jones 医生是泌尿外科的主任。你的第一个电话是打给他的直属上级（外科部主任），询问这种行为模式是否应该存在。外科部主任回应说："手术室工作人员过于敏感了，这种事件仅仅发生在紧急情况下，而且大家应该把注意力放在 Jones 医生身上。每当类似时间发生时，我都会告诉他们，要把重点放在如何预防这些问题上。很显然，他们不喜欢 Jones 医生，但他是经验丰富的外科医生，他们应该原谅他。"

案例讨论

要点 #1：不要急于得出结论。事情的开端往往是公平的，要回顾贯穿整个事件，包括被控有干扰行为的个人的观点。要记住，当你听到故事的一面时，你也听到了故事的另一面。

你对事件的初步评估包括从手术室工作人员那里收集信息，依照事件发生的顺序收集事实。你确定当时有多人在场，目睹了 Jones 医生的以下行为：声音很大、带着生气的语气，对手术室工作人员使用有损人格的语言，以及扔海绵块的肢体表现。在你与他们约谈的过程中，你需小心谨慎地将谈话引向行为（例如，大声说话、扔手术器械），而不是作出判断（例如，他表现的像个混蛋，他总是很性急）。最好将提问集中在具体观察到的现象和实际的时间顺序（例如，你们看见了什么？你们听见了什么？他几点进的房间？）。

你的评论中应包括对 Jones 医生的现场采访，以获得他的观点。你以一个开放式的、不带评判性的邀请开始你们的谈话，了解他的观点（例如，我们想听听你对上周手术室发生的事件的看法。我们得到的反馈是手术室发生的事件令许多人感觉不舒服）。他一开始是防御性的，但很快就承认了事件的基本情况，包括承认扔了一个器械，但他没有想对自己的行为承担责任，反而继续指责手术室工作人员令他做出了愤怒的行为。

要点 #2：为先前事件和行为模式寻求监督和评估。

你与外科部主任讨论的是最近干扰性行为的确认问题，然而，他却对此不屑一顾，支持 Jones 医生责备手术室工作人员，而不是关注需要建立一个相互尊重的工作环境并要求 Jones 医生对自己的行为负责。你向外科主任指出，Jones 医生作为一个部门的主任，本身应该承担监管的责任，也正因如此，他的干扰性行为才更应该重视。如果期望所有的工作人员都负责任，领导者就应起到行为榜样的作用，严格遵守机构的行为准则。在你对主任关于部门工作人员事件的谈话中，你判定主任的观点需要更高层领导的指导。

要点 #3：寻找一些危险信号，这些信号暗示着一个更困难的问题和安全评估。

危险性信号表明了外科医生及其反复出现的行为所带来的更严重的问题，创建了不安全的工作环境，包括通过投掷工具实施物理威胁，以及缺乏对这些行为的洞察力和责任感。危险信号预示了一个不健康的文化氛围，包括科主任驳回指控、定向化指责，以及被视为正常化的无理行为包括恃强凌弱以及不安全的行为[43]。考虑到患者在这个过程中处于清醒状态，你要从风险管理中寻求指导，护士长要设法与患者和家属接触。此外，护士长介入以确保事件得到认真对待并正在接受审查。

要点 #4：查阅相关政策或从机构相关部门寻求指导，如人力资源、法律顾问和科室事务办公室。

鉴于 Jones 医生在无意识的情况下将相关人员置于不安全的工作环境之中，建议在审查期间给予他行政假期，这一段"冷静期"有助于相关人员评估其他压力因素，包括身体疾患、药物滥用或社会心理压力。这些均在部门主任参与下完成。

案例的解决

通过与科事务办公室、法律顾问、医疗办公室主任及部门主管讨论，你认为这是危害临床医生在该机构中职业生涯的严重行为。在与 Jones 医生会谈，进行追踪调查及口头询问之后，你需要创建一个管理干预愤怒行为的合约作为他重新恢复工作的条件。这是书面最终警告的补充，如果不终止干扰性行为，其后果将升级为包括终止工作在内的处罚。作为商讨的一部分，应在法律顾问的指导下决定是否要上报国家医学委员会。这是一个微妙的领域，要做出最终的决定，既要了解执照提供者所采取的措施，又要知悉国家法律法规和执照管理条例。

这个案例也表明，要构建一个安全负责的工作环境，现阶段还存在严重的文化障碍，需要在机构层面加以改进。单从这个事件的过程来看，院务副院长兼医学院院长与外科主任进行讨论，明确他作为部门的最高领导人所起到的作用，为这个部门定下基调，使其领导人承担相应责任。不可高估院长和科主任同意行动计划并在行为规范合约上签字的意义，除非领导者接受安全的文化氛围，否则很难取得成功[44-45]。

要点 #5：闭环管理

你又回到护士长那里了解事件进度。你清楚地告知她，整个事件正在进行深入的审查，并对正在采取的措施表示赞赏。你要求手术室工作人员迅速报告任何再次发生的类似行为。与此同时，你会替部门所有工作人员保密，而且对所有工作人员重申这种保密行为是情理之中的。对有干扰性行为医生的干预措施的具体细节是由部门领导、临床主管和临床医生处理的保密性的人力资源事务[44]。

因此，承认尊重和保密的重要性的同时，要注意：失败的闭环管理可能会导致其他的涉事个体（事件报告者和工作人员）认为高层未采取任何干预措施和这些应得的尊重未得到领导层的重视。看到这种不相互尊重的行为未被处置，那些遵守规则、成为职业模范、懂得尊重的人会感到沮丧和灰心。你可以在结束谈话前使用免责声明，由此结束该事件的闭环管理，比如："我想你可以理解我不方便透露对 Jones 医生的审查处理的具体细节，但是我想让你知道的是，公平和彻底的审查正在全面进行，所采取的措施令人振奋。我现在想知道是否还有新的类似事件的发生。"

最后，院长和两个部门主任经讨论决定，外科和麻醉科将就尊重手术室环境、医疗质量、患者安全和满意度与工作环境之间的关系进行研讨。

案例情节 19.2

你在 ICU 查看术后患者时，在护士站接了一个电话，此时发现一个护士正在严厉指责一名部门的职员。她叫喊道："你是白痴吗？我从来就没见过像你这么笨的，猴子都能做的比你好！"她咆哮的同时推搡着这名员工，其他经过的旁观者嘟囔道："真是个大傻瓜。"

案例讨论

要点 #6：医疗团队的所有成员都需要对相同的行为准则负责。

干扰性行为不仅仅限于医生，或是只发生在手术室。它们可以发生在医疗团队的任何部门、任何成员。联合委员会的要求制订管理医生和护理人员干扰性行为的有效政策，提供公平地解决此类干扰性行为的方法，使临床工作环境恢复其安全及功能状态。所有的团队成员需要对模范的建立和令人满意的行为负责[46]。当你直接观察到的这些行为时，可以找护士长汇报你所看到的和听到的。

要点 #7：关注行为，"为什么" 不重要。

尽管我们不知道是什么导致这个事件的爆发，但使用庸俗的、侮辱性的或有损人格的语言是不恰当的。而且，碰撞、身体接触和推搡的行为反映出另一方面非常严重的问题，这种行为已经超出了语言的攻击。通常，人们列举这些行为时往往试图把谈论的焦点转移到导致这些行为的"原因"上，包括在临床工作中遭遇的挫折和效率低下。一个有经验的调查者会礼貌的聆听并且承认在流程中可能存在这些情况，但是最终快速地再次聚焦于那些不可接受的行为上。有经验的调查者可能说："我能理解在工作环境中我们所有人遇到的挫折，解决这些问题极其重要。然而，这不是我们今天要谈论的话题，我们现在只关注你的这些行为。在临床工作环境中大声喧哗，使用侮辱性语言或突然推搡他人是绝对不可接受的。"

要点 #8：安全报告是必不可少的第一步。

有必要建立可以安全地报告相关事件的机制，一个机构应建立多种报告机制，包括向主管和上级报告、保密报告制度以及记录事故报告的机制。

案例的解决方案

护士长查阅了该护士以往表现的记录，并未发现有过类似的行为。然而，在和这位护士交谈的过程中，护士长发现在她的家庭环境中存在很大的压力，她的丈夫刚刚被解雇，她一个人的收入要负担全家人的生活。此外，她还有一个有特殊需要的孩子，这给她的家庭带来了更大的负担。这个护士被转至员工援助计划寻求援助，并得到了临床压力管理方法的指导。建议她一旦感觉到压力或情绪失控时就去寻求帮助，并且提醒她，在工作环境中绝对禁止使用脏话和过激行为。如果这种行为反复出现将会导致严重后果，可能危及她在此医疗机构的职业生涯，并要求她对不当言行承担责任，向受害者道歉。

要点 #9：你必须在支持理解和责任之间取得平衡。

在不同的环境下，对医疗团队成员的支持是恰当的、人性化的。但是，它必须与责任相一致，因此，不能免于为自己的不尊重行为负责。如果最终这个护士不能控制自己的行为，她的职业生涯将会面临风险。

案例情节 19.3

一位麻醉住院医生联系住院总医生，告诉她在手术等候区发生了一起干扰性行为事件。这个住院医生说，他看见一位以火暴脾气著称的主治医生，在一位医学生问了个问题之后斥责道："你怎么连这么简单的问题都不明白。"他一边挥舞着拳头一边生气地说："如果你再在患者面前提问的话，我保证让你永远成为不了住院医生，无论你到哪里。"这个医学生显然被吓了一跳，她问麻醉住院医生她该怎么办？她害怕的是如果她报告，主治医生会报复她、暗中破坏她的住院医生申请。这名麻醉住院医生也有同样的担心，因为自己正在申请学术奖金，而这位主治医生很知名，并且与麻醉学术团体联系密切。

案例讨论

学生、住院医生和其他实习生目睹和遭受来自干扰性医生的不尊重对待行为频率之高令人震惊。但是，他们极少报告这些行为，他们担心被报复或被认为是麻烦制造者和没有团队合作精神，对成绩、推荐和未来就业机会的担忧阻碍了不尊重行为的上报。在这个案例中，住院总医生感谢住院医生让她知晓此类事件，并向学生伸出援手。她认为，遇到问题既要寻求全面的解决方法，又要确保优先提供尊重的环境。她也明确表示，绝对不能容忍那名已被上报的主治医生采取报复行为。该学生若再遇到特殊情况或后续问题，可以直接联系她。

接下来，住院总医生向该主治医生的部门主任征求意见和看法，他承认，类似行为的上报不是第一次了。部门主任和住院总医生决定与该主治医生交流，了解该行为的原因，并阐明对适当的尊重行为的期望。面谈之后，该主治医生被书面警告，并签订了包括后续行为预期和潜在后果在内的行为合约。

住院总医生也与医学院领导沟通，确保在她的住院医生计划中给学生提供公平和尊重的帮助。有关领导也保证不会对申请学术奖金的住院医生作出负面评论。医学院领导讨论与学生间的沟通内容，加强学生向学院及住院总上报相关事件的安全机制。

要点 #10：我们有必要进行主动培训

我们有义务培训我们的学生，教授学生如何识别、报告和管理工作环境中的干扰性行为。交互程序、角色扮演和模拟（用高仿真的模拟人和标准化患者）不仅能用来重点识别不恰当的行为，而且可以对此提供相应策略。新的培训范式虽然将专业性培养作为优先事项，但乐观地看，我们同时正在教导新一代的医生如何在情绪激动时冷静下来。

案例讨论：更宏伟的蓝图

每一个案例都突出反映了个别事故，并表明迅速的处置对确保安全和尊重的环境至关重要。这些案例具有许多共同特征，任何医疗保健环境中都会发生，尤其是在手术室这种高压环境中。事故管理的第一步就是让医疗团队的每一个成员都学会识别和报告干扰性行为。

然而，有必要将事故管理过程中把漏洞和死角限制在最小范围内，除此之外机构需要建立自己的文化，领导者必须树立榜样。而且需要有适当的工具来培养相关工作人员的沟通和管理能力，从而维护机构内互相尊重的氛围[47]。

（林娅凡 车向明 李梅 译；车向明 李梅 审）

参考文献

[1] Leape LL, Shore MF, Dienstag JL, et al. Perspective: A culture of respect, part 1: the nature and causes of disrespectful behavior by physicians. Acad Med, 2012, 87(7):845-852.

[2] Rogers DA, Lingard L, Boehler ML, et al. Surgeons managing conflict in the operating room: defining the educational need and identifying effective behaviors. Am J Surg, 2013, 205(2):125-130.

[3] Lingard L, Reznick R, Espin S, et al. Team communications in the operating room: talk patterns, sites of tension, and implications for novices. Acad Med, 2002, 77(3):232-237.

[4] Lingard L, Garwood S, Poenaru D. Tensions influencing operating room team function: does institutional context make a difference? Med Educ, 2004, 38(7):691-699.

[5] Christian CK, Gustafson ML, Roth EM, et al. A prospective study of patient safety in the operating room. Surgery, 2006, 139(2):159-173.

[6] Piquette D, Reeves S, LeBlanc VR. Stressful intensive care unit medical crises: How individual responses impact on team performance. Crit Care Med, 2009, 37(4):1251-1255.

[7] Suliman A, Klaber RE, Warren OJ. Exploiting opportunities for leadership development of surgeons within the operating theatre. Int J Surg, 2013, 11(1):6-11.

[8] Saxton R, Hines T, Enriquez M. The negative impact of nurse-physician disruptive behavior on patient safety: a review of the literature. J Patient Saf, 2009, 5(3):180-183.

[9] Opinion 9.045— Physicians with disruptive behavior; c2000[2014-10-31]. http:// www.ama-assn.org/ ama/ pub/ physician-resources/ medical-ethics/ code-medical-ethics/ opinion9045.

page#.

[10] Hickson GB, Pichert JW, Webb LE,et al. A complementary approach to promoting professionalism: identifying, measuring, and addressing unprofessional behaviors. Acad Med, 2007, 82(11):1040-1048.

[11] Leape LL, Shore MF, Dienstag JL, et al. Perspective: a culture of respect, part 2: creating a culture of respect. Acad Med, 2012, 87 (7):853-858.

[12] Brewer CS, Kovner CT, Obeidat RF, et al. Positive work environments of early-career registered nurses and the correlation with physician verbal abuse. Nurs Outlook, 2013, 61(6): 408-416.

[13] Zimmerman T, Amori G. The silent organizational pathology of insidious intimidation. J Healthc Risk Manag, 2011, 30(3):5,6, 8-15.

[14] Leiker M. Sentinel events, disruptive behavior, and medical staff codes of conduct. WMJ, 2009, 108(6):333-334.

[15] Guidebook for Managing Disruptive Physician Behavior. Toronto: College of Physicians and Surgeons of Ontario, 2008.

[16] Cook JK, Green M, Topp RV. Exploring the impact of physician verbal abuse on perioperative nurses. AORN J, 2001, 74(3):317, 320, 322-327, 329-331.

[17] Sofield L, Salmond SW. Workplace violence: a focus on verbal abuse and intent to leave the organization. Orthop Nurs, 2003, 22(4):274-283.

[18] Rosenstein AH, O'Daniel M. Impact and implications of disruptive behavior in the perioperative arena. J Am Coll Surg, 2006, 203(1):96-105.

[19] Walrath JM, Dang D, Nyberg D. An organizational assessment of disruptive clinician behavior: Findings and implications. J Nurs Care Qual, 2013, 28(2):110-121.

[20] Veltman LL. Disruptive behavior in obstetrics: a hidden threat to patient safety. Am J Obstet Gynecol, 2007, 196(6):587.e1, 4; discussion 587. e4-5.

[21] Weber DO. Poll results: doctors' disruptive behavior disturbs physician leaders. Physician Exec, 2004, 30(5):6-14.

[22] ACOG committee opinion no. 508: disruptive behavior. Obstet Gynecol, 2011, 118(4):970-972.

[23] Mavis B, Sousa A, Lipscomb W, Rappley MD. Learning about medical student mistreatment from responses to the medical school graduation questionnaire. Acad Med, 2014, 89(5):705-711.

[24] Fnais N, Soobiah C, Chen MH, et al. Harassment and discrimination in medical training: a systematic review and meta-analysis. Acad Med, 2014, 89(5):817-827.

[25] Mullan CP, Shapiro J, McMahon GT. Interns' experiences of disruptive behavior in an academic medical center. J Grad Med Educ, 2013, 5(1):25-30.

[26] Rawson JV, Thompson N, Sostre G, Deitte L. The cost of disruptive and unprofessional behaviors in health care. Acad Radiol, 2013, 20(9):1074-1076.

[27] Sanfey H, Darosa DA, Hickson GB, et al. Pursuing professional accountability: an evidence-based approach to addressing residents with behavioral problems. Arch Surg, 2012, 147(7):642-647.

[28] Halverson AL, Neumayer L, Dagi TF. Leadership skills in the OR: part II: recognizing disruptive behavior. Bull Am Coll Surg, 2012, 97(6):17-23.

[29] Rosenstein AH. Original research: nurse-physician relationships: impact on nurse satisfaction and retention. Am J Nurs, 2002, 102(6):26-34.

[30] Rosenstein AH. The quality and economic impact of disruptive behaviors on clinical outcomes of patient care. Am J Med Qual, 2011, 26(5):372-379.

[31] 2015 Comprehensive Accreditation Manual for Hospitals: The Patient Safety Systems Chapter; c2014[2014-10-31]. http:// www.jointcommission.org/ assets/ 1/ 6/ PSC_ for_ Web.pdf.

[32] The Joint Commission. Sentinel event alert, issue 40: behaviors that undermine a culture of safety; c2008[2014-11-01]. http:// www.jointcommission.org/ sentinel_ event_ alert_ issue_ 40_ behaviors_ that_ undermine_ a_ culture_ of_ safety/.

[33] Kotter J. Leading change: why transformation efforts fail. 1995:59.

[34] Hughes PH, Brandenburg N, Baldwin DC Jr, et al. Prevalence of substance use among US physicians. JAMA. 1992, 267(17):2333-2339.

[35] Zbar RI, Taylor LD, Canady JW. The disruptive physician: righteous maverick or dangerous pariah? Plast Reconstr Surg, 2009, 123(1):409-415.

[36] Grogan MJ, Knechtges P. The disruptive physician: a legal perspective. Acad Radiol, 2013, 20(9):1069-1073.

[37] Rosenstein AH, Naylor B. Incidence and impact of physician and nurse disruptive behaviors in the emergency department. J Emerg Med, 2012, 43(1):139-148.

[38] McLaren K, Lord J, Murray S. Perspective: delivering effective and engaging continuing medical education on physicians' disruptive behavior. Acad Med, 2011, 86(5):612-617.

[39] Kaplan K, Mestel P, Feldman DL. Creating a culture of mutual respect. AORN J, 2010, 91(4): 495-510.

[40] Hunt EA, Shilkofski NA, Stavroudis TA, et al. Simulation: translation to improved team performance. Anesthesiol Clin, 2007, 25(2):301-319.

[41] Shapiro J, Whittemore A, Tsen LC. Instituting a culture of professionalism: the establishment of a center for professionalism and peer support. Jt Comm J Qual Patient Saf, 2014, 40(4):168-177.

[42] Burke CS, Salas E, Wilson-Donnelly K, et al. How to turn a team of experts into an expert medical team: guidance from the aviation and military communities. Qual Saf Health Care, 2004, 13(1): i96-104.

[43] Jacobs GB, Wille RL. Consequences and potential problems of operating room outbursts and temper tantrums by surgeons. Surg Neurol Int, 2012, 3(3):S167-173.

[44] Richter JP, McAlearney AS, Pennell ML. The influence of organizational factors on patient safety: examining successful handoffs in health care. Health Care Manage Rev, 2014.

[45] Auer C, Schwendimann R, Koch R, et al. How hospital leaders contribute to patient safety through the development of trust. J Nurs Adm, 2014, 44(1):23-29.

[46] Leape LL, Fromson JA. Problem doctors: is there a system-level solution? Ann Intern Med, 2006, 144(2):107-115.

[47] Samenow CP, Swiggart W, Spickard A Jr. A CME course aimed at addressing disruptive physician behavior. Physician Exec, 2008, 34(1):32-40.

第20章

如何处理不良事件
——后果及第二受害者效应

SVEN STAENDER

引 言

　　麻醉医师培训与实践的重点是对危重患者的管理和避免不良事件，而不是处理善后工作[1]。我们花费数年掌握专业技能，在并发症的处理上也积累了足够的经验。虽然麻醉医生在生理学、病理学和药理学方面积累了丰富的知识，但是对于怎样面对和处理严重并发症带来的不良情绪仍然缺乏经验。在严密监护下，患者出现死亡或严重并发症的可能性较低，但一旦发生将严重影响我们处理患者的能力，甚至会影响到我们的日常生活。

围术期不良事件的可能性

　　完全归因于麻醉导致死亡极其罕见。大规模的研究表明，每10万患者的发生例数为0.5~0.8[2-3]。然而，患者围术期死亡可能较为常见，500例麻醉病例中有1例死亡。围术期管理团队的每位成员几乎都会在其职业生涯的某个阶段经历患者围术期死亡[4]，例如严重创伤等导致患者死亡，这些事件均有可能对相关团队成员产生巨大的心理影响。

　　患者围术期死亡可能对当事医生未来职业生涯产生不利影响，尤其是该并发症本可以避免或者是当事医生过失导致。例如，在某大学附属医院的ICU，每1000个患者中平均发生149.7起严重过失和80.5起不良事件，其中45%是可以避免的[5]。2012年美国麻醉协会（ASA）全国成员调查显示，在过去的10年里，62%的成员至少经历过一次围术期的不良事件[6]。每个医生都应意识到在其职业生涯的某个阶段会遇到不良事件或医疗过失。

情绪结果：第二受害者效应

现已广泛证实，医疗保健人员如果发生医疗过失，会出现相应的情绪反应，这可能导致个人危机[7-10]。一项对美国全科医生的研究显示，81% 的医生同情患者，79% 的医生对自己感到愤怒，72% 的医生产生内疚感，60% 的医生认为自己难以胜任医疗工作[10]。一项挪威的研究报道发现，17% 经历不良事件的医生产生不良情绪并影响了个人生活，11% 经历严重医疗过失的医生产生抑郁情绪影响了继续工作的能力[7]。Waterrman 等人对美国和加拿大3171 名医生的调查发现，经历严重医疗过失的医生在之后处理相似问题时，61% 的医生会显得更加焦虑，41% 的医生出现睡眠障碍，13% 的医生专业声誉下降[9]。

Gazoni 研究了不良情绪对麻醉医生的影响。研究显示，73% 的受访者感到焦虑和内疚，48%~63% 的受访者出现抑郁、失眠、气愤和自我怀疑现象[6]。英国与爱尔兰麻醉医师协会（AAGBI）的白皮书列举了经历术中灾难性事件的医生可能产生的诸多不良情绪：

- ·回忆事件过程
- ·震惊
- ·烦躁
- ·感到绝望和沮丧
- ·气愤
- ·害怕
- ·内疚
- ·躯体反应如疲惫、头痛和心悸

每一种反应都可能损害医生的诊疗能力，恢复需要的时间也不尽相同。Gazoni 的研究显示，在经历不良事件后，21% 的医生情绪恢复需要 1 周的时间，16% 的医生需要 1 个月，8% 的医生需要 1 年的时间才能完全恢复[6]。

在英格兰，White 和 Akerele 对经历过围术期死亡的麻醉医生进行了一项调查，详细询问当事医生在经历死亡事件后是否适合立即继续投入临床工作，如果不适合，应该给当事医生多长时间去调整情绪。大多数受访者认为经历围术期死亡的医疗人员 24h 内不参加手术是合理的[11]。然而，应该全面看待问题，因为发生围术期死亡的原因有很多。与急症手术患者以及经历重症多发伤预计难以生存的患者发生围术期死亡相比，麻醉或手术失误造成的择期手术患者死亡使当事医生产生的不良情绪往往不同。与陌生患者相比，麻醉或手术失误造成儿童、同事或较高知名度的患者损伤或死亡对当事麻醉医生情绪的影响更强烈。77% 的受访者认为在经历不良事件之后护理患者的能力没有受损[11]，这与一项整形外科研究相似，其中81% 的整形外科医生继续手术，没有人承认手术能力下降[12]。

目前普遍认为医生在灾难性事件后会经历情感障碍，但是缺乏足够的证据支持其暂停临床诊疗行为。然而，每个麻醉组应该制定政策，允许出现明显情绪障碍的医生在其恢复之前暂停临床工作，同时考虑其个人的主观意愿[11]。由优秀的临床管理者来制定政策，作为部门或机构风险管理战略的一部分[13]。

如何处理灾难性事件

涉及的患者及家属
患者及家属的期望及公开细节的影响

在发生不良事件之后，患者及家属的期望是什么？ Gallagher 设定 3 个观察组，研究对象分别为：成年患者、内科医生或是社区医生、医生和患者[14]。分析的重点是公开不良事件的需求，公开的内容，医患双方的情感需求。研究结果表明，在发生不良事件和医疗过失后，患者及当事医生的需求都没有得到满足。

不良事件发生后，受害患者希望公开造成损伤的细节。他们希望了解出现了何种过失以及为何发生，同时希望知道院方如何处理医疗过失，如何从中吸取教训，未来如何避免此类医疗过失。医生同意公开医疗过失细节，但他们认为在与患者讨论不良事件或医疗过失时要谨言慎行。受害患者希望得到医生的安慰，包括对所发生事情的道歉。相反，当事医生担忧此举可能会导致自己在法律地位上处于劣势。

医院风险管理负责人表示愿意对受害患者公开医疗过失细节，但是道歉诚意不足[15-16]。2004 年的一项包括 958 名患者的调查研究表明，不公开医疗过失细节，将导致患者满意度下降，对医生信任感缺失，负面情绪增加[15-17]。患者想了解医疗过失的真相，希望医生从中吸取经验教训，使以后的患者受益[18]。值得注意的是，不良事件发生后，经济赔偿通常不是患者的主要目的。四项主要诉讼原因如下：追究相关人员法律责任，要求追究相关人员的法律责任，了解护理和监护过程，经济赔偿。经济赔偿作为诉讼的主要原因只发生在少数案例中，患者和家属更关注对医疗过失的完整解释[19]。

医疗事故细节公开的建议

不良事件发生后，最重要的是确保患者的生命安全。就麻醉而言，当事麻醉医生应为患者提供及时有效的救治。同时立即通知经验丰富的上级医生，制定进一步的监管和诊疗方案[18]。小组成员详细记录病情变化、治疗过程，相关设备仪器药品封存备查。此举主要有两个重要原因：①避免遗漏重要细节；②当事医生的个人记录。临床上花费数年进行病历细节调查并不少见，因此，及时详细记录术中细节显得尤为重要。当事医生的个人记录不作为病历的一部分。

在详细记录抢救患者的过程后，下一步是向患者家属进行解释。解释时最好有高年资医生在场，在私人环境中进行。重点解释所发生的事件及在下一步采取哪些积极的措施来降低伤害。告知患者有权更换主管医生，以及合理要求当事医生道歉[18]。

涉事医生和团队

医疗事故发生后，当事医生需要什么？该吸取什么教训？

科室、上级以及同事的反应对当事医生的情绪恢复非常重要[20,21]。当事医生承担过失责任，可从中吸取经验教训，最终提高个人业务能力。与可信赖的同事们交流也是处理不良事件的重要方面[22]，可最大限度地减轻心理负担[6]。

目前处理医疗事故的理念

致残率和死亡率病例讨论为不良事件提供了一个开放性平台，医生可以从中吸取经验教训。病例讨论应公开、真实。专家们应避免责备、控告质问、指责下级医生[22]。应负责任地引导年轻医生在发生医疗事故时如何处理，如何选择值得信赖的上级医生。

Gazoni 的研究表明当事医生全体参与病例讨论是第二重要的措施。但仅

53% 医生参与了病例讨论 [6]。White 和 Akerele 报道不到 1/3 的麻醉医生参与病例讨论。在 Gazoni 的报道中，只有 7% 的麻醉医生能从临床工作中抽出时间参与病例讨论 [6,11]。

医疗过失发生后机构层面对员工的支持办法

美国麻醉患者安全委员会建议

查阅美国麻醉患者安全委员会（APSF）不良事件处理流程"基本原则" [23]。

基于对严重不良事件的认识：

· 紧急求助。

· 除外特殊情况，主管医生应继续负责救治。

· "负责监管的上级医生"负责掌控事态发展方向，组织分配任务给手术室内人员（包括外科小组、麻醉医生以及患者或家属），直到事件结束。

· 关闭手术室，必要情况下检测仪器设备，封存现场。

· 联系设备安全负责人。

· 立即安慰患者及家属，充分告知诊疗信息。

· 委派监督负责人（可与前相同或不同之人）核查救治落实情况，分派小组任务，与当事医生保持联系，协调医患关系，质控部门及人事部门共同进行事故调查。

· 记录所有细节。

· 复审递送给权威机构的正式报告。

· 不良事件发生后，在患者存活的情况下，积极与外科医生讨论进一步的救治计划，提出可行性建议，给当事医生提供帮助和支持，避免产生敌对情绪，并尽可能地保持有效沟通。

英格兰和爱尔兰麻醉组织的建议（麻醉实践中的灾难后续处理，大不列颠和爱尔兰麻醉师协会，伦敦波特兰广场 21 号，W1B 1PY，2005）：

· 绝大部分麻醉医生在其职业生涯中都可能涉及医疗事故。

· 医生心理精神因素的变化对患者预后的影响不可低估。

· 患者死亡或是经历严重并发症给医生带来的精神心理影响不可低估。

· 科室上级领导对下级麻醉医生的支持起到关键的作用。

· 当时相关治疗记录必须妥善保存。

·上级专家应立即复查当事麻醉医生的处理是否规范。

·沟通团队要及时将情况当面告知家属，而非通过电话告知。

·告知的任务不应由实习生、助理医生来完成。

·医院应设立调查处理重大事件的程序。

·重大医疗事故报告由训练有素、心理素质强的人完成，可能有助于当事医生从事件阴影中尽快恢复。

·麻醉医生应该成为医疗调解成员组一员。

瑞士麻醉患者安全委员会建议

瑞士患者安全委员会发布了应急指南[21]，指导发生不良事件后应采取的行动（更多信息访问 www.patientensicherheit.ch[24]。）

以下是瑞士患者安全委员会应急指南摘要，分为高年资医生版块，当事医生团队成员版块，当事医生版块。

1. 高年资医生版块

·严重医疗事故发生后，应立即重点处理，否则将给团队成员带来严重负面情绪。

·整个团队要有信心来处理医疗事故。

·当事医生需要团队给予专业、客观的建议及同事们的鼓励、支持。

·上级医生应就患者下一步治疗与患者或家属充分沟通，以免当事医生因担忧工作环境不安全而难以正常开展临床工作。

·对医疗事故细节的客观整理和反思非常重要。

·对医疗事故客观专业的整理和分析有助于从中吸取经验教训。

2. 当事医生团队成员版块

·意识到不良事件也可能发生在自己身上。

·与同事讨论，认真倾听，用专业知识来支持他。

·处理好内部及外部的抱怨与责备。

·关心、照顾同事的情绪。

3. 当事医生版块

·当面临医疗事故时不要压抑自己的情绪。

·与关系好的同事、领导进行沟通，这是一种专业素养。

·参加病例讨论，从中汲取经验教训。

·如果可能，与患者及家属在公开场合沟通。

·在处理临床医疗事故感到棘手时，寻求上级、同事的帮助。

（钱小伟 王建刚　译；康荣田　审）

参考文献

[1] Aitkenhead AR. Anaesthetic disasters: handling the aftermath. Anaesthesia, 1997, 52:477-482.

[2] Gibbs N, Borton CL. Safety of anaesthesia in Australia: a review of anaesthesia related mortality 2000-2002. Australian and New Zealand College of Anaesthetists, 2006.

[3] Lienhart A, Auroy Y, Pequignot F, et al. Survey of anesthesia-related mortality in France. Anesthesiology, 2006(105):1087-1097.

[4] Pearse RM, et al. EuSOS: European surgical outcomes study. Eur J Anaesth, 2011，28(6): 454-456.

[5] Rothschild JM, Landrigan CP, Cronin JW, et al. The Critical Care Safety Study: the incidence and nature of adverse events and serious medical errors in intensive care. Crit Care Med, 2005(33):1694-1700.

[6] Gazoni FM, Amato PE, Malik ZM, et al. The impact of perioperative catastrophes on anesthesiologists: results of a national survey. Anesth Analg, 2012(114):596-603.

[7] Aasland OG, Forde R. Impact of feeling responsible for adverse events on doctors' personal and professional lives: the importance of being open to criticism from colleagues. Qual Saf Health Care, 2005(14):13-17.

[8] Delbanco T, Bell SK. Guilty, afraid, and alone: struggling with medical error. N Engl J Med, 2007(357):1682-1683.

[9] Waterman AD, Garbutt J, Hazel E, et al. The emotional impact of medical errors on practicing physicians in the United States and Canada. Jt Comm J Qual Patient Saf, 2007(33):467-476.

[10] Wu AW, Folkman S, McPhee SJ, et al. Do house officers learn from their mistakes? Qual Saf Health Care, 2003(12):221-226.

[11] White SM, Akerele O. Anaesthetists?attitudes to intraoperative death. Eur J Anaesthesiol, 2005(22):938-941.

[12] Smith IC, Jones MW. Surgeons?attitudes to intraoperative death: questionnaire survey. BMJ, 2001(322):896-897.

[13] Seifert BC. Surgeons' attitudes to intraoperative death: anaesthetic departments need action plans to deal with such catastrophes. BMJ, 2001(323):342.

[14] Gallagher TH, Waterman AD, Ebers AG, et al. Patients' and physicians' attitudes regarding the disclosure of medical errors. JAMA, 2003，289:1001-1007.

[15] Loren DJ, Garbutt J, Dunagan WC, et al. Risk managers, physicians, and disclosure of harmful medical errors. Jt Comm J Qual Patient Saf, 2010(36):101-108.

[16] Wears RL, Wu AW. Dealing with failure: the aftermath of errors and adverse events. Ann Emerg Med, 2002，39(3):344-346.

[17] Mazor KM, Simon SR, Yood RA, et al. Health plan members' views on forgiving medical errors. Am J Manag Care, 2005，11: 49-52

[18] Manser T, Staender S. Aftermath of an adverse event: supporting health care professionals to meet patient expectations through open disclosure. Acta Anaesthesiol Scand, 2005，49: 728-734

[19] Vincent C, Young M, Phillips A. Why do people sue doctors? A study of patients and relatives taking legal action. Lancet, 1994(343):1609-1613.

[20] Engel KG, Rosenthal M, Sutcliffe KM. Residents responses to medical error: coping, learning, and change. Acad Med, 2006(81):86-93.

[21] Staender SE, Manser T. Taking care of patients, relatives and staff after critical incidents and accidents. Eur J Anaesthesiol, 2012(29):303-306.

[22] Pierluissi E, Fischer MA, Campbell AR, et al. Discussion of medical errors in morbidity and mortality conferences. JAMA, 2003(290):2838-2842.

[23] Eichhorn J. Organized response to major anesthesia accident will help limit damage. APSF Newsl, 2006(21):11-13.

[24] Schwappach D, Hochreutener MA, von Laue N, et al. Schriftenreihe 3. January 10, 2010. Züich: Stiftung für Patientensicherheit Schweiz.

中英文词汇对照表

A

ablation	消融，切除
accident	事故
accidental harm	意外伤害
Accountable Care Organizations, ACOs	责任关怀组织
Accreditation Council for Graduate Medical Education, ACGME	（美国）毕业教育认证委员会
Acquisition of expertise	专业级能力的培养
adverse drug event, ADE	药物不良事件
adverse event(s)	不良事件
Advisory Committee on the Safety of Nuclear Installations	（美国）核能使用安全委员会
Aerospace Medical Association	（美国）航空航天医学协会
Affordable Care Act, ACA	平价医疗法案
Agency for Healthcare Research and Quality, AHRQ	（美国）卫生保健研究和质量局
Alliance of German Anaesthesiologists, BDA	德国麻醉医生联盟
American Academy of Pediatrics	美国儿科学会
American Association of Nurse Anesthetists, AANA	美国麻醉护士协会
American Board of Medical Specialties	美国医学专业委员会
American College of Occupational and Environmental	美国职业和环境医学学院
American College of Surgeons, ACS	美国外科医师学会
American Gastroenterology Association, AGA	美国胃肠病协会
American Heart Association	美国心脏协会
American Medical Association, AMA	美国医学会

American Osteopathic Association	美国骨科病协会
American Society of Anesthesiologists, ASA	美国麻醉医师协会
amma-aminobutyric acid, GABA	γ-氨基丁酸
ampere	安培
amphetamines	安非他命
anesthesia automation	麻醉自动化
anesthesia crisis resource management, ACRM	麻醉危机资源管理
anesthesia devices	麻醉设备
Anesthesia Incident Reporting System, AIRS	麻醉事故报告系统
anesthesia information management systems, AIMS	麻醉信息管理系统
Anesthesia Patient Safety Foundation, APSF	麻醉患者安全基金会
Anesthesia Quality Institute, AQI	麻醉质量研究院
Anesthetist's Non-Technical Skills (ANTS)	麻醉医生非技能技术
antibiotics	抗生素
apparent cause analysis	表观原因分析
Appreciation of a system	系统的体认
atrial fibrillation	心房纤颤
Australian and New Zealand Anaesthetic Allergy Group, ANZAAG	澳大利亚和新西兰麻醉过敏组
Australian Patient Safety Foundation, AusPSF	澳大利亚患者安全基金会
Aviation Safety Action Programs, ASAPs	航空安全行动计划
Aviation Safety Reporting System, ASRS	航空安全报告系统

B

Boston Anesthesia Simulation Center, BASC	波士顿麻醉模拟中心
bow-tie diagrams	领结图
business intelligence, BI	商业智能

C

can't intubate can't oxygenate, CICO	无法插管无法给氧
Canadian Patient Safety Institute, CPSI	加拿大患者安全研究所

Center for Improvement in Healthcare Quality, CIHQ	（美国）医疗质量改进研究所
Center for Medicare and Medicaid Innovation	（美国）医疗保险和医疗补助创新中心
Centers for Disease Control and Prevention, CDC	（美国）疾病控制和预防中心
Chief Information Officer, CIO	首席信息官
Children's Health Insurance Program, CHIP	儿童医疗保险计划
circulation, airway, and breathing	循环，气道，呼吸
Clinical Learning Environment Review, CLER	临床学习环境评估
Clinical Practice Improvement Activities, CPIA	临床实践改进活动
Closed Claims database	终审索赔数据库，结案索赔数据库
closed-loop communication, CLC	闭环沟通
closed-loop control systems	闭环控制系统
closed-loop	闭环
College Student Experiences Questionnaire, CSEQ	大学生体验问卷
Committee on Patient Safety and Risk Management	患者安全和风险管理委员会
Comprehensive Unit-Based Safety Program, CUSP	基于病房的综合安全计划
Consumer Assessment of Healthcare Providers and Systems, CAHPS	患者满意度评估系统
continuous quality improvement, QI	质量改进
Council of Economic Advisers, CEA	（美国）经济顾问委员会
Council on Surgical and Perioperative Safety, CSPS	（美国）外科和围术期安全委员会
crisis resource management, CRM	危机资源管理
Critical Incident Reporting Systems, CIRS	紧急事故报告系统
Current Procedural Terminology, CPT	现行程序术语

D

Data Dictionary Task Force, DDTF	数据字典任务组
decision support systems, DSSs	决策支持系统
define, measure, analyze, improve, control, DMAIC	定义、测量、分析、改进、控制

deliberate practice	刻意练习
Deming's System of Profound Knowledge and the Model of Improvement	Deming 渊博知识体系及质量改进模型
diagnostically related groups, DRGs	诊断相关分组
dim light melatonin onset, DLMO	弱光褪黑素启动
Disproportionate Share Hospital (DSH) payments	医院超份额支付
Disruptive behavior	干扰性的行为

E

electroencephalography, EEG	脑电图
electronic data interchange, EDI	电子数据交换
electronic health records, EHRs	电子健康记录
electrophysiology, EP	电生理学
Emergency Care Research Institute, ECRI	（美国）急救医疗研究所
end-tidal carbon dioxide ($ETCO_2$)	呼气末二氧化碳
endoscopic retrograde cholangiopancreatography, ERCP	内镜逆行胰胆管造影术
extracorporeal shock wave lithotripsy, ESWL	体外冲击波碎石术
extraneous cognitive load	外部认知负荷

F

failure mode and effects analysis, FMEA	失效模式和效应分析
fatigue risk management systems, FRMSs	疲劳风险管理系统
FDA-TRACK	FDA– 快速通道
Federal Aviation Administration, FAA	美国联邦航空管理局
Fish bonediagram	鱼骨图
Fletcher's ANTS scale	Fletcher's ANTS 量表
flipped classroom model	翻转课堂模型
Follow-up	跟踪随访
Food and Drug Administration, FDA	（美国）食品药品监督管理局

G

| Gainesville Anesthesia Simulator Gainesville | Gainesville 麻醉模拟人 |

gamma-aminobutyric acid, GABA	γ-氨基丁酸
German Society of Anesthesiology and Intensive Care Medicine, DGAI	德国麻醉学和重症监护医学学会
Germane cognitive load	相关认知负荷
goal-directed task analysis, GDTA	目标导向任务分析
gross domestic product, GDP	国内生产总值
ground fault circuit interrupters, GFCIs	接地故障断路器

H

Health and Human Services, HHS	（美国）卫生和公共服务
Health and Safety Commission, HSC	（美国）健康与安全委员会
Health Facilities Accreditation Program, HFAP	医疗设施认证计划
health information technology, HIT	卫生信息系统
Health Information Technology for Economic and Clinical Health (HITECH) Act	（美国）医疗信息技术促进经济和临床健康法案
Health Insurance Portability and Accountability Act, HIPAA	健康保险流通与责任法案
health maintenance organizations, HMOs	健康维护组织
Health Resources and Services Administration, HRSA	（美国）卫生资源和服务管理局
Healthcare failure modes and effects analysis, HFMEA	医疗失误模型及效应分析
Hospitals Value-Based Purchasing (HVBP) program	基于价值的医院采购方案
human error	人为失误
Human Factors Analysis and Classification System, HFACS	人为因素分析和分类系统
human factors and ergonomics, HFE	人为因素和人体工程学
human-technology interface, HTI	人机交互

I

Immediate Management	即刻处理
Independent Payment Advisory Board, IPAB	独立支付咨询委员会

Indian Health Service, IHS	印第安人卫生服务局
individual factors	个体因素
Inpatient Quality Reporting (IQR) Program	住院患者质量报告计划
Institute for Safe Medication Practices	安全药物实践研究所
Institute of Healthcare Improvement, IHI	（美国）医疗保健改善研究所
Institute of Medicine, IOM	（美国）医学研究所
intelligence quotient, IQ	智商
intensive care unit, ICU	重症监护病房
International Classification of Diseases (ICD) system	国际疾病分类系统
International Organization for Terminologies in Anesthesia, IOTA	国际麻醉学术语组织
Interpretive Guidelines, IGs	解释指南
interventional neuroradiology, INR	介入神经放射学
Intrinsic cognitive load	内部认知负荷
ironic effects	反语效应
isolation transformers	隔离变压器

J

Joint Commission Center for Transforming Healthcare	（美国）医疗改革中心联合委员会
Joint Commission on Accreditation of Healthcare Organizations, JCAHO	医疗机构认证联合委员会，联合委员会

K

Knowledge of variation	变异的知识

L

latent risk diagram	潜在风险图
line isolation monitor, LIM	线路隔离监控器
look-alike sound-alike (LASA) drugs	LASA 药物：形似音似的药物

M

Maintenance of Certification in Anesthesiology, MOCA	麻醉医师继续教育认证
measuring medication safety	医疗安全测量
Medically Induced Trauma Support Services, MITSS	医疗导致创伤支持服务
Medicare Access and CHIP Reauthorization Act, MACRA	（美国）医疗保险准入和 CHIP 再授权法案
Medicare and Medicaid Electronic Health Record (EHR) Incentive Programs	（美国）医疗保险和医疗补助电子健康记录激励计划
Medicare Physician Fee Schedule, MPFS	医生医保收费表
Merit-Based Incentive Payment System, MIPS	基于绩效的奖励支付制度
mitigation	减轻后果
monitored anesthesia care, MAC	监测麻醉管理
Morbidity and mortality conferences, MMCs	致残率和死亡率讨论会

N

National Aeronautics and Space Administration, NASA	（美国）国家航空航天局
National Cardiovascular Data Registry	（美国）国家心血管数据注册中心
National Committee for Quality Assurance, NCQA	（美国）国家质量保证委员会
National Institutes of Health, NIH	（美国）国家卫生研究所
National Integrated Accreditation for Healthcare Organizations, NIAHO	（美国）国家医疗保健组织综合认证
National Patient Safety Foundation, NPSF	（美国）国家患者安全基金会
National Quality Forum, NQF	（美国）国家质量论坛
National Surgical Quality Improvement Program, NSQIP	（美国）国家外科质量改进计划
National Transportation Safety Board, NTSB	（美国）国家运输安全委员会
National Trauma Data Bank	（美国）国家创伤数据库
non-anesthesia practitioners	非麻醉从业人员
non-operating room anesthesia, NORA	手术室外麻醉

non-rapid eye movement (non-REM) sleep	非快动眼睡眠期
non-technical skills training	非技术技能培训
nurse anesthetists, CRNAs	麻醉护士

O

obstructive sleep apnea, OSA	阻塞性睡眠呼吸暂停
Ongoing Professional Practice Evaluation (OPPE) process	正在进行的专业实践评估过程
overutilization	过度治疗

P

part task training, PTT	部分任务训练
patient safety organizations, PSOs	患者安全组织
Patient Safety Reporting System, PSRS	患者安全报告系统
Pediatric Sedation Research Consortium	儿童镇静研究协会
perioperative surgical home	围术期外科之家
physician order entry (POE) systems	医嘱录入系统
Physicians Quality Reporting System, PQRS	医生质量报告系统
post-anesthetic care units, PACU	麻醉复苏室
probability of experiencing	发生概率
promoting slow-wave sleep	促进慢波睡眠
promoting wakefulness	促进入眠
promotion sleep	促进睡眠
protected health information, PHI	受保护的健康信息
Psychology requires	心理学要求

Q

quality assurance and improvement (QA&I) program	质量保证和改进计划
quality improvement, QI	质量改进
quality in medical education	医学教育质量

R

| rapid eye movement (REM) sleep | 快眼动睡眠 |

| Refractory Management | 疑难事件管理 |
| root cause analysis, RCA | 根因分析 |

S

SA level	情景意识水平
Safe Surgery Checklist, SSC	安全手术核查表
SaferSleep System	安全睡眠系统
Safety Attitudes Questionnaire, SAQ	安全态度调查问卷
safety considerations	安全考虑
Safety Culture Indicator Scale Measurement System, SCISMS	安全文化指标量表测量系统
safety culture	安全文化
Safety Management Systems, SMS	安全管理系统
second victim effect	第二受害者效应
Shewhart chart	哈特图
Simulation-Based Training	模拟训练
simulators	模拟器
single-sensor-single-indicators, SSSIs	单传感器单指标
situation awareness, SA	情景意识
Situation Awareness Global Assessment Technique, SAGAT	情景意识全面评估技术
Situation Awareness Rating Technique, SART	情景意识评级技术
Six Sigma	六西格玛
sleep deprivation	睡眠剥夺
sleep disruption	睡眠中断
sleep inertia	睡眠惯性
Society of Thoracic Surgeons, STS	胸外科医师协会
Standards for Basic Anesthetic Monitoring	基本麻醉监测标准
suprachiasmatic nucleus, SCN	视交叉上核
Surgical Care Improvement Project (SCIP) guidelines	外科治疗改进计划
surgical site infection, SSI	手术部位感染
sustainable Growth Rate, SGR	可持续增长率

| Swiss cheese model | 瑞士奶酪模型 |
| Systems Engineering Initiative for Patient Safety, SEIPS | 患者安全的系统工程 |

T

Theory of knowledge	知识的理论
Tracking Accountability in Government Grants System, TAGGS	（美国）政府补助的跟踪问责系统
transesophageal echocardiography, TEE	经食管超声心动图
trigger tools	触发工具

V

| variable priority training, VPT | 变量优先级培训 |
| Veterans Administration, VA | （美国）退伍军人管理局 |

W

| window of circadian low, WOCL | 昼夜节律低潮期 |
| working memory capacity, WMC | 工作记忆容量 |